欧州連合の加盟国・加盟候補国・ユーロ導入国

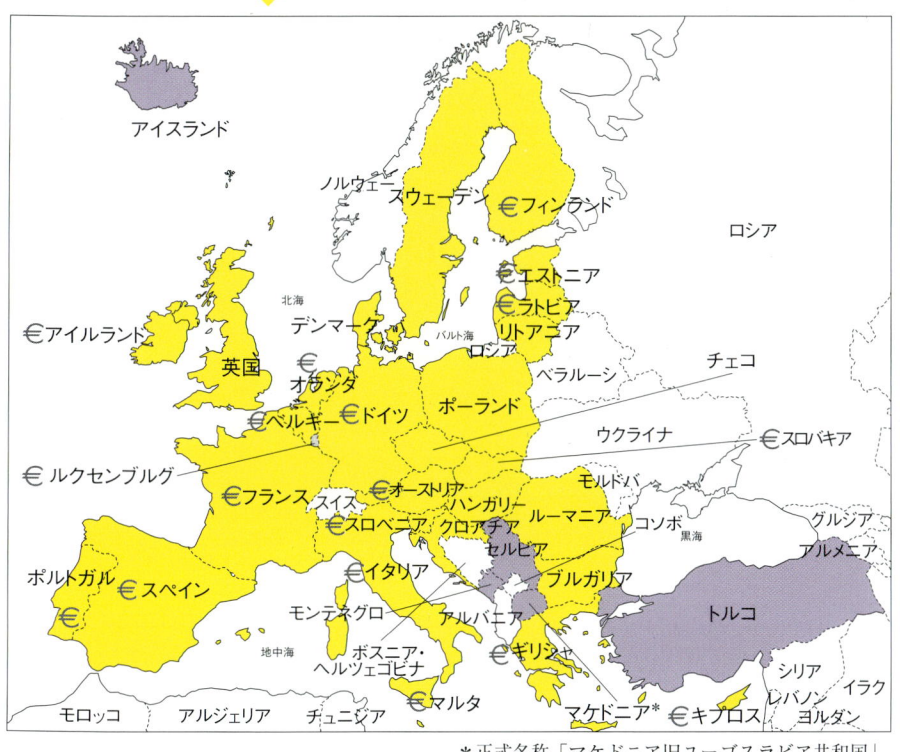

*正式名称「マケドニア旧ユーゴスラビア共和国」

- 🟨 欧州連合（EU）加盟国
- ⬜ 加盟候補国（トルコ、アイスランド、マケドニア、モンテネグロ、セルビア）
- € ユーロ導入国

（駐日欧州連合代表部資料をもとに作成）

欧州の国際組織加盟国図

OSCE(欧州安全保障協力機構)

バチカン
キルギス　トルクメニスタン
カザフスタン　ウズベキスタン　タジキスタン　ベラルーシ
モンゴル

CE(欧州評議会)

NATO(北大西洋条約機構)

モナコ
モルドバ　　　　　　　　　　ノルウェー
　　　　　　　　　　　　　　トルコ
アンドラ　　　　　　　　　　アイスランド
アルメニア　　　　　　　　　アルバニア　　　カナダ
　　　　　　EU(欧州連合)　クロアチア
ロシア　　　　　　　　ルーマニア　ブルガリア　米国
サンマリノ　　　　　　デンマーク　ギリシャ
スイス　　　マルタ　　ポーランド　ポルトガル
ウクライナ　キプロス　チェコ　　　リトアニア
リヒテンシュタイン　オーストリア　エストニア　イタリア
グルジア　　フィンランド　ラトビア　ベルギー
アゼルバイジャン　　　オランダ　　ドイツ
セルビア　　アイルランド　英国　　ハンガリー
ボスニア・　スウェーデン　フランス　スロベニア
ヘルツェゴビナ　　　　スペイン　　スロバキア
モンテネグロ　　　　　ルクセンブルク
マケドニア＊

＊正式名称「マケドニア旧ユーゴスラビア共和国」
（NATO国際事務局資料をもとに作成）

新EU論

新EU論

植田隆子・小川英治・柏倉康夫 編

信山社

はじめに

　本書は，2006年4月から4年間放映された放送大学大学院科目「EU 論」のテキスト（放送大学教育振興会刊）を多くの読者の要望もあり，EU の基本条約であるリスボン条約の発効（2009年12月1日）などの新たな情勢を踏まえて，必要な章を改訂したものである。対外関係および安全保障・防衛政策の章は，ほぼ全面改訂している。

　旧著は，放映のプログラムに対応して15章から成っていたが，構成も改め，執筆者も梶田孝道一橋大学教授のご逝去により，神田正淑法務省検事（元欧州連合日本政府代表部一等書記官）に司法・内務について新たにご執筆いただいた。EU 代表部大使を務められた木村崇之大使の旧著の日 EU 関係に関するご執筆部分に関しては，現在の関係からは想像もできないような欧州側の厳しい対日感情や経済摩擦の時代に関する叙述，および現場で実務にあたられた時期のご説明は記録にとどめることが重要であると考え，ほぼ旧稿のまま収録し，それに続く部分を筆者が EU 代表部次席大使としての実務経験も踏まえて執筆した。

　本書の狙いは，欧州統合の歴史，EU の組織構造，統合体と加盟国との権限関係，法制度，経済・通貨統合，EU のアイデンティティーの問題，司法内務協力，加盟国の拡大，対外関係，安全保障政策，日本との関係など，EU に関する主要な基本的知識をコンパクトな1冊にまとめ，日本における EU 理解の一助となることである。

　EU28カ国の総人口は5億570万人（日本の約4倍，米国の1.6倍），GDP は16兆6733億ドル（日本の約3倍，米国の約1.03倍）である。EU の開発援助予算（加盟国および EU としての予算の合計）は，世界最大である。

　アジアにおいては中国や東南アジアの国々では国際社会のアクターとしての EU の認知度が日本と比して，一般に上回っている。日本で我々が日常的に接する情報源について，日本の大部分のメディアの欧州総局は欧州統合に対して独特の立場を持つロンドンに置かれている。ちなみに中国の新華社の欧州総局はブリュッセルにある。さらに，日本国内では GDP などの経済統計について

v

も，多くの場合，経済統合体である EU としてのデータを示さず，英独仏などの国ごとのデータが掲載される場合が多く，EU の可視性が下がる原因の１つと推測される。経済・通貨統合部分のみならず，総体としての EU がとらえにくいという問題は，激動する国際関係における日本の対外政策の弱点となる可能性がある。中国等の台頭による国際秩序の変動期に，ロシアのクリミア編入という事態を鑑みても，日本が国際社会における法の支配を追求する場合，EU は最大限，組むべきパートナーである。EU は民主主義，法の支配等を基盤とする組織であり，その対外政策の主要部分は国際社会における法の支配の強化にあるためである。2013 年 7 月に交渉が開始された EU と米国間の環大西洋貿易投資パートナーシップ（TTIP）は，西側の復権をかけた政治的プロジェクトとしての側面がある。

EU は統合体あるいは超国家的国際組織であり，セクターにもよるが，EU の加盟国は主権を統合体にプールしている。加盟国それぞれに 100％主権が残っている安全保障分野においても，たとえば，核不拡散政策のように共通化できるところは共通化されてきた。欧州の主要国で EU に非加盟であるのはスイスとノルウェーのみであり，欧州大陸は EU 領域でおおわれている。実態として，EU は経済のみならず，加盟国のあらゆる分野の政策領域において中枢的あるいは極めて重要な役割を占め，スイスやノルウェーも EU の政策に自らを大部分，適合させざるをえない。おそらく，エコノミストを除いては，地理的に遠い日本の「欧州理解」が実態から離れる原因の多くは，とくに EU 加盟国各々が日本と異なり，EU の諸制度や規準によって縛られていることを十分に認知せず，加盟国が EU 内で何を達成しようとしているのかという点を見逃しているためであろう。このために EU を学ぶことに意味がある。

欧州石炭鉄鋼共同体から発展してきた欧州統合は，歴史的に何度も危機に直面してきた。リーマン・ショック以来の経済危機は最大級のものではあったが，対外的な影響力の行使や域内治安の維持，あるいは目先の問題としてではなく，中・長期的に，EU 圏の経済の繁栄や社会的福祉などを追求するためには，域内の小国のみならず，ドイツやフランス規模の国々であっても，EU 統合あるいは統合のさらなる強化以外に方策がないことを EU 加盟国の識者は熟知している。EU は，この危機に対する対処を通じて，「銀行同盟」にも向かうさらなる統合の強化をはかっている。欧州統合は，加盟国にとっては「実験」ではなく，死活的利益をかけた影響力維持と強化のための方策であり，EU と加盟国の権

限の分担に関し，議論が出ているとはいえ，国家主権の壁を突き崩すという困難な挑戦と，協力の飽くことなき追求のダイナミズムから学べることは尽きない。この意味で歴史的伝統に満ちた「旧大陸」が最も先進的なイノヴェーションを断行していることを指摘しておかなければならない。

　戦争の時代から平和の時代を欧州にもたらした欧州統合について，一般には主権を統合体にプールする独自の方策が学界では注目されてきたが，アジアにも参考になるもう1つの方策が，「制度（institution，機構を含む概念）」である。自らの回顧録で，「欧州統合の父」ジャン＝モネは以下のように記している。「欧州統合は善意だけに基づくことはできない。規則が必要である。我々の時代の悲劇的な出来事は我々を賢くした。だが，人は去り，次の人に代わる。我々が彼らに残せるのは，我々の個人的な経験ではない。それは我々とともに消えていく。我々が彼らに残せるのは制度である。制度は人の一生よりも長い。こうして，制度がよくできていれば知恵を蓄積し，次の世代に伝達することができる。」（近藤健彦訳『ジャン・モネ――回想録』〔日本関税協会，2008年〕356頁）。

　ブラッセルのシューマン広場に立てば、欧州委員会、欧州理事会、欧州対外活動庁の壮大かつモダンな建物に取り囲まれる。制度は規範のみならず、常設機構を伴わなければ規範の履行を確保できない。アジアでは共通の価値を基盤とするEUのような統合体を創設することは不可能であるが、軍事同盟ではなく、安全保障協力のための多数国間の常設機構は必要である。（この点については、筆者による『欧州安全保障協力機構（OSCE）の危機低減措置と安全保障対話――制度・実態とそのアジア・太平洋地域への適用可能性試論，資料』〔国際基督教大学社会科学研究所、2014年4月刊〕を参照されたい。）

　本書は、資料として、2011年及び2013年の日本とEUの首脳協議時の合意として発出される、「日EU定期首脳協議　共同プレス声明」を巻末に付している。これは、読者の便宜をはかるためのみならず、以下の筆者自身の外交体験のように、極めて重要な文書であるからである。筆者はEU代表部在勤中、EUの加盟国の一国がとりまとめている多数国間の国際会議の総括的な文書について、日本が入れたいポイントを先方の責任者に申し入れるためにある国際会議に出向いたことがあった。この会議は、日本とEU加盟国のみならず、他の国々も参加する大規模な会議だった。マルチ（多数国間）の外交に熟達した、極めて有能な先方大使が受け入れないので、とっさに、「当方のポイントは、日本と

vii

EUの首脳級で合意した内容と同じであるのに、何故、入れられないのか」と反論したところ、先方の顔色が突然変わった。同大使は「その日本とEUのサミット文書の文言を調べる」と応答し、結果的に、当方の希望事項は総括文書に入った。このように、首脳レベルの合意というのは、極めて重い。さらに、本書1冊では、EUのあらゆる政策領域をカバーすることはできず、主要点に絞っているが、巻末のサミット文書をご一読いただければ、対象分野の広さをご理解いただけるだろう。

　最後に、改訂版の出版をご快諾下さった信山社および辛抱強く編集の労をお取り頂いた今井守氏に厚く御礼を申し上げたい。

　　2014年4月

　　　　　　　　　　　　　　　　　　　　　　　　　　植田　隆子

目　次

はじめに (v)

◆ 第1章 ◆

ヨーロッパ統合の歴史──国民国家の変容とEU統合
　　　　　　　　　　　　　　　　　　　渡邊啓貴…3
1　「ヨーロッパ意識」の誕生と育成 (3)
2　ヨーロッパ統合の歴史 (6)
3　国民国家の変容とヨーロッパ統合の発展 (11)

◆ 第2章 ◆

機構と政策決定の仕組み……………………中西優美子…15
1　リスボン条約とEU (15)
2　機　関 (16)
3　機関間の関係 (28)

◆ 第3章 ◆

EUの法制度…………………………………中西優美子…32
1　法　源 (32)
2　法行為手続 (38)
3　EUの権限行使に関する3つの基本原則 (45)

目　次

◆ 第4章 ◆

EUの司法制度……………………………………中西優美子…50

 1　概　観 (50)

 2　直接訴訟 (50)

 3　先決裁定 (58)

 4　裁判所意見 (60)

 5　解　釈 (61)

◆ 第5章 ◆

経済統合への道，統合にかかわる政策…………小川英治…64

 1　序 (64)

 2　バラッサの経済統合の理論 (65)

 3　経済統合への端緒 (66)

 4　関税同盟としての欧州経済共同体(EEC) (66)

 5　欧州における共同市場 (67)

 6　経済通貨同盟に向けて (68)

 7　共通政策として共通農業政策と共通通商政策 (69)

 8　経済的格差是正の政策 (72)

 9　まとめ (73)

◆ 第6章 ◆

通貨統合………………………………………………小川英治…74

 1　序 (74)

 2　通貨統合に至るまでの道のり (74)

 3　欧州通貨同盟における欧州中央銀行制度 (76)

 4　通貨同盟の便益と費用 (77)

目　次

  5　最適通貨圏の理論 (80)
  6　財政規律を求めた「安定成長協定」から「財政協定」へ (84)
  7　EU拡大に伴うユーロ導入国 (85)
  8　まとめ (86)

◆ 第7章 ◆ ─────────────────────────

経済通貨統合の現実……………………………小川英治…88

  1　序 (88)
  2　通貨同盟のための収斂条件の現状 (89)
  3　価格の収斂 (93)
  4　金利の収斂 (95)
  5　賃金の収斂 (98)
  6　ギリシャ財政危機とその対応 (99)
  7　まとめ (102)

◆ 第8章 ◆ ─────────────────────────

EUの司法・内務……………………………神田正淑…104

  1　自由・安全・司法の領域 (105)
  2　司法・内務分野の立法手続等 (105)
  3　司法・内務分野の多年次プログラム (106)
  4　国境審査 (107)
  5　移民・難民（庇護）(110)
  6　民事司法協力 (113)
  7　刑事司法協力 (114)
  8　警察協力 (116)

目　次

◆ 第9章 ◆────────────────────

域内言語の多様性と言語政策 ……………柏 倉 康 夫…119

　1　ヨーロッパにおける言葉（119）

　2　フランスの場合（120）

　3　EUの言語政策（124）

　4　英語の拡大（127）

◆ 第10章 ◆────────────────────

EUのアイデンティティ──統合の政治史 ………柏 倉 康 夫…129

　1　ヨーロッパ統合運動（129）

　2　冷戦下のヨーロッパ（131）

　3　仏独枢軸の形成（133）

　4　冷戦終結後のEU（136）

◆ 第11章 ◆────────────────────

欧州連合の拡大 ……………………………植 田 隆 子…140

　1　はじめに──加盟国の拡大と統合の深化（140）

　2　加盟のための手続きと加盟交渉（141）

　3　第1次拡大から第3次拡大まで（144）

　4　第4次拡大（147）

　5　第5次拡大（148）

　6　西バルカン諸国（152）

　7　続く拡大過程（154）

目　次

◆ 第 12 章 ◆ ──────────────────────

欧州連合の対外関係……………………………………植 田 隆 子…157

 1　はじめに（157）

 2　歴史的背景（160）

 3　リスボン条約の対外行動に関する一般規定および
  共通外交安全保障政策をめぐる特別規定（163）

 4　リスボン条約による外交関連機構などの改革（165）

 5　政策形式と履行（169）

 6　欧州近隣諸国政策と対アフリカ政策（172）

 7　主要戦略パートナー国およびアジアに対する政策（180）

◆ 第 13 章 ◆ ──────────────────────

欧州連合の安全保障・防衛政策と人道援助

 ……………………………………………… 植 田 隆 子　196

 1　EU における安全保障・防衛政策の発展と関連機関（196）

 2　リスボン条約の主要関連規定（202）

 3　基本戦略とアプローチ（204）

 4　CSDP 作戦・ミッション，国連や地域的機関との協力（216）

 5　欧州委員会による緊急人道支援・防災活動（220）

 6　2013 年 12 月の防衛を主要議題とする欧州理事会（222）

◆ 第 14 章 ◆ ──────────────────────

日本と EU の関係

 Ⅰ．日欧関係の発展………………………………木 村 崇 之…227

  1　第二次大戦後の日欧関係（227）

  2　経済摩擦の時代（228）

xiii

目　次

　　　3　転換の時代 (231)

　　　4　日欧協力の時代 (234)

　Ⅱ．日 EU 関係の変容（2005 年 - 2014 年）

　　　　　　　　　　　　　　　　　　　　　植 田 隆 子…239

　　　1　は じ め に (239)

　　　2　協力の枠組の発展 (241)

　　　3　政策の共通性 (242)

　　　4　具体的協力の進展 (243)

　　　5　対 中 関 係 (251)

　　　6　新たな戦略的協力枠組の構築へ (254)

〈資料1〉　日本・EC 共同宣言 (265)
〈資料2〉　第 20 回 EU 日定期首脳協議　共同プレス声明 (268)／同付属文書 (273)
〈資料3〉　第 21 回日 EU 定期首脳協議　共同プレス声明 (277)

〈執筆者紹介〉(掲載順)
(*は編者)

渡邊 啓貴(わたなべ ひろたか)……………第1章
東京外国語大学総合国際学研究院教授・同国際関係研究所所長

中西 優美子(なかにし ゆみこ)……第2章、第3章、第4章
一橋大学大学院法学研究科教授

*__小川 英治__(おがわ えいじ)………第5章、第6章、第7章
一橋大学大学院商学研究科教授

神田 正淑(かんだ まさよし)………………第8章
東京地方検察庁検事(元欧州連合日本政府代表部一等書記官)

*__柏倉 康夫__(かしわくら やすお)………第9章、第10章
放送大学名誉教授

*__植田 隆子__(うえた たかこ)
………………第11章、第12章、第13章、第14章Ⅱ
国際基督教大学政治学・国際関係学デパートメント教授、元外務省欧州連合日本政府代表部次席大使

木村 崇之(きむら たかゆき)……………第14章Ⅰ
元外務省欧州連合日本政府代表部大使・元外務省参与

新EU論

第1章

◆ヨーロッパ統合の歴史◆
── 国民国家の変容とEU統合 ──

渡邊啓貴

◆1◆ 「ヨーロッパ意識」の誕生と育成

❶ 「ヨーロッパ」という意識

　「ヨーロッパ」の語源は，紀元前8世紀のギリシャ詩人ヘシオドスの『神統記』に出てくる大洋神オケアノスの娘の1人エウロペの名前に因んでおり，これが文献上最初の使用例と言われる。ギリシャ神話では，牡牛に姿を変えたゼウスがフェニキアのティルス王アゲノールの娘エウロペをクレタ島に連れ去り，後のミノス王を生ませたことになっている。ギリシャ時代の前7世紀には，半島とエーゲ海の諸島を除くギリシャの大陸部を「ヨーロッパ」と呼んだ。しかし，ローマ時代・中世を通じて「ヨーロッパ」の名称は殆ど使われず，「キリスト教世界」(Christianitas) が定着していた。14世紀のダンテの『帝政論』における用例などが僅かにあるにすぎず，「ヨーロッパ」という言葉は一地方の呼称であるにすぎなかった。

　他方で，人々の間で「ヨーロッパ」という共通意識が育まれていくのは，ヨーロッパ外の世界＝「外敵」の存在に対する認識が強まったときである。732年ポワティエでイスラム勢力を撃退したチャールズ・マルテルの軍隊は「ヨーロッパ人の軍隊」と呼ばれた。次いで，800年に「ヨーロッパの父」と呼ばれたカロリング朝シャルルマーニュはローマ教皇から皇帝の冠を授けられた。このとき，一時的にローマ的・キリスト教的世界帝国（西ローマ帝国の復興）を成立させた。このときのカロリング帝国の領域はスペインのイスラム勢力圏や英国などを除外すると，第二次大戦後のヨーロッパ統合の出発点となった欧州石炭鉄鋼共同体（ECSC）の6カ国の領域と重なっている。

　その後精神的共同体としての「キリスト教世界」は13世紀末を境に衰退していった。教皇がフランス王に幽閉された「教皇のアヴィニオン捕囚」による西

欧教会の大分裂や11世紀以後頻繁におこった改革運動の攻勢がその理由であった。キリスト教世界に代わって,「ヨーロッパ」という言葉が改めて使われるようになったのは,アメリカ大陸「発見」などの地理上の発見とオスマントルコという外敵の存在が意識されたことによってであった。

　1453年には,オスマン・トルコによってコンスタンチノープルが陥落し,ヨーロッパは「アジア」に対抗する意識を強めざるをえなかった。とりわけヨーロッパという言葉を強調したのは,15世紀半ばに在位した教皇ピウス二世であった。その演説の中には繰り返しこの言葉が用いられているが,その本意はオスマントルコ帝国の脅威に対抗した諸国の結集にあった。教皇はヨーロッパ諸国の首長であるかのように,「ヨーロッパからトルコ人を追放すること」を説いた。ここでは,キリスト教会とヨーロッパは同一のものとして扱われ,キリスト教世界というまとまりはこうしてヨーロッパというひとつの概念に席を譲っていくようになる。

　同時に,この頃はルターの宗教改革に見られるように「キリスト教世界」そのものが分裂していく時期でもあった。この時,ユマニスト(人文主義者)エラスムスは,ヨーロッパの将来を憂慮して,「我々(ヨーロッパ人)が団結するならば,我々は単にトルコ帝国に比肩するだけでなく,全てのアジアをも凌駕するであろう。」と檄を飛ばしたのである。

　後にこの言葉は繰り返されることになる。第一次世界大戦後の20年代「汎(パン)ヨーロッパ運動」(後述)に加わったフランスのエリオ首相はその著『ヨーロッパ合衆国』の中で「ヨーロッパの妹分」であった米国に先を越され,アジアの日本に追いつかれようとしているヨーロッパは団結しなければならないことを主張した。80年代半ばに欧州委員長になったドロールはその著作の中で,やはり同じように米・日に対抗できるだけの強いヨーロッパの統合を訴えていた。

❷ 統合のアイデンティティの象徴としての「ヨーロッパ文明」

　ポーランド出身の歴史学者のポミアンは『ヨーロッパとその国民国家』(邦訳『ヨーロッパとは何か』〔平凡社〕)において,その深い歴史的造詣を駆使してヨーロッパ統合を文化的視角から捉えた。それは先のヨーロッパ意識の誕生の経緯と重複する。第1の統合を16世紀までのラテン・キリスト教的世界とし,それ以後第一次世界大戦までの時期を第2の統合の時期とした。この第2の統合はまさに絶対王政の興隆を頂点とした,18世紀に開花した宮廷(サロン)文化の

◆1◆「ヨーロッパ意識」の誕生と育成

ことであり，いわばエリートの文化であった。

　周知のように典雅で肌理細やかな様式が建築・絵画・音楽・文学の世界で確立していった。その深い自由と甘美なまでの趣きは，ウィーン会議のフランス代表タレーランが「1789年（フランス革命）より前の世界を知らない者は，生活の歓びについて語る資格を欠く者である」とまで言ったほどであった。しかしここで言われるヨーロッパ文化の普遍性とは，それを享受した限られたエリート集団の間のことであった。その意味では王侯・貴族などの上層階級だけが共有する意識に過ぎなかった。

　しかしフランス革命に代表される市民革命を経て，そうした上層階級の普遍的な共有意識は失われ，変容していった。フランス革命＝市民革命とその後のナポレオン戦争はヨーロッパ各国で「国民意識」を覚醒させたからである。そして，主観・民族・中世・民衆・庶民の信仰を強調するロマン主義が18世紀末から19世紀半ばにかけて各国で支配的地位を得るにつれて，エリートの文化は民衆文化と統合されて国民文化を形成していった。さらに，この時期，産業革命の大きなうねりとともに急速に拡大していった資本主義はブルジョワジーの台頭を齎らし，彼らはこうした国民文化の担い手になっていった。文化は一部の人間の独占するものではなくなっていったのである。

　ここでいう文化とは，むしろヨーロッパが誇りとするその固有の「文明(civilisation)」と言った方がいい。ルネサンスの1530年代以降「上品」や「礼儀」などの意味の表現が用いられはじめた。ラテン語のcivilitasを語源とし，その原義は「修養を積んだ」「教養のある」という意味をもった（樺山紘一「意識されたヨーロッパ」『ヨーロッパ文明の原型』〔山川出版社〕）。18世紀以後国民意識の発達とともに広範に定着してくるこの「文明(civilisation)」とは，生まれや育ちの違いによる差別のない，一般化，伝播可能なものであり，たとえば人道主義，合理性，科学，自由などの概念である。福沢諭吉が『文明論の概略』で模範としたフランスの著名な学者で，7月王政の反動的首相でもあったギゾーは『ヨーロッパ文明』の中で，文明とは「進歩，発展という事実」であり，それは「庶民生活の完成。いわゆる社会の，人間相互の関係の発達」と定義づけている（ギゾー『ヨーロッパ文明史』〔みすず書房〕）。

　そしてこの言葉は，ヨーロッパ人を上位に位置づけ，非ヨーロッパ人を低く見るための重要な指標ともなった。帝国主義の時代になると，ヨーロッパ列強諸国は海外植民地膨張の目的を，未開の人々の「文明化」にあると称して，そ

れが自分たちの「使命」であるとまで主張したのである。それは植民地政策の正統化であり，近代西欧的価値観の絶対化であった。

こうしたヨーロッパ文明はヨーロッパ人の優越意識の基準となった。これに対して「文化（culture）」とはその基盤となる属性を意味する。モランは，それを「ユダヤ＝キリスト教＝ギリシャ＝ラテン的基層」にあると考えた。われわれが，しばしば「ヨーロッパ的」と見做す現象は歴史的になんらかの形でそうした文化的属性が反映されたものである。思考・行動様式や宗教などによる違いはまさにヨーロッパ文化の多様性と複雑さとなっている。

「ヨーロッパ」という言葉は，意識の上でこうした優れた文明を共有する一体感と，多民族・多言語に象徴される文化のモザイクという二重の帰属意識に支えられているのである。

◆2◆ ヨーロッパ統合の歴史

◆1 前近代的なヨーロッパ統合の試み

ヨーロッパ統合は，14世紀のダンテの『帝政論』にまで遡る長い歴史をもっているが，統合そのものの基本的発想はキリスト教的平和の世界観を基礎にしている。とりわけ宗教戦争の戦禍に見舞われた時代，いかにして平和を達成するかという宗教的な人道主義とそれは深く結びついていた。しかし，それと同時に絶対主義の時代，フランスから提案された一連のヨーロッパ統合思想は平和のための統合という美名の下にフランスのヨーロッパ支配という野心と裏腹の関係にあった。美王フィリップの顧問となったデュボワは14世紀初頭に著わした書物の中で，ヨーロッパの君主や諸都市で形成される国家連合的な「キリスト教共和国」の樹立を説いた。この共和国には，訴訟当事国や中立的な聖職者などによって構成され，最終的な裁定者としての教皇を頂点とする国際紛争仲裁のための評議会が設立されることになっていた。

近代以前のヨーロッパ統合の政策として最も有名なものは，17世紀前半にブルボン朝の創始者であるアンリ四世の「大計画」として公表されたものである。実際にはその計画はアンリ四世の下で宰相を勤めたシュリーによって考案されたものといわれているが，一言で言えば永久平和とキリスト教世界の統一，そしてヨーロッパ規模の協力を説いたものだった。この計画は宗教戦争による凄惨な当時のヨーロッパ社会の事情を反映していた。時あたかも，世界帝国を唱

◆2◆ ヨーロッパ統合の歴史

えたカンパネッラ，平和に関する計画を出版したエメリック・クールセ，『戦争と平和の法』を著した国際法の父ユーゴ・グロチウスなどを輩出した時代だった。シュリーの発想は，ローマカトリック・カルヴィン派・ルター派のキリスト教三派の「均衡」を説き，各宗派の共存が可能であることを目的とした。「大計画」ではヨーロッパ諸国の代表で構成される「汎ヨーロッパ評議会」が設立され，それは，異なった利益を調整し，紛争を解決することを目的とした。代表者の任期は3年で定員数も定められていた。

このアンリ四世の大計画と先のデュボワの提案には，いくつかの共通点があった。第1にキリスト教圏の国家連合的な議会が提案されていたこと，第2に異教徒であるトルコは含まれていないこと，そして第3に，統一されたヨーロッパで中心的役割を担うのは，いずれの場合にもフランスとされていたことである。宗教上の連帯意識による合議制を基盤にしているとはいえ，基本的にはハプスブルグ帝国に対抗する覇権国フランスによる支配と統一の構想だった。

しかし，この大計画は後の多くのヨーロッパ国際機構のプランに大きな影響を与えた。17世紀初頭の英国の2人のクウェーカー教徒，ウィリアム・ペンとジョン・ベラーズたちもそうであった。しかし，彼らの場合には，ルイ十四世の度重なる戦争による大殺戮や難民などの庶民の悲惨さに対する宗教的慈悲が最大の動機であり，フランスの覇権を押さえ込むことが彼らのヨーロッパ統一の目的であった。アンリ四世の「大計画」とは全く反対の目的をもっていたのであった。ペンはヨーロッパ議会の設立を構想したが，彼の場合に興味深いのは各国代表の議席数を今日の表現で言えば，GNPにしたがって定めようとした点であった。ベラーズの場合は，永続的なヨーロッパ法を制定し，ロシアやトルコも構成国として含めている。

18世紀には，啓蒙主義の時代的風潮を反映して「世界市民主義」という発想からのヨーロッパ統合の提案がなされるようになった。その中でも代表的な主張は，サンピエール神父の『ヨーロッパ永久平和論』である。そこで彼は平和のためのキリスト教国家間の国家連合の創設を主張した。加盟国の代表によって構成される常設の評議会が組織され，仲裁による紛争解決が図られた。この評議会では暫定評決が過半数で決定されるが，5年後に4分の3以上の票数で最終決定がなされることになっていた。またサンピエールは，こうした国際機構の成立によって軍事費の大幅な削減と通商による利益の増大を期待していた。そのためには国内および国際的現状維持が不可欠であることも認識されていた。

7

その後産業革命と市民革命を経て，ヨーロッパが本格的に「近代」に突入したのは19世紀になってからだった。その当時，それまでの経験主義的で宗教的な，伝統的発想様式に代わって合理主義が台頭していくことをいち早く見抜いていたのが，フランスのサン・シモンだった。彼は，来たるべき時代は支配的・封建的・軍事的社会から管理的・産業的・平和的社会になっていくと予測していた。したがって，そのヨーロッパ統合の発想は，宗教的人道主義や大国による「支配」という意味での「統合」ではなかった。

　『ヨーロッパ社会の再組織について，またはヨーロッパの諸国民をして，それぞれの独立を保持させつつ，単一の政治体に結集させる方法について』という表題の小冊子は，サン・シモンが1814年10月，翌月に召集されたウィーン会議に影響を与えようとして出版したものだった。この小冊子は，革命戦争で荒廃したヨーロッパを統合して再構築しようという意図に貫かれていた。そして共通の制度による国際社会の組織化を目指していた。

　このヨーロッパ連邦の要となるのはヨーロッパ議会であり，それは当時最も先進的であった英国の議会を模範としていた。君主と議会がそれぞれの利益を代表し，その調整役として議会に上院が存在した。他方で議会の下院は100万人に1人の割合で選出される商人・学者・司法官・行政官によって構成された。被選挙者は一定の土地財産収入がある者に与えられる。上院はさらに高額の土地財産収入のある者から選出され，上院と君主は世襲されることになっていた。

　サン・シモンの構想は，それまでの単なる君主間の同盟とは違って初めて本格的にヨーロッパ連邦を構想したものであった。その構想は依然として土地所有と王政という旧制度時代の慣習を残していたが，商人や無産階層に政治参加の門戸を開いた点に特徴があった。それは「市民」（産業者＝サン・シモンの言うところの「広義の農工業者」，いわゆる資本家ではない）が参加する平等で民主的な発想に支えられた近代的なヨーロッパ統合の萌芽であった。それは科学的産業社会の到来を意識し，新しい時代の推進力を示唆していた。

❷ 資本主義の発達とヨーロッパ統合

　今日のヨーロッパ統合を語る上で，19世紀の資本主義の発達を無視することはできない。なぜならヨーロッパにおける資本主義の発達そのものが，市場の拡大と域内市場統合だったからである。つまり後述するように，「国境を越えたリストラ（経済再編）」としての欧州（市場）統合の性格は資本主義の本質でも

あった。

　GNPのうちに占める貿易の比率は19世紀初頭から20世紀初頭にかけて，英国が27%から55-60%へ，フランスが10%から25-35%へと大幅に増大した。産業革命による生産の飛躍的な向上と資本主義の発展は技術と経済面での統合の急速な進展を意味したのである。それはまた市民革命による解放と自由主義の理念によっても支えられていた。

　ポラードは『ヨーロッパの選択──1851年-1970年』という本の中で19世紀を3つの時期に分けて考えた。第1の時期である19世紀前半には，英国の大量工業製品にヨーロッパが門戸を開放し，ヨーロッパ各地に近代工業の中心が形成された。1850年頃から73年にかけての第2の時期は，工業・投資のいずれにおいてもヨーロッパは急激な発展を示し，先進地域の工業成長とその周辺地域への影響が見られた。フランス，ドイツ関税同盟が目覚しく発展し，中東欧とロシアでも農奴制が廃止され，工業化の準備が整った。その後第一次大戦までの第3の時期には，ヨーロッパの各中心地域が工業化を達成，生産高・資本蓄積・技術面で英国に追いついた。また欧州主要工業国間での貿易も活発かつ複雑化し，その商品取引額は世界の総取引額の3分の1に達した。ヨーロッパ主要諸国の輸出総額の51%は域内貿易によるものだった。

　技術の飛躍的向上を背景とする輸送手段，とりわけ鉄道の急速な発達が顕著で，この時期の最も主要な投資対象であった。また，法制度面での統合の動きは関税をめぐる諸国の動きに反映されていた。19世紀初頭各国が保護主義的措置に固執していた中で，1818年のプロシアの関税法は当時としては画期的なものであった。それは，原料の無関税，工業製品への課税を10%とする自由主義的なもので，有害な関税の廃止，行政制度の合理化を狙ったものであった。1834年にはプロシアとバイエルンの関税同盟に中規模諸邦の中部ブロックが加わり，いわゆるドイツ関税同盟が成立した。18の諸領邦国家を擁する域内自由貿易地域が形成され，こうした関税同盟を契機としてドイツの統一が達成されるに至った。

　国家間の関税協力は，一時期盛んに行なわれた。1842年フランスとベルギーとの関税同盟が締結され，60年の英仏通商条約はフランスの輸入・英国の輸出に関するすべての禁止措置を廃止し，フランスの輸入関税率を大幅に引き下げた。フランスはその後，ベルギー，プロシア，イタリア，スウェーデン，ノルウェー，ハンザ同盟，スペイン，オランダ，オーストリア，ポルトガルと次々

と同種の条約を締結したが，それは最恵国条項を伴っていた。英国もベルギー，ドイツ関税同盟，イタリア，オーストリアと同様の条約を締結した。超国家的な関税同盟結成の動きは，80年代後半の仏独関税同盟の試み，「中部ヨーロッパ経済連合」やノルウェーとスウェーデンの関税同盟の結成に見られた。しかし，60年代以後のこの自由化の波は79年の保護主義的なドイツ関税法の成立以後，各国も保護主義に転換したためわずか20年間続いただけであった。

1865年のラテン貨幣同盟の創設はひとつの通貨統合の萌芽であった。1832年，ベルギーはベルギー・フランの基礎をフランス・フランに置いた。スイス，イタリアもこれに倣った（後にギリシャも参加）。60年代初期にイタリアとスイスが低質の銀貨を発行したため混乱が生じ，65年に開催された会議でこれら4カ国によるラテン貨幣同盟が結成された（後にギリシャも参加）。フランス・フランは1848年に事実上銀本位制から金本位制と転換しており，この金フランを基礎としたのは，オーストリア，ハンガリー，スペイン，ブルガリア，フィンランド，セルビアなどで，この同盟は形式的には1914年まで存続した。

第二次大戦後のヨーロッパ統合の直接的なモデルとなったのは1920年代の「汎ヨーロッパ運動」であった。これはヨーロッパを舞台とする未曾有の惨劇となった第一次世界大戦に対する深い反省からクーデンホーフ＝カレルギー卿が提唱した平和運動であったが，そこには平和維持の達成とともに共同市場の結成を通した繁栄という狙いがあった。この運動には，ブリアン仏首相，シュトレーゼマン独外相などヨーロッパの多くの知識人や政治家が参加した。

この運動を積極的に支持したフランスのブリアン首相は1929年の国際連盟総会の席上で欧州連合構想を提案した。そこでは，一般協定の締結と定期的な会合の開催がうたわれ，主要な決定機関として「欧州議会」，さらに執行機関として欧州委員会，事務局の設置が定められた。この機構は原則的に政治的な連合を優先し，各国の独立と主権を尊重した国家連合を目標にしていた。欧州経済機構は共同市場を理想とし，生産および為替の合理的組織化，もの・資本・個人の移動の漸進的な自由化と簡素化などが定められていた。加えて，経済一般（産業の合同・カルテル・関税引下げ），経済施設（貨物輸送道路・運河など公共事業の調整），通信・交通・トランジット，財政（地域内の開発信用供与・欧州市場・通貨），労働（社会保険，退職年金），保険衛生，知的協力（大学間の協力，報道体制の改善）などの面での共通政策の実現が目標とされていた。

しかしこのブリアンの構想に対して，各国は必ずしも好意的であったとはい

えなかった。結果的には，ブリアンの死によってこの構想も立ち消えとなったのであった。このブリアンの構想にはフランスの経済的利益追求の意図と同時に米国からの挑戦に対するフランス経済およびヨーロッパ経済全体を守るという意図が内包されていた。汎ヨーロッパ主義はそのような意味を併せもっていた。

◆3◆ 国民国家の変容とヨーロッパ統合の発展

① ヨーロッパ国民国家の形成と変遷

　EU統合は西欧近代の発明である「国民国家」の克服という壮大な実験である。しかし，この国民国家という言葉の概念は多様で，一言で簡単に説明できるものではない。それは「国家」と「国民」の2つの概念のいずれもがさまざまな意味で用いられるからである。

　たとえば，「国家」の意味は，統治機構・行政組織を意味する場合と，漠然とした人的・物的集合体の意味で使われる場合とでは異なっている。たとえば古代ギリシャでは国家は，「善き生活」を目的とする「市民（自由人）」の共同体というきわめて人間的な意味で用いられていた。これに対してマルクス主義では，国家は支配階級の道具という意味で用いられる。

　「国民」の概念も同様に多様である。単なる国家の一要素としてその構成員や住民という意味から民族や市民などさまざまな意味で用いられる。イデオロギー的な次元での「国民」という概念の混乱は18世紀末から19世紀のヨーロッパの歴史を背景にしている。国民は革命時に絶対王権からの解放と自由のために国王や貴族に抵抗して戦う一般大衆を意味した。したがって，それは平等や民主主義などの近代的な理想主義を意味する「開かれた概念」と結びついていた。しかし同時に，「国民」はフランス大革命時代の近隣絶対主義諸国との革命戦争における「祖国」の同朋・同士の意味でもあった。つまりこの場合には，国民という概念は愛国主義ときわめて近い関係にあった。そして外敵（外の世界・外国）に対して「閉じた（排他的な）概念」でもあったのである。ナショナリズムがいわゆる民族独立のスローガンでありながら，同時に偏狭な排外主義や人種主義に用いられるのもそうした言葉の起源に由来している。それ故，19世紀には，国民国家の独立の要求としてのナショナリズムは，旧体制からの自由を願う商業・産業資本の要求する（とくに経済的な）リベラリズムと一体化し

第1章　ヨーロッパ統合の歴史

ていたのである（後に両者は対立していく）。このように「国民」という言葉は，しばしば「善なる概念」として使われながら，今日まで矛盾を内包する融通無碍の概念となっているのである。

　国民概念にはもともと3つの意味がある。その第1は，エスニックな面での共属意識である。「ネーション」はラテン語のnatioという言葉からきている。その意味するところは，もともとローマ時代には，言語・習慣など生まれや育った環境を同じくする者たちの集団を意味した。ギリシャ語の「エトノス」に由来し，エスニシティという言葉がこれに近い意味をもっている。中世にはこの言葉は大学や宗教会議における出身地域別の生活団体・代表団を示していた。中世の大学は，周知のようにヨーロッパ全体に開放された「国際的大学」であり，たとえばパリ大学ではヨーロッパのほとんど全土から集まった学生・教師などによる4つの生活集団＝natioが存在した。EU域内の大学生の域内留学の奨励を目的としたエラスムス計画は，この「国際性」を想起させる。

　第2は，中世末期に使われたもっと広い意味である。それは「領域内の住民すべて」という意味である。この段階では，ネーションは一部の人間をさすのではなく，一般の住人を意味する。「ネーション」は特殊・特権的なものからより普遍的な概念に変わっていったのである。この段階での「ネーション」を統合し，その受皿としての「国家（ステート）」を構築したのが絶対王権である。ここで言う「国家」とは，簡単に言って常設的な国家の制度・機構である。分散的な封建時代の所領を一定領域の規模で中央集権的に統合・維持するシステムを指す。具体的には，統一された法制度・税体系・官僚制度・常備軍などをもち，西欧において15世紀頃成立した。しかしこの絶対王政下での国家は，ローマ帝国や中国の歴代王朝のような広大な領土と多民族を抱えた強圧的な支配体制でも，また都市国家でもなかった。この段階では統治の論理は，依然として身分制を基礎とする「主従関係」にあった。「領域内の住民」は「臣民」なのである。

　近代市民革命は，この「臣民」を「市民」へと変貌させた。ここに「国民」の第3の意味がある。身分制が崩壊し，法の前の平等の下に基本的人権が各自に認められ，いわば「自由な個人」が「社会契約」を通じて構成する近代市民社会が成立する。今日の「ネーション（国民）」とは，実態として「領域内の住民」であり，理念としてはこのような近代的「市民」を指す。

　他方で，常設的な機構としての西欧型近代「国家」は議会制デモクラシー・

資本主義に代表される制度・システムを擁する。「国民」とはそうした「国家」における主権者なのである。欧州統合を複数の国民国家間の統合ととらえるときの「国民国家」とはそのような意味をもっている。

❷ 先進資本主義国家の「国境を越えたリストラ」としての統合

したがって，一言で言えば近代的な意味でのヨーロッパ統合とは，まずこうした国民国家の「国家」の部分が加盟国間で共有されていくことを意味する。当然，それは政治経済機構などの法制度の一本化に向かう。近代的な統合は，先に見たような前近代的な統合と違って「支配」ではない。簡単に言ってしまえば，それは第1に，西欧先進資本主義諸国の間での政策の調整である。そしてそれをより安定的なものにしていくための法制度の統一である。その意味では，ヨーロッパの統合とは「国境を越えたリストラ」である。一国内で問題解決が不可能なときに，複数の国家が共同で問題に対応する方法でもある。そしてそれがよりスムーズに進行するのは各国の経済制度や社会インフラの同質性が高い場合であることは改めて言うまでもない。2004年に実現したEU第5次拡大による旧東欧諸国の加盟がそれまでとは異なるさまざまな問題を投げかけている背景には，そうしたことがあったからである。

国境を越えて政策協力し，法制度の一元化を目指すような事態は，ヨーロッパ各国がそれだけ切迫した状態に追い込まれているときに起こる。すでに見たように，第一次大戦後の汎ヨーロッパ運動はその例である。そして第二次大戦後にヨーロッパ統合の気運が高まっていったのは，ヨーロッパ各国にとって急務であった経済復興と密接に結びついていたからである。加えて，冷戦時代東西陣営に対抗するために米国が西ヨーロッパの復興を積極的に支援していたこともその背景にあった。

フランスのジャン・モネが独仏の石炭・鉄鉱石の共同管理と当時外相のロベール・シューマンに提案したのは，戦後のまだ不安定な時期にドイツとの安定的な関係を制度化・安定化させておくためだった。そして，そのことがヨーロッパの安定と復興に不可欠と考えたからであった。この提案は1952年に欧州石炭鉄鋼共同体（ECSC）という形をとって実現した。西ドイツ，フランス，イタリア，ベネルクス3国が原加盟国だった。将来の統合の拡大を見据えて，最高機関，閣僚理事会，共同総会，欧州司法裁判所などの機関を設置した。これらは後の欧州経済共同体（EEC）や欧州原子力共同体（EURATOM）になった。

経済統合の一方で，政治統合やその他の統合も試みられたが，いずれも失敗に終わった。特に政治統合に関しては欧州防衛共同体（EDC）条約をめぐる議論はヨーロッパ統合に痛恨の歴史を残した。プレバン仏国防相が提案した共同防衛計画は，ドイツの軍事的突出を抑えると同時にヨーロッパが西側防衛のために独自の軍事機構を持つことを意図したものだった。そしてこの条約の批准を条件にして欧州政治共同体（EPC）も成立することが合意されていた。西ドイツ，ベネルクス3国が条約に批准した後，1954年フランス国民議会がこの条約批准のための審議打ち切りを決定したために，最終的にこの条約は流産した。EPC構想も実現しなかった。ヨーロッパが共通防衛政策を再び本格的に議論するようになるにはその後45年近くの歳月が必要とされるのであった。

　他方で，「国民国家」の「国民」の部分の統合は制度的な統一に対して大きく遅れている。1950年代 ECSC や EEC などの成立を理論的に後押ししたのが，新機能主義（可能な分野から統合を進め，それがスピルオーバー〔波及〕して最終的に政治統合に至るという理論）はまさにこうした国民国家の「国家」の部分である制度の統合を先行させることを正当化したものだった。キリスト教的博愛の精神からの「ヨーロッパ」という共有意識は現実の進行を後追いしつつ，ローマ条約から始まって，マーストリヒト条約，ニース条約，リスボン条約などの形をとりながら「ヨーロッパ市民」という理念の構築に向かいつつあるのである。

＜参考文献＞
1．E. エリオ（鹿島守之助訳）『ヨーロッパ合衆国』（鹿島研究所，1962年）
2．E. モラン（林勝一訳）『ヨーロッパを考える』（法政大学出版会，1988年）
3．D. ヒーター（田中俊郎監訳）『統一ヨーロッパへの道』（岩波書店，1994年）
4．金丸輝男編『ヨーロッパ統合の政治史』（有斐閣，1996年）
5．H. ケルブレ（雨宮昭彦他訳）『ひとつのヨーロッパへの道』（日本経済評論社，1997年）
6．S. ポラード（鈴木良隆他訳）『ヨーロッパの選択』（有斐閣，1990年）
7．K. ポミアン（松村剛訳）『ヨーロッパとは何か』（平凡社，2002年）
8．渡邊啓貴編著『ヨーロッパ国際関係史』（有斐閣，2002年）
9．坂本進『ヨーロッパ統合とキリスト教』（新評論，2004年）
10．遠藤乾編『ヨーロッパ統合史』（名古屋大学出版，2008年）

第2章

◆ 機構と政策決定の仕組み ◆

中西優美子

◆1◆ リスボン条約と EU

　2009年12月1日に発効したリスボン条約は，既存の EU 条約および EC 条約を改正し，それぞれ新 EU 条約と EU 運営条約に変更した。リスボン条約は，条約を単に形式的に改正したのではなく，EU の構造を大きく変更させた。リスボン条約以前の EU の構造は，3つの柱から構成される神殿構造となっていた。第1の柱は，欧州共同体（EC; European Community）と欧州原子力共同体（Euratom; European Atomic Community），第2の柱は共通外交安全保障政策（CFSP; Common Foreign and Security Policy），さらに，第3の柱は警察および刑事事項における司法協力（PJCC; Police and Judicial Cooperation in Criminal matters）を表していた。欧州連合（EU）は，これら3つの柱の屋根に相当する部分であり，また，EC は EU の一部であった。しかし，リスボン条約の発効により，この列柱構造は廃止され，同時に EC は消滅し，EU に一元化されることになった。もっとも，列柱構造の形式はなくなったものの，第2の柱におかれていた共通外交安全保障政策の分野には特別の性質が残された。なお，Euratom は，独自の法人格を維持し続けることになった。

　EU は，超国家性を基礎とするが，共通外交安全保障政策分野においては政府間協力を中心とする組織にとどまっている。EU においては，独自の機関が存在し，同機関により法が制定され，その制定された法に構成国がたとえ反対したとしても拘束され，その法の遵守が機関によって担保されている。超国家組織である EU においては構成国が主権の一部を組織に移譲し，そこでは国内法とも国際法とも異なる，独自の法秩序が形成されている。もっとも，共通外交安全保障政策の分野では全会一致が原則であり，EU 司法裁判所の管轄権も原則的に及ばないとされている。EU が他の国際組織と区別されるのは，超国

家性を有するという点であり，これが EU をユニークなものとしている。

◆2◆ 機　関

　国家には，通常，立法機関，行政機関および司法機関がおかれている。EU は独自の機関として，欧州議会，欧州理事会，理事会，欧州委員会，EU 司法裁判所，欧州中央銀行および会計検査院，また，諮問機関として経済社会評議会および地域評議会を備えている（EU 条約 13 条）。

　EU は，連邦国家に類似した特徴を有するが，国家ではない。それゆえ EU の諸機関は，国家の諸機関と比較可能な点は存在するが，国家の諸機関の役割が EU の諸機関のそれに相当するわけでない。むしろ，そのユニークさに注目すべきである。

　以下では，EU の主要機関である，欧州議会，欧州理事会，理事会，欧州委員会および EU 司法裁判所がそれぞれどのように構成され，どのような任務を果たしているのかを見ていくことにする。

◆ 1　欧 州 議 会

　欧州議会（European Parliament）は，かつては総会（Assembly）と定められ，諮問機関としての役割しか与えられていなかったが，度重なる条約改正を経て，名実共に「議会」と呼ばれるにふさわしい存在に変わってきた。リスボン条約により，欧州議会が立法機関であることが明示的に定められた。欧州議会は主要なものとして，立法権限，予算権限および欧州委員会の監督権限を有する（EU 条約 14 条）。その他，オンブズマンの任命権も欧州議会に付与されている（EU 運営条約 228 条）。

　欧州諸共同体（European Communities）が設立された当時は，総会の議員は各構成国議会の議員により兼任されていたが，1979 年 6 月に第 1 回目の総会議員の直接普通選挙が行われ，それ以後直接普通選挙で議員が選出されている。議員の任期は 5 年である。

　欧州議会は，欧州連合に参加する構成国の国民の代表により構成され，欧州連合市民の利益を代表する機関と位置づけられる（EU 条約 14 条）。欧州議会の議員数は，750 名に議長 1 名を加えた 751 名となっている（ただし，現時点は，766 名〔2013 年 7 月時点〕であり，2014 年の選挙から現行の規定が適用される）（EU

◆2◆ 機 関

条約14条)。2013年7月1日にクロアチアがEUに加盟したことに関して，加入条約19条により[1]，クロアチアには12議席が与えられた。加入から2014年の選挙までは，766人が議員数となる予定である。議員数は人口が加味されて，各国に配分されている。たとえば，最も人口が多いドイツには，96議席が，他方最も人口が少ないマルタには6議席が配分されることになる。その際，1議席に対する人口比の点からは，小国を優遇するものとなっている。欧州議会においての議決はEU諸条約に別段の定めがない限り，投票数の絶対多数によりなされる（EU運営条約231条）。欧州委員会に対する不信任動議を採択する場合は，投票数の3分の2の多数によりかつ議会の構成員の過半数の賛成が必要とされる（EU運営条約234条）。また，欧州議会は，構成員の絶対多数により手続規則を採択する（EU運営条約232条）。

欧州議会選挙は，現在のところ，統一欧州議会選挙手続は制定されておらず，各国の選挙制度手続に則って行われている。また，欧州規模の政党が欧州意識の形成および連合市民の民意を反映させるのに重要であると認識されてきているが（EU条約10条4項），現在のところ，それを可能にする規則が制定されておらず，喫緊の課題とされている。ただ，欧州議会では，議員が国別に着席するのではなく，政治的方向性が近い複数の政党が国籍を超えて，政治的グループを形成した上で，グループごとに着席しており，欧州規模の政党政治の萌芽はすでに存在する。欧州議会では，無所属（NI）と次の7つの政治的グループが存在する。政治的グループとしては，右派としてもっとも議員数が多い，欧州人民（カトリック民主主義者）党および欧州民主主義者（PPE-DE）グループ，他方，左派として最も議員数が多い，欧州議会における社会民主主義者グループ（PSE），中道に位置する，欧州のための自由主義者および民主主義者同盟のグループ（ALDE），環境保護を目的とする，緑の党および欧州自由同盟のグループ（Verts/ALE），その他，統合欧州左派・北欧グリーン左派の連合グループ（GUE/NGL），独立・民主主義グループ（IND/DEM），国民の欧州のための連合グループ（UEN）とに分けられる。

欧州議会の議員は，フランスのストラスブールとベルギーのブリュッセルを往復しなければならない。本会議（plenary session）は，ストラスブールで開催され，欧州議会の委員会（Parliament's Committees）はブリュッセルで開催され

---

[1] OJ 2012 L112/10

ることになっている。また，事務局は，ルクセンブルクにおかれている。欧州議会には，議長と議長を支える14名の副議長がおり，また，各議員は1ないし複数の議会の小委員会に属し，具体的な政策を議論し，欧州議会における意思決定形成のための基礎を準備する。欧州議会内には22の常設の小委員会が存在する。EUの対内的な問題を扱う小委員会としては，予算小委員会，環境，公衆衛生および食品の安全性に関する小委員会，域内市場および消費者保護に関する小委員会など合わせて17の小委員会が存在する。また，対外的なものとしては，外交事項に関する小委員会，開発に関する小委員会，国際貿易に関する小委員会の他，新たに人権に関する小委員会並びに安全及び防衛という2つの小委員会が加わり，5つの小委員会が存在する。その他特別小委員会として，組織的犯罪，汚職および資金洗浄に関するものが置かれている。

❷ 欧州理事会

　欧州理事会（European Council）は，連合の発展に必要な刺激を与え，かつ，連合の一般的な指針と優先順位を定める役目をもっている（EU条約15条）。ただし，立法権限は有さない。その構成は，構成国の元首または政府の長ならびに欧州理事会議長および欧州委員会の委員長であり，後述する理事会（Council）とは区別される。欧州理事会の議長には，これまでは半年ごとの構成国の輪番制を採用していたが，リスボン条約により常任議長がおかれることになった。欧州理事会議長は，任期2年半で1回の再任が可能となっている。

　欧州理事会は通常6カ月に2回開催され（3, 6, 10, 12月），必要な場合には特別会合が招集される。欧州理事会の会議の際には，議長総括（Presidency conclusions）がだされる。これは，現在のEUが抱える問題，今後EUが取り組んでいく問題などについて，欧州理事会の意見が要約されており，EUの動向を知るのに有益な資料となる。また，よく混同される機関として，欧州審議会（評議会）（Council of Europe）がある。同機関は，フランスのストラスブールに存在し，これは人権保護を主な目的とするEUとは異なる別の組織である。もっともリスボン条約による改正によりEUが将来欧州審議会の枠組でつくられた欧州人権条約に加入することが定められた（EU条約6条2項）。

❸ 理　事　会

　EU理事会（Council of the European Union）は，各構成国の閣僚級の代表によっ

◆2◆ 機　関

て構成され，閣僚理事会とも呼ばれる。理事会は，構成国の利益を代表する機関である。理事会の議長は半年ごとの平等な輪番制となっている。もっとも，新たに3カ国ずつのグループに分け，議長国の担当は6カ月のものの，同じグループに属する構成国と協力し合い，18カ月間責任をもつこととされた（表2-1[2]）。ただし，外務理事会の議長は，外務安全保障政策上級代表が務めることになっている（EU条約16条）。

理事会の構成形としては10（①総務，②外務，③経済財務，④司法内務，⑤雇用，社会政策，健康および消費者事項，⑥競争，⑦運輸，遠距離通信およびエネルギー，⑧農業および漁業，⑨環境，⑩教育，若者および文化）あり，構成員は，議論される案件ごとに変わる。たとえば，経済財務理事会（Economic and financial affairs Council）は「ECOFIN Council」と呼ばれ，統一通貨ユーロの問題などを議論する。理事会への出席者は，ユーロの問題であれば，各国の経財相，外交問題であれば各国の外相，環境問題であれば環境相，農業問題であれば農相となる。

表2-1：理事会の議長国

期　間	国　名
2010年1月～6月	スペイン
2010年7月～12月	ベルギー
2011年1月～6月	ハンガリー
2011年7月～12月	ポーランド
2012年1月～6月	デンマーク
2012年7月～12月	キプロス
2013年1月～6月	アイルランド
2013年7月～12月	リトアニア
2014年1月～6月	ギリシャ
2014年7月～12月	イタリア
2015年1月～6月	ラトビア
2015年7月～12月	ルクセンブルク
2016年1月～6月	オランダ
2016年7月～12月	スロバキア
2017年1月～6月	マルタ
2017年7月～12月	英国
2018年1月～6月	エストニア
2018年7月～12月	ブルガリア
2019年1月～6月	オーストリア
2019年7月～12月	ルーマニア
2020年1月～6月	フィンランド

理事会は，欧州議会と同様に，立法権限および予算権限を有する。さらに，政策決定および調整の任務を行う。また，欧州委員会が交渉を行った国際条約を締結する。理事会は，欧州議会とは異なり，共通外交安全保障政策の分野においても重要な役割を果たしている。理事会は，欧州理事会による一般的な指針に基づき，共通外交安全保障政策を定め，実施するための決定をおこなう。理事会の事務局は，ブリュッセルにおかれている。

理事会の構成員である各構成国の閣僚は，EUの政策のみならず，国内政策

---

[2]　OJ 2009 L322/28; OJ 2009 L344/56.

第2章 機構と政策決定の仕組み

表2-2：各構成国に対する票の配分

ドイツ，フランス，イタリア，英国	29
スペイン，ポーランド	27
ルーマニア	14
オランダ	13
ベルギー，チェコ，ギリシャ，ハンガリー，ポルトガル	12
オーストリア，スウェーデン，ブルガリア	10
デンマーク，アイルランド，リトアニア，スロバキア，フィンランド，クロアチア	7
キプロス，エストニア，ラトビア，ルクセンブルク，スロベニア	4
マルタ	3
合　計	352

を遂行していかなければならないため，常にブリュッセルにいるわけにはいかない。それゆえ，その不都合を補うために，常駐代表委員会（COREPER; comité compose des répresentants permanents des Etats member）がおかれている（EU運営条約240条）。常駐代表委員会は，理事会が任務を遂行するための準備し，また，理事会における各国の意見をあらかじめ調整し，審議の円滑化をはかる役割を担っている。

理事会の議決方法としては，単純多数決，特定多数決および全会一致の3通りが存在する。特定多数決（qualified majority）は，加重多数決，あるいは特別多数決とも呼ばれる。特定多数決での議決は，現在過渡期にある。2014年10月31日まで，あるいは場合により（構成国のいずれかが望めば）2017年3月31日まで，以下の特定多数決が用いられる。

理事会は各国の代表から構成されるが，各国に票が配分されている（表2-2参照）（リスボン条約過渡期的規定に関する議定書3条）。大国にはより多くの票が，小国には少ない票が割り当てられている。この点は人口を加味している欧州議会の票の配分と同じである。しかし，相違点も存在する。欧州議会の議員の配分では，ドイツには今後96議席が割り当てられるのに対し，フランス，英国およびイタリアにはそれより少ない72議席しか割り当てられていない。しかし，理事会の票の配分では，ドイツはフランス，英国およびイタリアと同数の29票しか割り当てられていない。これは，理事会の票の配分には，民主主義の論理よりもむしろ国家の利益を考慮した，政治的な論理が強く働いているためである。理事会の票数を総計すると352票[3]になる。そこで特定多数決で採

◆2◆ 機 関

択されるためには，次の要件を満たさなければならない。欧州委員会の提案に基づいて理事会が採択する場合には260票の賛成および過半数の構成国による賛成を必要とする。その他の場合には，260票の賛成および少なくとも3分の2の構成国による賛成を必要とする。さらに，理事会の構成員は特定多数決を構成する構成国がEUの総人口の少なくとも62％にあたることの確認を求めることができる。この要件が満たされていないことが確認された場合，議決は採択されない。最後の要件は，理事会の票の配分で妥協したドイツが要求し，受け入れられたものである。352票のうち，260票が必要ということは，理事会における採択を阻止するためには，93票あればよいということになる。この数は，大国のみの賛成では理事会が議決を採択できないように設定されており，大国と中小国のバランスがとられるように工夫されている。

　2014年11月1日以降，場合によっては，2017年4月1日以降は，特定多数決は，以下のような三重多数決になる。理事会構成員の少なくとも15名以上で少なくとも55％以上の多数で，かつ，投票に参加する構成国の人口の少なくとも65％以上を構成するもの（EU条約16条4項）。ただし理事会の全構成員が投票に参加しない場合は15名以上という条件は適用されない（EU運営条約238条3項）。可決阻止には，少なくとも4名の理事会の構成員の反対が含まれていなければならない（EU条約16条）。ただし，理事会の全構成員が投票に参加しない場合は，投票に参加する加盟国の人口の35％以上を代表する理事会構成員の最小数に1構成国を追加した数を含まなければならない（EU運営条約238条3項）。

　2014年11月1日以降が場合により2017年4月1日以降となるのは，ポーランドの要求を受けた政治的な妥協であったが，さらに，いわゆる「2009 イオアニア（ヨアニーナ）・ビス（"Ioannina-bis"）」の妥協が存在する[4]。この妥協によると，たとえ理事会において定められた特定多数決に届いたとしても，以下の場合には，議論が続けられるように構成国は理事会に要求することができる。2014年11月1日から2017年3月31日までは，少数者が可決阻止を構成する少数者に必要なEU人口の4分3を代表するか，構成国数につき要請される少数者の4分の3を代表する場合。また，2017年4月1日以降は，少数者がEU条約16条4項またはEU運営条約238条3項に定められる可決阻止少数を構

---

(3) クロアチア加入条約20条により，345票から352票に変更された。
(4) OJ 2009 L314/73.

成するのに必要なEUの人口の少なくとも55％あるいはEU構成国数の少なくとも55％を代表する場合。

　特定多数決による議決方法は，ECが設立された当初から定められていたが，実際，農業分野において特定多数決で議決しようとなったとき，フランスが理事会をボイコットし，ECは一時機能しなくなった。1966年1月29日にルクセンブルクで合意（いわゆる「ルクセンブルクの妥協（和議）」）がなされ，再びECは機能することになった。しかし，フランスはたとえ条約条文に特定多数決で採択すると定めてあったとしても，国家の重大な利益にかかわる問題については，全会一致に至るまで議論が続けられなければならないという主張を通し，「ルクセンブルクの妥協」以後，事実上議決は全会一致で決定されることになった。しかし，1986年に署名された単一欧州議定書が発効して以後は，特定多数決の制度が実際に用いられるようになり，域内市場統合が大幅に進むことになった。その後，EC条約の複数回にわたる改正の中で，全会一致は税や社会保障などの一部の分野に残る例外となり，特定多数決の議決が原則となっている。しかし，上述したように，特定多数決においては，現在においても条約条文には直接表れない政治的な妥協が存在する。

❹ 欧州委員会

　欧州委員会（European Commission）は，構成国から独立し（すなわち政府または他の機関から指示を求めず，またそれを受けない），EUの目的を実現するという，EUの一般的利益を追求する機関である（EU条約17条）。欧州委員会の本部は，ベルギーのブリュッセルにおかれている。欧州委員会は委員長および委員から構成される。東方拡大前は，大国（ドイツ，フランス，英国，イタリア，スペイン）から2名とその他の中小国から1名選ばれていたが，拡大後は委員の数の増加を抑えるために，各国から1名に変更された。さらに，リスボン条約による改正により2014年11月1日以降は欧州委員会委員の数が，構成国数の3分の2に相当する数に減らされることが定められるに至った（EU条約17条5項）。しかし，アイルランドにおける国民投票でのリスボン条約の否決を受け，2008年12月に開催された欧州理事会はリスボン条約が発効したとしても欧州委員会の委員は引き続き各国から1名にすることに合意した。よって，2014年11月1日以降もEU条約17条5項の規定から逸脱し欧州委員会の委員は，各国から1名選出されることになった。委員会の任期は，5年である。

◆2◆ 機　関

　選出については次のような手続が踏まれる（EU条約17条7項）。まず，欧州理事会が欧州議会選挙を考慮した上で，特定多数決により委員長候補者を提案し，欧州議会は総議員の多数決により当該候補者を選出する。なお，必要な多数が得られない場合は，欧州理事会が新たな候補者を提案する。次に，欧州議会により選出された委員長との合意により，理事会が特定多数決により他の委員として任命を提案する候補者リストを採択する。欧州委員会の副委員長を兼任する共通外務安全保障上級代表については，欧州理事会は，委員長との合意の上で，特定多数決により任命する（EU条約18条）。さらに，委員長，外務安全保障上級代表およびその他の委員会の委員は一体として欧州議会の承認を受けなければならない。この承認に基づき，最終的に委員会は欧州理事会が特定多数決により任命される。リスボン条約により委員長の選出が欧州議会の権限であることが明確に定められた（EU条約14条1項）。

　この手続は常にスムーズに行われるのではなく，誰を委員長にするかに関し，構成国間で駆け引きがなされ，また，欧州議会の権限強化とあいまって，欧州議会がすんなりと委員候補リストを承認しない例も存在する。たとえば，2004年11月23日に発足したバローゾ委員長が率いる委員会の承認がその例であった。

　委員会の委員長は，委員会が職務を遂行する際の指針を定め，委員会が一貫して効率的にかつ合議体として行動することを確保するために，委員会の内部組織について決定し，外務安全保障上級代表以外の副委員長を任命するという権限を与えられている（EU条約17条6項）。また，委員長は，委員会が負う責任を指示し，かつ各委員に配分する（EU運営条約248条）。さらに，委員長は問題のある委員の罷免を要求することができる（EU条約17条6項）。上級代表に関しては，特定多数決による欧州理事会の合意の上で，解職することができる（EU条約18条1項）。

　委員会は，一体として，欧州議会に対して責任を負い，欧州議会は，委員会の不信任決議を採択することができる（EU条約17条8項）。同決議案が採択された場合は欧州委員会の委員は，一体として総辞職し，上級代表は，委員会において果たしている職務を辞任する。従来は，委員会は，数人の委員が非行を犯した場合は総辞職するしか方法がなかったが（たとえばサンテール委員会の場合），ニース条約による改正以降，問題のある委員のみの罷免が可能になった。各委員は委員長から配分された担当分野をもつ。たとえば，ある委員はEUの

23

第2章　機構と政策決定の仕組み

表2-3：欧州委員会事務総局（Derectorates-General）と
サービス（Services）〔アルファベット順〕

総　局（Directorates-General, DG）	サービス
農業および農産開発	欧州対策アドバイザー局
予算	中央図書館
気候変動対策	欧州詐欺対策局
コミュニケーション	欧州委員会データ保護官
競争	歴史的アーカイブ
経済・財政事項	インフラおよびロジスティックス―ブリュッセル
教育・文化	インフラおよびロジスティックス―ルクセンブルク
雇用・社会事項・社会的統合	内部監査サービス
エネルギー	法務サービス
拡大	行政・給付金支払局
企業・産業	出版局
環境	
ヨーロッパ援助・開発	
欧州統計局	
欧州対外手段サービス（欧州対外行動庁EEAS*の任務を担当）	
健康・消費者保護	
内務	
人道援助	
人材および安全	
情報科学	
情報社会・メディア	
域内市場とサービス	
通訳	
共同研究センター	
司法	
海洋事項と漁業	
移動および運輸	
地域政策	
研究・イノベーション	
事務総局	
税および関税同盟	
貿易	
翻訳	

＊欧州対外行動庁（EEAS）は、共通外交安全保障政策分野強化の文脈でリスボン条約により新たに創設された組織であり、理事会事務総局及び欧州委員会の関連部局並びに構成国の外務省から配置された職員により構成され、外務安全保障上級代表を補佐する（EU条約27条）。

◆2◆ 機 関

政策の中で環境分野を担当し，別の委員は競争分野を担当する。役割や権限の範囲に違いはあるが，委員会は日本の内閣に相当し，委員は閣僚に相当すると考えるとイメージが湧きやすい。たとえば，国際交渉において環境が議論される場合，日本からは環境大臣がでていくのに対して，EU からは環境を担当する委員が，特に，気候変動に関しては，気候変動を担当する委員が交渉にあたる。

欧州委員会事務局には複数の総局（DG; Directorate-General）とサービス部門がおかれている（表2-3）。総局（DG）は，日本での組織に置き換えてみると，省や庁に相当する。たとえば，環境総局（DG Environment）は，日本でいう環境省と考えるとよい。欧州委員会の各委員は1または複数の総局を担当している。

欧州委員会の役割には，主に次のようなものがある（EU 条約 17 条 1 項）。第1に，欧州統合を推進する機関としての役割である。委員会は EU の目的の実現に必要な立法を提案する権限を原則的に独占している（例外 EU 運営条約 76条）。原則として委員会の提案なしには EU 立法行為は制定されない（EU 条約 17 条 2 項）。もっとも共通外交安全保障政策分野においては，欧州委員会自体に提案権はなく，外交安全保障上級代表が個別にあるいは委員会との共同提案を理事会に提案することができるにとどまる（EU 条約 22 条 2 項，30 条 1 項）。また，上級代表は，提案権を独占してもいない。第2に，EU 法の擁護者としての役割を担っている。委員会は，たとえば EU 法違反の構成国を裁判所に提訴するなどの方法により，EU 両条約および EU 法行為（legal acts）の履行が確保されるように行動する。第3に，EU 法行為の執行は原則的に構成国の任務であるが，欧州委員会は執行機関としての役割ももつ。予算の執行は，欧州委員会が行う。また，委員会は，立法行為により委任を受け，立法行為を補足，修正する権限をもつ。さらに，競争法など限定された分野では，準立法機関として EU 法行為を採択する権限も有している。なお，リスボン条約により EU 法行為（legal acts）には立法行為（legislative acts）と非立法行為（non legislative acts）の区別がなされたが，欧州委員会は立法機関でなく，欧州委員会に与えられているのは非立法行為の採択権限である。第4に，委員会は，共通外交安全保障政策及び EU 両条約に定められる場合を除いて，対外関係において EU を代表して交渉を行う。なお，この除外はリスボン条約においても共通外交安全保障政策が特別な性質を維持していることからきている。

❺ EU 司法裁判所

ルクセンブルクに EU の司法機関である EU 司法裁判所（Court of Justice of the European Union）がおかれている。EU 司法裁判所は，司法裁判所（Court of Justice），一般裁判所（General Court）および専門裁判所（specialised court）を含んでいる（EU 条約 19 条）。司法裁判所は，これまで欧州司法裁判所（European Court of Justice）と呼ばれていたもの，一般裁判所は，第 1 審裁判所（Court of First Instance）と呼ばれていたもの，専門裁判所は，司法パネル（judicial panel）と呼ばれていたものがリスボン条約により名称が変更された。

一般裁判所（旧第 1 審裁判所）は，訴訟件数の増加，裁判官の負担増，訴訟期間の長期化を緩和するために，1986 年の署名の単一欧州議定書により導入された。第 1 審裁判所が設立されたが，訴訟件数は増加し，負担増となったため，さらなる司法改革として，ニース条約の改正により，第 1 審裁判所に付属する司法パネルを設立することが可能になった。それを受け，理事会は，2004 年には EU とその職員の間の紛争を扱う，EU 職員紛争審判所（European Union Civil Service Tribunal）を設立することを決定した。専門裁判所（旧司法パネル）は，特定の分野において提起される訴訟または事件を第 1 審として審理し判決を下すが，現在のところ，職員紛争審判所のみとなっている。また，EU 司法裁判所のカテゴリーには入らない，統一特許裁判所の第 1 審裁判所（the Court of First Instance of the Unified Court（以下 UPC））の創設が想定されている。2012 年 6 月 28，29 日の欧州理事会において懸案事項であった欧州統一特許（European unitary patent）について合意がなされ，また，UPC の中央部局（central division）がフランスのパリにおかれることも合意された。中央部局の下にある 2 つのセクションの 1 つはロンドン（化学担当），もう 1 つはミュンヘン（機械エンジニアリング担当）におかれることになった。

司法裁判所は，各構成国から 1 名の裁判官により構成される。裁判官の任期は 6 年で再任可能である。また，3 年ごとに半分が交替することになっている。司法裁判所は，小法廷（Chamber），大法廷（grand Chamber），全員法廷（full Court）として開廷される[5]。部は，3 人ないし 5 人の裁判官から構成される。構成国または EU 機関の要請により，あるいは特に複雑もしくは重要な事件の場合は，大法廷が開廷される。大法廷は 13 人の裁判官から構成される。判決を下

---

(5) 欧州司法裁判所規程 16 条および 17 条。

◆2◆ 機 関

す際には，少なくとも9人の裁判官がいなければならない。さらに，条約に規定された非常に稀なケース（たとえば，オンブズマンや欧州委員会の委員を罷免しなければならない場合）あるいは裁判所が非常に重要であると考える事件の場合は，全員法廷が開廷される。全員法廷は，必ずしも全員の裁判官が参加するわけではなく，定足数が15人と定められている。一般裁判所は，各国から少なくとも1名の裁判官から構成されると定められている（EU条約19条2項）。職員紛争審判所は，7名の裁判官から構成されている。

　司法裁判所では，裁判官の他に，法務官（アボカジェネラル）が重要な役割を果たしている。法務官の数は，8名である。法務官は，法廷においては裁判官席の端に座り，当事者に対し質疑を行い，裁判所が判決を下す前に，完全に公平かつ独立の立場から自己の意見を法務官意見として裁判所に提出する（EU運営条約252条）。司法裁判所の裁判官と法務官が求められる資格およびおかれる地位は同一である（EU運営条約253条）。司法裁判所の判決文は通常簡潔に書かれており，なぜそのような判決に至ったのか，判決文からは詳細な理由が推察できない場合が多い。また，司法裁判所は，国際連合の機関である国際司法裁判所とは異なり，反対意見や個別意見が付されず，裁判所の統一された意見のみを判決としてだす。よって，往々にして，判決の中には意見の妥協があり，十分に理由づけがなされていないものが存在する。他方，法務官の意見は法務官1人の解釈を表したものであり，通常判決文もよりも分量が多く，詳しい理由づけがなされている。裁判所は，法務官の意見に拘束されないが，法務官の意見を判決の中に採用することが多い。

　EU司法裁判所は，EU条約およびEU運営条約の解釈および適用について法令の遵守を確保する任務を負っている（EU条約19条1項）。共通外交安全保障政策の事項に対しては原則的に管轄権を有していない（EU条約24条1項，EU運営条約275条）。リスボン条約以前は，第3の柱であった警察刑事司法協力の分野に対して原則的に管轄権を有していなかったが，リスボン条約発効後は，この分野に対しても原則的に管轄権を有することになった。ただし，構成国の警察もしくは法執行機関により実施される活動の有効性または比例性について，または法と秩序の維持および国内治安の保護に関して構成国に課せられる責任の行使については，審査する管轄権をもたない（EU運営条約276条）。一般裁判所は，専門裁判所に割り当てられる訴訟と司法裁判所に留保された訴訟を除いて，自然人あるいは法人により提訴されたすべての直接訴訟に関し管轄

27

権を有する（EU 運営条約 256 条）。また，一般裁判所は，構成国により欧州委員会を相手に提訴された取消訴訟ならびに国家援助，ダンピングおよび実施権限に関する理事会の措置に対する構成国により提起された取消訴訟についても第 1 審として管轄権を有する。さらに，専門裁判所の判決に対する上訴についての管轄権を有する。一般裁判所が下した判決に不服がある場合は，法律問題に関してのみ，司法裁判所に上訴できる（EU 運営条約 256 条）。

EU 司法裁判所における作業言語（Working language）はフランス語であり，判決文はまずフランス語で書かれる。その後に，他の EU の公用語に翻訳される。裁判所の事件には，記号がつけられている。たとえば，C-123/04，T-123/04，C-123/04 P，F-123/07 などである。C は，フランス語の Cour の，T は，Tribunal の，P は，Pourvoi の，F は，fonction の頭文字をとっている。C は，司法裁判所（Cour de justice）の事件を，T は，一般裁判所（Tribunal）の事件を，P は，上訴（pourvoi），F は，職員紛争審判所（Tribunal de la fonction publique）の事件を意味する。123/04 は，2004 年に 123 番目に裁判所に付託されたことを意味する。その他，裁判所の具体的な訴訟手続については，第 4 章で述べていく。

◆ 3 ◆ 機関間の関係

◆ ① 機関間の権限関係

EU は，EU 条約および EU 運営条約により自己に与えられた権限および設定された目的の範囲内で行動する（EU 条約 5 条 2 項）。EU の任務は，上述した諸機関によりなされるが，各機関は，EU 条約および EU 運営条約により与えられた権限の範囲内で行動しなければならない（EU 条約 13 条 2 項）。権限配分関係は，上下の関係が問題となる垂直的権限配分の関係と，対等にあるものの関係が問題となる水平的権限配分の関係に分けられる。EU と構成国の関係が前者で，EU の機関間の関係が後者にあたる。

EU の機関は構成国から付与された権限の範囲で行動しなければならないと同時に，EU の他の機関の権限を侵害してはならない。たとえば，EU の枠組みにおいて国際条約の交渉権は欧州委員会に付与されているが，締結権は委員会に付与されていない[6]。それゆえ，欧州委員会はたとえ行政協定のようなものであっても国際条約を締結することができない[7]。機関間の権限配分関係は固

◆3◆ 機関間の関係

定されているわけではなく，条約改正によって変更される。たとえば，条約改正により，欧州議会の権限が拡大されてきた。

また，諸機関は機関間協定（interinstitutional agreement）を結び，条約改正によらず，機関間の協力関係を深める方法をとることがある。この合意は，EU機関を拘束し，EUの官報にも公表される。後に，機関間協定の内容が条約改正により，事後的に条約上定められることもある。

❷ 政策決定

EU法行為手続については，第3章で取り上げるので，ここでは，どのように政策決定されて，それがどのように履行確保されるのかをまとめておきたい。欧州理事会は，EUの一般的な指針を定める役目をもっている。ここで，EUがどの方向に進むのかが決められる。

通常，まずは欧州委員会が統合推進者として活動する。EU運営条約には，通商政策，農業政策，環境政策，運輸政策，通貨政策，文化政策など，さまざまな政策が規定されている。欧州委員会は政策を実施していくにあたって，いくつかの段階をとる。たとえば，特定の事項に関して議論を促したり，協議過程を開始したりするために緑書（green paper）をだす場合がある。その後，具体的な提案を含んだ白書（white paper）がだされる場合がある。それが理事会により好意的に受け止められると，行動計画へとつながっていくことになる。その行動計画を実施するためにどのようなEU法行為が必要なのかを考え，法行為の提案を行い，それが法行為の制定へとつながっていく。たとえば，環境の分野では，10年間のスパンで行動計画を立て，それを実施していくという形をとっている。欧州委員会は，緑書の段階で，EUの機関のみならず，産業界やNGOなどの利害関係者（ステークホルダー）からも幅広く意見を集めるようにしている。欧州委員会が提案しなければ，法行為手続が開始されないことから，ロビイストは積極的に委員会に働きかけを行っている。

---

(6) Euratomの場合は，欧州委員会が国際条約を交渉し，締結することができる（Euratom条約101条）。

(7) Case C-327/91 France v. Commission [1994] ECR I-3641; cf. C-233/02 France v. Commission [2004] ECR I-2759.

③ 機関間のチェック

　欧州委員会委員は欧州議会議員のように直接選挙で選出されたわけでもなく，理事会の構成員のように国内の閣僚でもない。しかし，欧州委員会の委員長および委員の任命には，前述したように，欧州議会の承認が必要とされ，民主主義的なコントロールがなされている。また，欧州議会は委員会に対する監督権限として，次のような権限を行使することができる。欧州議会は，委員会に総辞職を求める不信任動議を採択ことができる（EU 運営条約 234 条）。欧州議会は，委員会に一般年次報告書の提出を求め，それを公開の会議において討議する（EU 運営条約 233 条）。欧州議会が，委員会に対し質問を発した場合，委員会は，口頭または書面によりそれに回答しなければならない（EU 運営条約 230 条）。

　欧州議会と理事会は，立法行為を通じて，立法行為の本質的でない要素を補足したり修正するために，一般的な適用性を有する非立法的な行為を採択する権限を委員会に委任することができる。リスボン条約発効前は，欧州委員会は委任された権限を行使する際に，コミトロジー手続に従い，諮問評議会，管理評議会もしくは規制評議会に意見を求めなければならなかった。リスボン条約発効後は，従前のコミトロジー制度は，EU 運営条約 290 条，291 条及び規則 182/2011 により大きく変更された。手続の透明化・簡略化がはかられ，欧州議会の関与が強化された。また，欧州議会と理事会は委任を撤回する権限を有するようになった（EU 運営条約 290 条 2 項）。

　欧州議会は理事会に対して，条約上コントロールする権限を与えられていない。欧州議会が理事会の行為に対して異議を申し立てるためには，取消訴訟手続を用いることになる。機関間のチェック＆バランスは国家におけるようにはまだ発達しておらず，今後の条約改正をまたなければならない。

＜参考文献＞
1．中西優美子『法学叢書 EU 法』（新世社，2012 年）〔主に第 4 章〕
2．庄司克宏『新 EU 法 基礎篇』（岩波書店，2013 年）〔主に第 2 章〕
3．M．ヘルデーゲン（中村匡志訳）『EU 法』（ミネルヴァ書房，2013 年）〔主に第 4 章〕
　　（ただし，後者の 2 つの本で用いられている用語は，本書で用いている用語とは相違があることに注意して読むこと。これは，EU の公用語は英語，ドイツ語，フランス語などであり，それを日本語に訳するときに訳者による相違が生じることによる。）

◆3◆ 機関間の関係

　さらに，学びたい方には，外国語文献を読むことを勧める。
　簡易で入手が容易なものとしては，
4．Robert Schütze, *An introduction to European Law* (Cambridge University Press, 2012)の1. Union institution．
5．Nigel Foster, *Foster on EU Law, Fourth Edition* (Oxford University Press, 2013)の2. The Union Institutions
6．Margot Horspool/Matthew Humphereys, *European Union Law, 7thedition* (Oxford Univesity Press, 2012)の3. The Institutions of the Union が挙げられる。

31

第3章　◆EUの法制度◆

中西優美子

◆1◆　法　源

　EUは,「法の連合」と言われる。EUの活動は,条約に定められた目的にそって,また,自己に付与された権限の範囲内で行われている。ここでは,EUが則っている法にはどのようなものがあるのかを見ていくことにする。

❶　第一次法（primary sources）

　EUを基礎づけている条約には,主に次のようなものがある（表3-1参照）。EU条約,EU運営条約,Euratom条約,執行機関合併条約,加入条約,単一欧州議定書,予算に関するルクセンブルク条約,条約の付属議定書など。
　特に,EU条約およびEU運営条約（合わせて以下EU両条約）は,EUの「憲法」にあたる性質のものである。また,リスボン条約の発効によりEU基本権憲章にEU条約およびEU運営条約と同一の法的価値が与えられた。なお,欧州憲法条約は,EU条約およびEC条約をひとつにまとめ,発展させた内容をもっていたが,フランスおよびオランダにおける国民投票で否決され,発効には至らなかった。EU運営条約は,かつては,欧州経済共同体を設立するための条約,EEC条約（ローマ条約）として構成国により締結されたが,1986年の単一欧州議定書により改正され,さらにEU条約による改正によって,単に経済分野のみならず,文化や教育,環境など,幅広い分野をあつかう共同体に発展してきたため,EC条約に名称が変更されたという経緯をもつ。最終的に,リスボン条約により,名称がEC条約からEU運営条約となった。EU条約は,別名マーストリヒト条約と呼ばれる欧州連合条約のことで,その後,アムステルダム条約,ニース条約により変更が加えられてきた。リスボン条約によりEU条約に大幅な修正が加えられたが,名称はそのままである。なお,条約の

◆1◆ 法　源

表3-1：発展と拡大

1950年5月9日	シューマン宣言
1951年4月18日	ECSC条約［署名］ （フランス，ドイツ，イタリア，ベルギー，オランダ，ルクセンブルク）
1952年7月23日	同条約［発効］
1957年3月25日	EEC条約およびEuratom条約［署名］
1958年1月1日	両条約［発効］
1973年1月1日	英国，アイルランド，デンマーク加入（6→9カ国）
1981年1月1日	ギリシャ加入（9→10カ国）
1986年1月1日	スペイン，ポルトガル加入（10→12カ国）
1986年2月17日 および2月28日	単一欧州議定書［署名］
1987年7月1日	同議定書［発効］
1992年1月1日	マーストリヒト条約（EU条約）［署名］
1993年11月1日	同条約［発効］
1995年1月1日	オーストリア，スウェーデン，フィンランド加入（12→15カ国）
1997年10月2日	アムステルダム条約［署名］
1999年5月1日	同条約［発効］
2001年2月26日	ニース条約［署名］
2003年2月1日	同条約［発効］
2004年5月1日	キプロス，マルタ，チェコ，ハンガリー，ポーランド，スロベニア，スロバキア，エストニア，ラトビア，リトアニア加入（15→25カ国）
2004年10月29日	欧州憲法条約［署名］
2007年1月1日	ブルガリア，ルーマニア加入（25→27カ国）
2007年12月13日	リスボン条約［署名］
2009年12月1日	リスボン条約［発効］
2013年7月1日	クロアチア加入（27→28カ国）

名称に地名がつけられているのは，その地で署名されたためである。

　EU法秩序を構成する不可欠の一部とされているものとして，EUが第三国あるいは他の国際組織との間で締結した条約が挙げられる。EUは，さまざまな分野でEU単独で，あるいは，構成国と共に混合条約の形で条約を締結してきている。通商分野では，WTO協定，環境分野では，京都議定書などがある。さらに，EUと第三国が，特別な権利義務関係等を設定する，連合協定を締結する場合もある（EU運営条約217条）。アフリカ，カリブ，太平洋地域の諸国とはコトヌウ協定を締結している。EFTA諸国とは，欧州経済領域協定（EEA協定）を締結し，拡大域内市場を創設した。

第3章 EUの法制度

　また，厳密な意味でのEUの第1次法ではないが，EU法と密接に関係する次の条約が挙げられる。ギリシャ債務危機を契機としたユーロ圏の金融危機に対処するためにEUおよび構成国は財政策及び金融政策に関して様々な方策を講じてきた。その1つが条約締結である。まず，2012年2月2日にEUにおけるユーロ圏の構成国17カ国により欧州安定メカニズム（ESM）条約が調印された。また，この条約と補完しあう，財政協定，正式名「経済通貨同盟における欧州安定，調整およびガバナンスに関する条約（TSCG）」が，英国とチェコを除くEU25カ国により2012年3月2日に調印された。これらは，EUの枠外の構成国間の国際条約として位置づけられるが，欧州委員会が関与し，またEU司法裁判所が一定の場合に裁判管轄権を有するという，特別な条約となっている。

❷ 第二次法（secondary sources）

　第二次法は，EU法行為（legal acts）あるいは派生法とも呼ばれる。EU法行為の制定には，条約上の法的根拠（legal basis）が必要であり，法的根拠はEU条約またはEU運営条約上に定められているので，そこから派生する法という意味で，派生法とも呼ばれる。

　EU運営条約288条に列挙されている，EU法行為の種類は，「規則（regulation）」，「指令（命令）(directive)」，「決定(decision)」，「勧告(recommendation)」および「意見 (opinion)」である。

　規則は，すべての構成国を拘束し，直接適用することができる。直接適用とは，採択されると，国際条約とは異なり，国内の批准手続を経ずに，そのまま自動的に国内法システムの一部となることを意味する。規則のメリットは，EUを通じて統一的な法規を制定することができることである。

　指令は，命令とも訳される。指令は，結果のみを拘束し，それを達成するための手段と方法は構成国に任される。すべての構成国を拘束するわけではなく，指令は向けられた構成国のみを拘束する。指令のメリットは，地域の条件に応じ，また，構成国の法的システムに適合させることができることにある。構成国ではすでに法制定がなされている場合があり，指令の場合は，既存の国内法を活かすことができる。指令の国内法化は，既存の法律あるいは規則がない場合には，新たに法律制定することであるいは実施規則を定めることによって，法律や規則が存在する場合は，既存の法の一部を修正したりあるいはそれに追加することによってなされる。もし，既存の法で十分に指令の達成すべき

◆1◆ 法　源

結果が実現される場合は，さらなる措置はとらなくてもよい。他方，指令のデメリットは，構成国が国内法化の期限がきても国内法化を怠ったり，あるいは，国内法化はなされたもの不適切になされている場合があり，履行確保が難しい点にある。

決定は，そのすべての部分が拘束力をもつ。名宛人を特定した決定は，名宛人のみを拘束する。決定の名宛人は，構成国でも自然人でも法人でもよい。自然人や法人を名宛人とするのは，競争法や補助金に関する決定が多い。たとえば，日本企業はアンチダンピング規則に基づく，委員会の決定を受け，競争法違反に対する課徴金を課されてきた。また，決定の中には，ソクラテス計画など，特定の名宛人をもたないものも存在する。

基本的に規則が抽象一般的な法なのに対して，決定は個別具体的な措置であると考えるとよい。欧州憲法条約では，規則を欧州法律，指令を欧州枠組法律と改称したが，リスボン条約ではこれらの変更は採用されなかった。

規則，指令および決定には拘束力があるが，勧告および意見には拘束力がない。ただ，これらに全く法的効果がないわけではなく，第4章で述べる，先決裁定手続を通じてそれらの解釈を求めることは可能である。

リスボン条約によりEU法行為（legal acts）の中に立法行為（legislative acts）と非立法行為（non legislative acts）という区別がなされた。立法行為は，立法手続により採択された法行為のことを意味する（EU運営条約289条3項）。立法行為を採択できるのは，立法機関である欧州議会と理事会のみである。欧州委員会は法行為の採択権限を有しているが，立法機関ではないため，非立法行為のみを採択することが可能である。非立法行為とは，立法行為以外のものがすべて含まれる。委任行為と実施行為も非立法行為に入る。委任行為（delegated acts）とは，欧州議会と理事会が立法行為を通じて立法行為の本質的でない要素を補足または修正するために，一般的な適用性を有する非立法行為を採択する権限を欧州委員会に委任し，欧州委員会がその権限を行使した結果行為である（EU運営条約290条）。他方，実施行為は，EU法行為を実施するために統一的な条件が必要とされる場合に，当該法行為がそれを実施する権限を委員会に，場合により理事会に，付与して，その権限行使の結果行為のことをいう（EU運営条約291条）。

立法行為と非立法行為の間では，立法行為が非立法行為に優位する。立法行為間にはヒエラルキーはなく，規則が指令に優位するとは必ずしも言えない。

❸ 判　例

　EU 司法裁判所の判例には，英国の判例とは異なり，先例拘束性はないが，判例は EU 法秩序の発展に大きな役割を果たしてきている。裁判所は，EU 法の履行確保のために特に次のような原則を発達させてきた。EU 法の直接効果，EU 法の国内法に対する優位，黙示的条約締結権限の法理，国家責任に対する損害賠償請求などである。

　EU 法の直接効果は，1963 年のファン・ヘント・エン・ロース事件[1]をリーディング・ケースとして，発達してきた原則である。EU 法の直接効果とは，EU 両条約または EU 法行為の条文が明確でさらなる国内措置を必要としない無条件の義務を定めている場合，私人が国内裁判所においてそれに依拠して権利を行使できることを意味する。指令についても追加的な条件（すなわち国内法化の期限が過ぎていること，私人に義務を課すものではないこと）を満たせば，その直接効果が認められることになった。ただ，EU 両条約や規則には，国家と私人間の関係における垂直的直接効果のみならず，私人間の関係における水平的直接効果も認められているのに対して[2]，指令に関しては，その水平的直接効果は裁判所により否定されている[3]。もっとも最近の判例では，付随的水平的効果[4]や三当事者間における直接効果[5]あるいは客観的効果[6]が認められるなど，新しい傾向が見られる。

　EU 法の優位の原則は，1964 年のコスタ対エネル事件[7]の中で生まれた。その後，同原則はさらなる判例により発達し，たとえ，国内法が国内憲法であっても EU 法が優位し[8]，また，たとえ国内法が EU 法よりも後に制定されたとしても EU 法が優位すること[9]が確立されてきた。リスボン条約では，その付属宣言 17 において，EU 法の優位が定められた。

　黙示的権限の法理とは，条約に明示的に規定されていなくとも，同時に規定

---

(1) Case 26/62 [1963] ECR 1.
(2) Case C-281/98 [2000] ECR I-4139.
(3) Case 152/84 [1986] ECR 723.
(4) Case C-194/94 [1996] ECR I-2201; Case C-443/98 [2000] ECR I-7535.
(5) Case C-201/02 [2004] ECR I-723.
(6) Case C-431/92 [1995] ECR I-2189.
(7) Case 6/64 [1964] ECR 585.
(8) Case 11/70 [1970] ECR 1125.
(9) Case 106/77 [1978] ECR 629.

されていると考えないと，明示的権限が無意味になってしまうような場合に認められる。裁判所は，単なる黙示的権限の法理のみならず，黙示的条約締結権限の法理を発達させた。AETR 事件において，裁判所は，対外権限は，条約によって明示的に与えられている場合だけではなく，他の条約規定およびその枠組みからとられる共同体機関の法行為によっても導き出されるとした[10]。さらに，Kramer 事件[11]および 1/76 裁判所意見事件[12]において EU 機関がそのような法行為を採択していなくても，EU の目的を達成するために必要であれば，EU 法が対内関係において EU 機関に課している義務および付与している権限から条約権限が導き出されるとした。これら 1970 年代の判決を受け，EU は対外関係においても活発に行動することが可能になった。リスボン条約により，黙示的条約締結権限の法理が条約に明示的に定められることになった（EU 運営条約 3 条 2 項および 216 条 1 項）。

　国家責任については，裁判所は，フランコヴィッチ事件[13]において義務を怠っている構成国に対し，そのことにより損害を受けた私人が損害賠償を請求することができるという制度を発達させた。その後の判例の発達もあり，①違反された法規が個人に権利を与えることを意図しているものであること，②違反が十分に重大であること，③義務違反と損害に直接的な因果関係のあることの 3 条件が満たされた場合に国家責任が認められることが確立してきた[14]。

❹ 構成国に共通の一般原則

　EU 法には当初行政手続や基本権の保護に関し，明示的な条文は定められていなかった。その欠缺を補うために，EU 司法裁判所は，構成国に共通の一般原則をもちだすことにより，行政手続保障や基本権保障を行ってきた。裁判所が発達させてきたものとして，法的安定性および信頼保護の原則，適正手続の原則，比例性原則，聴聞の保障，一事不再理などが挙げられる。マーストリヒト条約により構成国に共通の憲法的伝統から生じる基本権と欧州人権条約によ

---

[10]　Case 22/70 [1971] ECR 263.

[11]　Joined cases 3, 4 and 6/76 [1976] ECR 1279.

[12]　Opinion 1/76 [1977] ECR 741.

[13]　Joined cases C-6/60 and C-9/90 [1991] ECR I-5357.

[14]　Joined cases C-46/93 and C-48/93 [1996] ECR I-1029; Joined cases C-178, 179, 188, 189 and 190/94 [1996] ECR I-4845.

り保障される基本権がEUの法の一般原則を有すると定められた。さらに，リスボン条約によりEU自体が欧州人権条約に加入することが定められた。また，同条約により，2000年12月に厳粛に宣言されたEU基本権憲章にEU両条約と同じ法的な価値が与えられることになった（EU条約6条）。

◆ 2 ◆ 法行為手続

❶ 法的根拠

　EUは国家ではないので，無制限に立法できるわけではなく，条約で権限を付与されている分野でのみ行動することができ，その際も法的根拠となる根拠条文に依拠してはじめて，法行為が可能となる（ただし，第3次法のときは，第2次法が法的根拠となる）。たとえば，環境分野でEU法行為を制定する場合を考えてみよう。環境分野に関する条文はEU運営条約191条，192条および193条の3カ条である。このうち，EU運営条約191条は，環境政策の目的と原則を規定しているので，法的根拠とはならない。他方，EU運営条約193条は，国家によるより厳格な措置について規定しているので，これも法的根拠とはならない。EU運営条約192条1項は，「欧州議会および理事会は，191条に定める目的を達成するため，通常立法手続に従い，かつ経済社会評議会および地域評議会と協議した後，連合がとるべき行動を決定する」と定めている。これが，環境分野における措置の法的根拠条文になる。環境分野においては，ほとんどの措置がEU運営条約192条1項を法的根拠にして採択されている。

❷ 法行為手続

　EU法行為の手続は，欧州委員会の提案により始まる。欧州委員会が原則的に提案権を独占している（cf. 例外EU運営条約76条）。ただ，欧州議会は，EU法行為の制定が必要であると判断する事項について，委員会に法案を提出するように要請することができる（EU運営条約225条）。理事会もまた，委員会に対し提案を提出するよう要請することができる（EU運営条約241条）。さらに，リスボン条約により委員会に対し欧州連合市民が一定の条件の下で発議をする権利が認められた（EU条約11条4項およびEU運営条約24条）。委員会の提案後，法行為手続が開始される。

　法行為手続は，立法手続とそうではないものに分けられる。ここでいう立法

◆2◆ 法行為手続

手続は，立法機関が採択する法行為手続に限定した意味で用いている。立法手続は，さらに，通常立法手続と特別立法手続に分けられる。通常立法手続は，委員会の提案に基づき，規則，指令または決定を欧州議会および理事会が共同で採択する手続のことをいう（EU運営条約289条）。特別立法手続は，欧州議会と理事会が共同で決定せず，どちらかが単独で決定する場合のことをいう（EU運営条約289条2項）。たとえば，EU運営条約192条2項に定められているように，理事会が，欧州議会，経済社会評議会および地域評議会と協議したのちに，全会一致により採択する場合である。

　通常立法手続は，ニース条約においては共同決定手続と呼ばれていたものである。EEC設立当初は，委員会の提案後，欧州議会および場合により経済社会評議会および（もしくは）地域評議会の諮問を経て，理事会が決定するという諮問手続が主であった。しかし，単一欧州議定書により，協力手続が導入された。協力手続においては，欧州議会への諮問が2度行われ，欧州議会の意見を取り入れない場合は，理事会は全会一致でのみ提案を採択することができた（旧EC条約252条，現行では削除）。共同決定手続は，マーストリヒト条約によるEC条約の改正の際に導入された。その後，アムステルダム条約，さらに，ニース条約によるEC条約の改正により，共同決定手続の適用範囲が拡大し，それが原則となった。欧州議会は，E(E)C条約の度重なる改正を経て，諮問機関から立法機関へと発展してきた。

　通常立法手続（EU運営条約294条）においては，まず，委員会が欧州議会と理事会に提案を提出し，その後欧州議会で第一読会が開かれる。欧州議会の意見を受け，理事会は，欧州議会の意見を承認するか，あるいは，承認しないかを決定する。承認する場合は，そこで提案が採択されたことになる。承認しない場合は，理事会は立場を採択し，それが欧州議会に伝達される。欧州議会が第二読会において理事会の立場を承認するまたは承認するか否かの決定を行わない場合，法案が成立する。しかし，否決した場合は，法案は不採択となる。理事会の立場を修正した場合は，その修正案が理事会に伝達され，理事会は承認するか否かを決定する。承認する場合は，そこで法案が採択されたことになる。もし承認しない場合は，理事会の構成員またはその代表と同数の欧州議会の代表から構成される調停委員会が設置される。調停委員会は共同草案に関する合意を形成することを任務とする。調停委員会が共同草案の合意を形成できない場合は，法案は不採択となる。共同草案の合意が形成された場合，当該共同草

第 3 章　EU の法制度

図 3 − 1：通常立法手続（EU 運営条約 294 条）

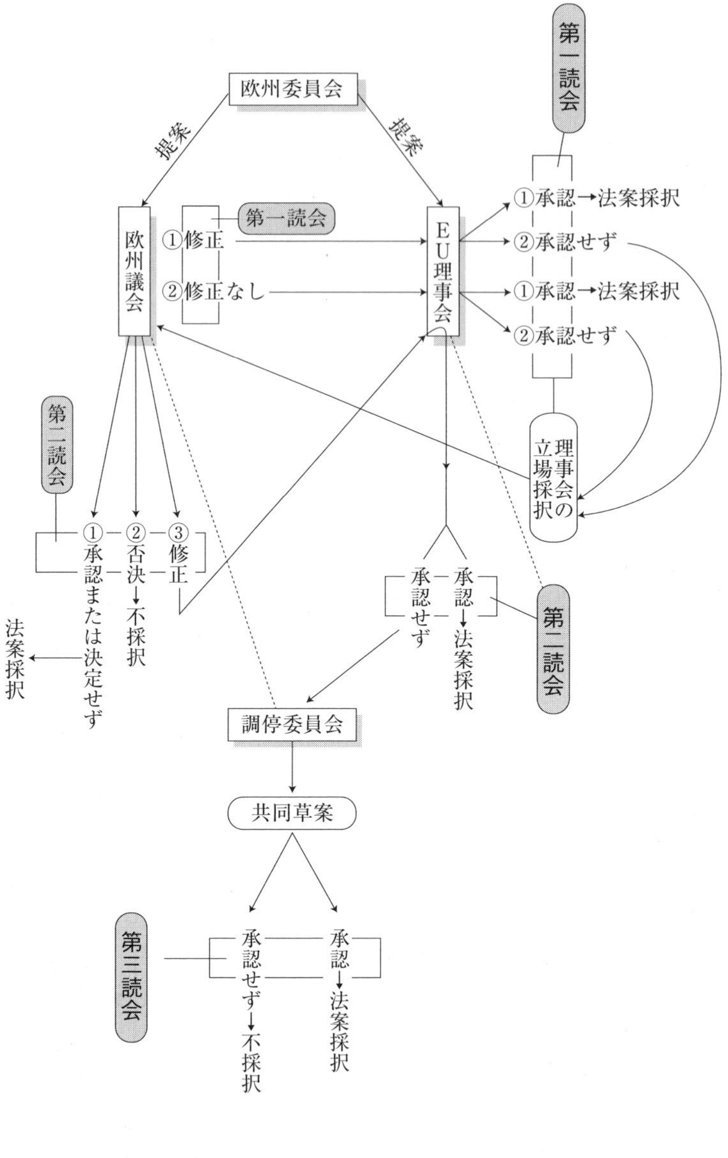

◆2◆ 法行為手続

案に対し，両機関が承認すれば，法案は採択されたことになり，そうでなければ不採択に終わる（図3-1参照）。

経済社会評議会や地域評議会は，諮問機関であり，委員会の提案後，諮問を受けることが条約上規定されている場合がある。前に例として出した，EU運営条約192条1項では，経済社会評議会および地域評議会に諮問を行うことが条約上義務づけられている。もっとも条約上そのように規定がされていない場合も諮問が任意でなされる場合がある。

❸ 条約締結手続

EUは，EUの目的を実現するために，EU法行為を採択するのみならず，必要であれば，第三国あるいは他の国際組織と条約を締結する。

国際条約を締結するためには，国際法人格と条約締結権限を必要とする。まず，法人格について見ていくことにする。ECに関しては，旧EC条約281条において，「共同体は法人格を有する」と定められ，条約締結権限が条約上明示的に定められていた。他方，EUについては，EU条約上明示的には法人格は付与されておらず，EUが国際法人格を有するか否かは議論の対象となってきた。もっとも，EUが実際に条約締結するという実行が積み重なってきたため，黙示的に法人格を有すると捉えられていた。リスボン条約発効により，ECは消滅し，ECが締結した条約は，EUに継承された。同時に，EUは，その法人格を明示的に認められた（EU条約47条）。条約締結権限については，EU条約およびEU運営条約に明示的に規定されている権限の他，判例により発達してきた黙示的条約締結権限をも有している。

国際条約の締結に当たっては，まず，欧州委員会は理事会に勧告を行う。その後，理事会は委員会に対し，必要な交渉を開始することを許可し，委員会がEUを代表して交渉にあたる。理事会が，国際協定を締結するが，条約に定められる一定の場合には，欧州議会の同意を得た上で，協定を締結する決定を行う。その他の場合には，欧州議会と協議した上で決定する（EU運営条約218条）。

❹ 法的根拠選択問題

EU法行為には法的根拠が必要とされる。それぞれの法的根拠には，どのような法行為手続に従って，措置が採択されるかが定められている。すべての措置が同じ手続に基づいて採択されれば，問題は生じないが，実際には法的根拠

41

選択をめぐって，主に機関間で取消訴訟が起こされてきた(EU運営条約263条)。なぜ問題が起きていたのか。大きな理由は，従来2つあった。1つは，法的根拠の中で理事会の全会一致を要請するものと，特定多数決でよいとするものが存在するためである。この場合の訴訟は，欧州委員会が理事会を裁判所に訴えるという形で起こる。理事会は全会一致を要請する法的根拠を適当とし，他方，欧州委員会は，特定多数決で十分とする法的根拠を適当な法的根拠として，主張するからである。もう1つの理由は，法的根拠によって，欧州議会が法行為手続に参加する程度が異なるためである。欧州議会は，より法行為手続に参加できる法的根拠を適当なものと主張してきた。

　裁判所は，「共同体権限システムの枠組みの中で，法的根拠の選択は単に追求される目的についての機関の確信に拠るのではなく，司法審査に服する客観的な要因に拠るものでなければならない[15]」とし，その「(客観的)要因には，特に措置の目的と内容が含まれる[16]」と判示してきた。過去においては，関連する複数の法的根拠に依拠して，EU法行為が採択されることも稀ではなかったが，最近の傾向としては，裁判所は，たとえ複数の分野に関係する措置であってもどちらの分野の政策が措置の核となっているかを検討し，単一の法的根拠を適当とすることが多い。また二重の法的根拠を是とする場合も精緻な審査が行われるようになってきた。

　リスボン条約発効により，通常立法手続が原則となった。通常立法手続においては，理事会の特定多数決で，また，欧州議会と理事会が共同で決定することになっている。よって，従来の法的根拠選択問題は減少すると捉えられる。他方，最近，増えてきていたのは，第1の柱と第2の柱，第1の柱と第3の柱という，柱をまたがる法的根拠選択問題であった。たとえば，後者の例では，環境刑事立法めぐる問題が挙げられる[17]。このような紛争は，リスボン条約により第3の柱が消滅したことにより今後はなくなると考えられるが，第2の柱であった共通外交安全保障政策は，特別な性質を残しているため，第1の柱と第2の柱の法的根拠選択問題，現在では，EU運営条約に定められている政策と共通外交安全保障政策の間での法的根拠選択問題は，今後も生じると考えられる[18]。

(15) Case 45/86 [1987] ECR 1493, para. 11.
(16) Case C-300/89 [1991] ECR I-2867, para. 10.
(17) Case C-176/03 [2005] ECR I-7879; Case C-440/05 [2007] ECR I-9097.

❺ EU法行為の公布

通常立法手続に従い採択された立法行為は，欧州議会の議長および理事会の議長の署名を必要とし，特別立法手続に従い採択された立法行為は，それを採択した機関の長により署名を必要とし，EU官報（Official Journal of the European Union）に公布されなければならない（EU運営条約297条）。規則，指令または名宛人を特定しない決定の形で採択された非立法行為も，それを採択する機関の長により署名され，EU官報に公布されなければならない。EU官報は，EUのホームページで閲覧および印刷することが可能である。EU法行為の一例として，EU高度道路交通システム（ITS）指令2010/40/EU号を載せておく（後掲）。この指令は，2010年7月7日に採択された。同指令は，運輸分野における法的根拠，EU運営条約91条に基づき採択された。法行為手続は，欧州委員会からの提案に基づき，経済社会評議会および地域評議会の諮問を受けた上で，欧州議会と理事会の通常立法手続に従い，採択された。前文には，措置の事実的背景の他，なぜこの指令が必要であるのかなどの理由づけが述べられている。このような理由づけの添付は条約上義務づけられている（EU運営条約296条）。

❻ 先 行 統 合

先行統合は，"enhanced cooperation"の訳語である。緊密な協力あるいは補強化協力とも訳される。先行統合は，多段階統合（differentiated Integration）の1つであり，EUが法行為を採択できない場合に，最終手段として，EUの複数の構成国に統合を先に進めることを可能にするものである。先行統合制度は，1999年に発効したアムステルダム条約によりEU両条約の中に導入され，その後2003年発効のニース条約により改正されたものの，適用条件が厳格であることもあり一度も用いられてこなかった。2009年発効のリスボン条約により，先行統合制度は，容易に適用されるべく変更を加えられた上でEU条約20条およびEU運営条約326条から334条に規定された。

先行統合は，ニース条約の時は共通外交安全保障政策分野にも適用可能であったものの，共同行動または共通の立場の実施に関するものに限定され，軍事または防衛にかかわる事項については適用範囲から排除されていたが，リスボン条約による改正で軍事・防衛を含みすべての共通外交安全保障政策分野の

---

(18) cf. Case C-91/05 [2008] ECR I-3651.

第3章　EUの法制度

措置に適用が可能になった。もっとも先行統合は，EU の排他的権限分野にある事項についてはニース条約の時と変わらず，現行条約においても許容されていない。

　先行統合には少なくとも9構成国が必要である（ニース条約の時は8カ国であった）。先行統合制度における手続は，共通外交安全保障政策ではない措置と共通外交安全保障政策の枠組みでの措置によって区別される（EU 運営条約329条）。前者の場合，EU 両条約に定められる1つの分野において先行統合を希望する複数の構成国は，欧州委員会に申請を行う。この申請を受け，欧州委員会は，理事会に対して提案を提出することができる。提案をするかしないかは委員会の裁量であるが，提案をしない場合は，関係構成国に理由を通知しなければならない。先行統合の許可は，欧州議会の同意を得た上で，理事会により与えられる。後者の場合は，先行統合を希望する構成国は，委員会ではなく理事会に申請を行う。その申請について，上級代表と欧州委員会の意見を表明する。その後理事会は，先行統合を認める許可を全会一致により与える。設定された先行統合には後から他の構成国が参加することが可能である（先行統合の開放原則）。また，欧州委員会およびすでに先行統合に参加している構成国はできる限り多くの他の構成国がそこに参加するように促進しなければならない（EU 運営条約328条）。もっとも，後から先行統合に参加を希望する構成国は，先行統合を承認する決定が定めた参加条件を満たさなければならず，理事会の参加許可を得た上で，加わることが可能となる（EU 運営条約331条）。

　先行統合の措置に関する討議には，理事会のすべての構成員が参加できるが，先行統合への参加国のみが措置に関する投票に参加する。先行統合の枠組において採択された行為は，それに参加する構成国のみを拘束する。これらの行為は，加盟候補国が受託しなければならない EU 既得事項（acquis）を構成しない（EU 条約20条）。

　リスボン条約発効後，先行統合制度そのものが初めて用いられた。英国，ベルギー，ブルガリア，ドイツ，スペイン，フランス，イタリア，ラトビア，ルクセンブルク，ハンガリー，マルタ，オーストリア，ポルトガル，ルーマニアおよびスロベニアの14カ国が欧州委員会に先行統合を申請，委員会が理事会に提案を行い，欧州議会の同意を得た上で，理事会は，離婚と法律上の別居への適用法の分野における先行統合を許可する決定を行った[19]。また，特許の分野でもスペインとイタリアを除く25カ国による統一的な特許保護の創設のた

めの先行統合を許可する決定を理事会が行った[20]。なお，これに関連して，統一特許裁判所（UPC）が創設されることが予定されている。今後は，これを契機に別の分野においても用いられていく可能性が高い。ただ先行統合は，EUの立法手続では採択できない場合のやむを得ない最後の手段であり，先行統合とEUの政策の一貫性の確保が課題となっていくであろう。

　前述した先行統合とは異なるが，多段階統合の別の形として，リスボン条約は，共通安全防衛政策分野において常設の制度的協力（structured cooperation）を規定した（EU条約46条）。常設の制度的協力とは，軍事能力がより高度な基準を満たし，かつ，もっとも過酷な任務を視野に入れて共通安全防衛政策の分野においてより拘束力のある義務を負っている構成国が，EUの枠組において設定する構成国間の協力である（EU条約42条6項）。常設の制度的協力は，単発的な協力ではなく，常設の制度的協力に関する議定書に定める基準を満たし，かつ，同議定書に定める軍事能力に関する義務を負う加盟国が理事会と上級代表に通知し，理事会がその常設の制度的協力を設定した上で開始される恒常的な協力である。

　また，第二次法レベルの先行統合とは別に，第一次法レベルの先行統合，多段階統合が見られる。過去においては，EUの枠外で締結されたシェンゲン協定が挙げられる。最近の例としては，2012年3月2日に英国およびチェコを除きEU25カ国により調印された経済通貨同盟における安定，調整およびガバナンスに関する条約（TSCG）が挙げられる。同条約は，EUの枠外で締結された国際条約であるが，同条約16条は，発効後5年以内にEUの法的枠組みの中に条約の実質を組み入れることを目的とすると定めている。

◆3◆　EUの権限行使に関する3つの基本原則

　構成国はEUに権限を移譲し，EUの機関は自己に権限が与えられた範囲においてのみ行動することができる。EU条約には，EUが権限を行使するに当たっての遵守すべき3つの原則が定められている（EU条約5条）。①権限付与

---

[19]　OJ 2010 L189/12; Council decision of 12 July 2010 authorising enhanced cooperation in the area of the law applicable to divorce and legal separation.

[20]　OJ 2011 L76/53; Council decision of 10 March 2011 authorizing enhanced cooperation in the area of the creation of unitary patent protection.

45

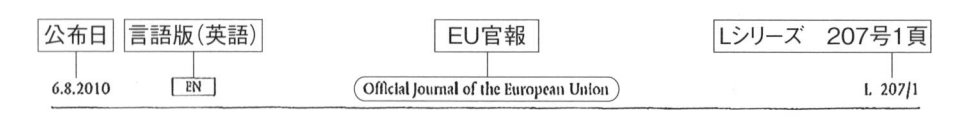

I

(Legislative acts)

DIRECTIVES

DIRECTIVE 2010/40/EU OF THE EUROPEAN PARLIAMENT AND OF THE COUNCIL

of 7 July 2010

on the framework for the deployment of Intelligent Transport Systems in the field of road transport and for interfaces with other modes of transport

(Text with EEA relevance)

THE EUROPEAN PARLIAMENT AND THE COUNCIL OF THE EUROPEAN UNION,

Having regard to the Treaty on the Functioning of the European Union, and in particular Article 91 thereof,

Having regard to the proposal from the European Commission,

Having regard to the opinion of the European Economic and Social Committee [1],

Having consulted the Committee of the Regions,

Acting in accordance with the ordinary legislative procedure [2],

Whereas:

(1) The increase in the volume of road transport in the Union associated with the growth of the European economy and mobility requirements of citizens is the primary cause of increasing congestion of road infrastructure and rising energy consumption, as well as a source of environmental and social problems.

(2) The response to those major challenges cannot be limited to traditional measures, inter alia the expansion of the existing road transport infrastructure. Innovation will have a major role to play in finding appropriate solutions for the Union.

(3) Intelligent Transport Systems (ITS) are advanced applications which without embodying intelligence as such aim to provide innovative services relating to different modes of transport and traffic management and enable various users to be better informed and make safer, more coordinated and 'smarter' use of transport networks.

(4) ITS integrate telecommunications, electronics and information technologies with transport engineering in order to plan, design, operate, maintain and manage transport systems. The application of information and communication technologies to the road transport sector and its interfaces with other modes of transport will make a significant contribution to improving environmental performance, efficiency, including energy efficiency, safety and security of road transport, including the transport of dangerous goods, public security and passenger and freight mobility, whilst at the same time ensuring the functioning of the internal market as well as increased levels of competitiveness and employment. However, ITS applications should be without prejudice to matters concerning national security or which are necessary in the interest of defence.

(5) Advances in the field of the application of information and communication technologies to other modes of transport should now be reflected in developments in the road transport sector, in particular with a view to ensuring higher levels of integration between road transport and other modes of transport.

(6) In some Member States national applications of these technologies are already being deployed in the road transport sector. However, such deployment remains fragmented and uncoordinated and cannot provide geographical continuity of ITS services throughout the Union and at its external borders.

[1] OJ C 277, 17.11.2009, p. 85.
[2] Position of the European Parliament of 23 April 2009 (not yet published in the Official Journal), position of the Council of 10 May 2010 (not yet published in the Official Journal), position of the European Parliament of 6 July 2010 (not yet published in the Official Journal).

の原則，②補完性原則および③比例性原則である。権限付与の原則は，権限が存在するか否かの審査基準として用いられ，補完性原則は，権限を行使できるか否かの審査基準として，さらに，比例性原則は，権限行使の際の行動形式の審査基準として用いられる。

◆1 権限付与の原則

「連合は，両条約により自己に与えられた権限および設定された目的の範囲内で行動する」と定められている（EU条約5条2項）。これを権限付与の原則という。この前身である規定は，マーストリヒト条約によるEC条約の改正によって導入されたものである。もっとも，この規定が導入される以前も，旧EC条約7条で「各機関は，この条約により与えられた権限の範囲内で行動する」と定められており，この原則自体は，新しいものではなく，ECの設立当初から存在した。

EU条約およびEU運営条約においては，個々の分野ごとに権限が付与されているが，それと同時に，旧EEC条約100a条〔旧EC条約95条〕（現EU運営条約114条）や旧EEC条約100条〔旧EC条約94条〕（現EU運営条約115条）のように，域内市場の設立と運営を対象とする場合，あるいは，域内市場（旧共同市場）の設立または運営に直接影響を及ぼす場合に，構成国法を調和させるための措置の採択を可能にする法的根拠も規定されている。さらに，EUの目的のいずれかを達成するために必要な権限が定められていない場合に，法的根拠として用いることのできる条文，旧EEC条約235条〔旧EC条約308条〕（現EU運営条約352条）が存在し，権限付与の原則が骨抜きになっていた。しかし，旧EC条約5条1項（現EU条約5条2項）が追加されてからは，この原則の遵守がこれまでに比べ，裁判所により厳しく要求されるようになっている。

◆2 補完性原則

補完性原則は，EUと国家，EUと市民の関係を考える上での重要なキーワードである。EU条約の前文では，「補完性原則に従い，できる限り市民に近いところで決定が」なされることが目標とされ，EU条約1条においても「連合の決定は，市民に対してできる限り開かれた形で，かつ，できる限り市民に近いところで行われる」と定められている。EU条約5条3項は，さらにそれを具体化する形で次のように定めている。「補完性原則の下で，連合は，その排他的権

限に属さない分野については，提案される行動の目的が構成国の中央レベルまたは地域および地方レベルのいずれにおいても十分に達成されることができず，提案される行動の規模または効果のために連合レベルより良く達成できる場合に限り，行動する」。もともとは，補完性原則は環境政策の編に定められていたが，マーストリヒト条約による EC 条約の改正によって，環境政策のみならず，EU の政策一般に適用される原則に発達した。

　補完性原則は，排他的権限の分野には，適用されない。EU が排他的権限を有する場合は，EU のみが行動することができ，構成国は EU から権限を再移譲されない限り行動することができない（EU 運営条約2条）。たとえば，通商政策，通貨政策，海洋資源の保護がその分野に属する（EU 運営条約3条）。EU が排他的権限を有する分野は例外的である。排他的権限に属さない分野は，EU の共有権限の分野または EU の支援，調整もしくは補足的権限の分野であり，補完性原則が適用される。補完性原則は，①構成国のレベルでは十分に目的を達成することができないこと，②EU のレベルでよりよく効果的に達成することができるという2つの基準からなっている。

　リスボン条約は，付属議定書として，「2．補完性および比例性原則の適用に関する議定書」を含んでいる。同議定書は，補完性原則の遵守につき国内議会に立法提案の事前審査機会を与え（同議定書7条，EU 条約12条の(b)），同時に補完性原則が遵守されているか否かの基準も明確化した（同議定書5条）。

③ 比例性原則

　比例性原則は，ドイツ法から発達してきた原則である。EU 司法裁判所は構成国に共通の一般原則として，前述したように，さまざまな国内法の原則を EU 法の一部として取り込んできたが，比例性原則は，その1つである。EU 条約5条4項は，「連合の行動の内容と形式は，両条約の目的を達成するために必要な範囲を超えてはならない」と定める。このことは，次のようなことを意味する。指令の採択で目的が達成される場合は，規則を採択してはならない。また，拘束力のない勧告や意見で十分である場合に，拘束力のある規則，指令あるいは決定を採択してはならない。

　これらの権限に関する3原則を具体例にあてはめると，次のようになる。環境の分野であらたな措置が必要であるとする。権限付与の原則に照らすと，環

◆3◆ EUの権限行使に関する3つの基本原則

境分野においてはEU運営条約192条が存在し，それが法的根拠となるので，第1の基準が満たされたことになる。環境分野におけるEUの権限は，共有権限なので，次に，提案されている措置が補完性原則に従っているかどうかが審査されなければならない。とられようとする措置が，大気汚染の問題で，構成国では対処できず，EUレベルで規制した方が効果的である場合，第2の基準が満たされ，権限行使は可能と判断される。さらに，とられるべき措置が拘束力のあるものでなければならないのか否か，指令で十分なのか，規則が不可欠なのかが比例性原則にしたがって判断されなければならない。これら3つの原則が満たされてはじめて，EU法行為が成立する。もし，これらのうちの1つの原則でも違反されていれば，後にその立法はEU司法裁判所により取消訴訟を通じ無効と宣言される可能性がある。

＜参考文献＞
1．中西優美子『法学叢書 EU法』（新世社，2012年）〔主に第2章（2.4）第8章および第7章（7.7）〕
2．庄司克宏『新EU法 基礎篇』（岩波書店，2013年）〔主に第3章および第5章〕
3．M．ヘルデーゲン（中村匡志訳）『EU法』（ミネルヴァ書房，2013年）〔主に第5章〕
　　（ただし，後者の2つの本で用いられている用語は，本書で用いている用語とは相違があることに注意して読むこと。これは，EUの公用語は英語，ドイツ語，フランス語などであり，それを日本語に訳するときに訳者による相違が生じることによる。）

　　さらに，学びたい方には，外国語文献を読むことを勧める。
　　簡易で入手が容易なものとしては，
4．Robert Schütze, *An introduction to European Law* (Cambridge University Press, 2012)の2. Union legislation
5．Nigel Foster, *Foster on EU Law, Fourth Edition* (Oxford University Press, 2013)の4. EU Law
6．Margot Horspool/Matthew Humphereys, *European Union Law, 7th edition* (Oxford Univesity Press, 2012)の5. The Union legal system が挙げられる。

第4章 EUの司法制度

中西優美子

◆1◆ 概　観

　第2章でEU司法裁判所の構成と任務を概観した。ここでは，どのような司法制度がEU条約およびEU運営条約上定められているかを見ていくことにする。EUの司法制度は，EUの法行為制度と深く結びついている。EUの機関が法行為を採択する際に，条約に定められた手続が遵守されたか，EUは法行為採択権限を有していたか。そのようなことを審査する手続（取消訴訟）が存在する。EUの機関がEU法行為を採択すると，構成国はEU法行為を執行する義務を負う。その履行が確保されているかを審査する手続（条約違反手続）が定められている。国内裁判所がEU法に関連する事項に関して判決を下す場合，EU法の解釈の方法が分からない場合には，国内裁判所はEU司法裁判所に先決裁定を求めることができる（先決裁定手続）。EUが条約を締結するにあたって，その協定がEU法と合致するか否かを事前に審査するために，EUの機関および構成国は欧州司法裁判所に意見を求めることができる（裁判所意見）。

◆2◆ 直 接 訴 訟

　直接訴訟には，条約違反手続（EU運営条約258条，259条），判決履行義務違反手続（EU運営条約260条），取消訴訟（EU運営条約263条），不作為確認訴訟（EU運営条約265条），連合の非契約上の責任（EU運営条約268条，340条2項），職員紛争訴訟（EU運営条約270条）が制度として設定されている。

❶ 条約違反手続と判決履行義務違反手続

　EU法の履行確保手段として，条約違反手続がEU運営条約258条および

◆2◆ 直接訴訟

259条に規定されている。EU運営条約259条は，構成国がEU法に違反している場合に他の構成国が問題となっている構成国を裁判所に訴える手続を定めている。しかし，この手続は，実際はほとんど用いられていない。他方，EU運営条約258条に定められた条約違反手続は，履行確保手段として重要な役割を果たしている。この手続においては，欧州委員会がEU法の擁護者として行動する。

いずれかの構成国がEU条約およびEU運営条約に基づいて負っている義務を履行しない状況がある場合，条約違反手続は次のような段階を踏んでいく。

まず，欧州委員会は条約に違反していると考える構成国に対し，公式通知状（警告状）(formal letter) を送り，当該構成国に意見を提出する機会を与える。この手続の開始は，委員会自らのイニシアティブで行う場合もあるが，構成国から要請，欧州議会からの質問，あるいは，請願や市民の苦情を契機として，行われる場合もある。欧州委員会が手続を開始するか否かは，委員会の裁量である。欧州委員会は，この段階で条約違反をやめさせようと努力し，条約には手続としては定められていないが，実際には，問題となっている構成国と緊密に連絡を取り合い，履行させようとする。次に，委員会は，条約違反と考える事項につき，理由を付した意見 (reasoned opinion) を発表し，同時に，一定期間内に必要な措置をとるように当該構成国に要請する。一定期間が過ぎても，なお，構成国による条約違反が続いている場合には，欧州委員会は当該構成国を司法裁判所に提訴することができる。提訴するかしないかは，欧州委員会の裁量である。委員会が司法裁判所に提訴し，裁判所が委員会の主張を認める場合，当該構成国の条約違反を確認する。この確認判決が下された後，構成国は判決の遵守に要する措置をとらなければならない。

判決が下された後も，当該構成国による条約違反が続いている場合，欧州委員会は，さらに判決履行義務違反手続をもちいて，履行を確保しようとする。判決履行義務違反手続（EU運営条約260条2項）は，マーストリヒト条約によるEC条約の改正により，旧EC条約228条2項に追加された制度である。この条文が導入される以前は，旧EC条約226条の手続が再度用いられ，欧州司法裁判所の確認判決が繰り返されるにすぎなかった。旧EC条約226条の手続では，判決に拘束力はあるものの，確認判決にとどまり，義務を履行する意思のない構成国に対しては，不十分な効果しかもたなかった。他方，この導入された手続は，確認判決とは異なり，一括違約金または強制課徴金という罰金を

51

課すことができ，条約違反に対する強い抑止力となっている。判決が下されたのにかかわらず，その履行義務が果たされていない場合，同手続は，次のように進んでいく。

　まず，欧州委員会が，構成国が判決の遵守に必要な措置をとっていないと判断する場合には，当該構成国に公式通知状（警告状, formal letter）を送り，意見を表明する機会を与える。書状を送るか否かは委員会の裁量である。この後，委員会は，委員会は司法裁判所に提訴することができる。当該構成国が判決に従っていないと判断する場合には，裁判所は一括違約金（the lump sum; Pauschalbetrag; une somme forfaitaire）または強制課徴金（penalty payment; Zwangsgeld; une astreinte）あるいは場合により両方を課すことができる。

　強制課徴金の額について，欧州委員会は1996年8月21日のEC条約171条（現EU運営条約260条）の適用に関するメモランダム[1]と1997年2月28日のEC条約171条（現EU運営条約260条）に定める強制課徴金の計算方法[2]を示す2つの文書を公表した。これらによると，強制課徴金は，判決後，毎日加算されていく。1日あたりの強制課徴金の算出方法は，① 基本額500ユーロ×② 違反の重大さの係数×③ 違反の期間の係数×④ 国家別係数となる。なお，後述する2012年の委員会文書により2013年7月現在は基本額が640ユーロになっている[3]。

　違反の重大さに関しては，判決の不履行自体で既に重大な違反であるが，さらに2つの要素が加味される。1つは，違反されたEU法規の重要性，もう1つは，一般的または個別的利益に対する違反の影響である。前者については，規範のヒエラルキーではなく，規定の性質と範囲が問題となり，特に基本権および4つの基本的自由（ヒト，モノ，カネ，サービスの自由移動）の違反が重大性の高いものとされている。後者の例では，一般的利益に関するものとして，EU法の違反から生じる大気汚染の結果としてのEUの独自財源の損失および共同体の機能の侵害，他方，個別的利益に関するものとして，個人または経済活動者が被る損害，ならびに，資格の相互承認不履行が挙げられる（中西・参考文献3，125頁）。

　国家別係数は，各構成国の経済力の指標である国内総生産（GDP）ならびに

---

(1) OJ 1996 C 242/6.
(2) OJ 1997 C 63/2.
(3) C (2012) 6106.

◆2◆ 直接訴訟

理事会における票の加重を考慮して，設定されており，単に形式上の罰金ではなく，判決履行義務を無視できないような金額になるように工夫されている。ただ，委員会の公表した計算方法に基づいた強制課徴金の額に裁判所は拘束されない。

　判決履行義務違反手続が最初に用いられたのは，2000 年の欧州委員会対ギリシャ事件である[4]。本事件に先立ち，欧州委員会は廃棄物に関する理事会指令と有害廃棄物に関する理事会指令の国内実施を怠ったとして，ギリシャを相手に司法裁判所に提訴し，裁判所は委員会の主張を認め，1992 年にギリシャの義務違反につき確認判決を下した[5]。しかし，この判決後もギリシャの義務違反は続いているとして，委員会が判決履行義務違反手続に基づき，ギリシャを訴えたのが同事件である。委員会は，裁判所に，1 日につき，24,600 ユーロの強制金の支払いを命じる判決を求めた。これに対し，裁判所は判決の履行が確保されるまで，特に計算方法を示すことなく，1 日につき 20,000 ユーロの強制金をギリシャに課す判決を下した。

　また，欧州委員会は海水浴場等の水質に関する理事会指令が国内実施されていないとして，スペインの条約違反を主張して，司法裁判所に提訴した。司法裁判所は，1998 年に委員会の主張を認める確認判決を下した[6]。その後も条約違反の状態が続いていたので，委員会は EC 条約 228 条 2 項にそった手続をとり，司法裁判所に，①500 ユーロ（基本額），②4（重大さの係数），③2（期間の係数），④11.4（国家別係数）をかけあわせた 45,600 ユーロを日ごとの強制金の額として，欧州司法裁判所にそのような判決を求めた。これに対して，2003 年に裁判所は，水質検査が 1 年に 1 回しかなされないこと，指令の実施は単なる法の制定では解決できず，水質の改善が問題とされているために，委員会の算定方法では不合理な結果になるとして，履行されていない水浴領域 1 パーセントごとに，毎年 624,150 ユーロの強制課徴金を支払うようにと判決した[7]。

　さらに，2005 年には，条約文言上，一括違約金または（or）強制課徴金となっているにもかかわらず，漁業活動のコントロール措置に関する理事会規則をフランスが遵守しないことに対し，司法裁判所は，判決の履行がなされるまで 6

---

(4) Case C-387/97 [2000] ECR I-5047.
(5) Case C-45/91 [1992] ECR I-2509.
(6) Case C-92/96 [1998] ECR I-505.
(7) Case C-278/01 [2003] ECR I-14141.

カ月ごとに加算される強制課徴金 5,7761,250 ユーロとともに，それとは別に 20,000,000 ユーロの一括違約金を支払うように判示した[8]。この判例後，2005年に欧州委員会は一括違約金の計算方法を含めた EC 条約 228 条（現 EU 運営条約 260 条）の適用に関する委員会文書を提出した[9]。欧州委員会は，一括違約金につき，国ごとに設定された最低額を超える場合は，計算方法として，①基本額×②重大性の係数×③日数（第1判決〔EU 運営条約 258 条に基づく判決のこと〕から同判決履行の日までまたは第2判決〔EU 運営条約 260 条 2 項に基づく判決のこと〕の日まで）としている。さらに，この 2005 年の委員会文書は，インフレおよび GDP の変化を考慮し，2012 年 8 月にだされた欧州委員会文書によりアップデートされた。2013 年 7 月現在，強制課徴金の基本額は 640 ユーロに設定され，一括違約金の基本額は 210 ユーロに設定されている。国別係数は，ルクセンブルクを1として，最も高いものがドイツの 21.12，その他，フランスが 18.68，イタリアが 16.72，スペインが 13.28，ポーランドが 7.71，ギリシャが 4.12，アイルランドが 2.60 などであり，逆に最も低いものが，マルタの 0.34，その他エストニアが 0.60，キプロスが 0.66，ラトビアが 0.67，スロベニアが 0.94 などと設定されている[10]。

リスボン条約発効後は，判決履行違反手続において，構成国に意見を提出する機会を与えた後，ニース条約下では要請されていた理由を付した意見を発布することなく，委員会は司法裁判所に提訴できるようになった（EU 運営条約 260 条 2 項）[11]。また，構成国が指令の国内実施する措置を通知する義務に違反したことを理由に，EU 運営条約 258 条に定められる条約違反手続に従って事案を裁判所に付託する場合には，すでにこの段階において，一括違約金または強制課徴金を課すように司法裁判所に求めることができるようになった（EU 運営条約 260 条 3 項）。これらにより，より迅速により効果的に EU 法の履行が確保されることが目指されている。

EU 運営条約 260 条 2 項に基づいて下された判決の数は多くないが，同条の存在意義は大きい。欧州委員会がこの判決履行義務違反手続を開始すると，構成国は罰金の賦課を恐れて，判決の履行に必要な措置をとる。すなわち，同手

---

(8) Case C-304/02 [2005] ECR I-6232.
(9) SEC (2005) 1658.
(10) C (2012) 6106.
(11) SEC (2010) 1371.

続は，実際に用いられる場合もあるが，同時に抑止力としての効果を有しているということができる。

❷ 取消訴訟

取消訴訟はEU法行為の合法性を審査する訴訟で，合法性審査とも呼ばれる。主に，EU運営条約288条に定められている規則，指令および決定がその対象となる。なお，法的拘束力のない勧告および意見は取消訴訟の対象とはならない。もっとも，EU運営条約288条に定められていない法行為であっても，第三者に対して法的効果を生じさせることを意図した欧州議会および欧州理事会の行為，連合の各機関および各組織の行為は対象となる（EU運営条約263条1段）。

EU法行為が無効とされる理由は，①無権限，②重要な手続上要件の違反，③EU条約およびEU運営条約もしくはその適用に関する法規の違反，④権限の濫用のいずれかである（EU運営条約263条2段）。

無権限とは，次のことを意味する。EUは構成国から権限を移譲された範囲でのみ行動することができる。よって，自己に付与された権限の範囲を超えて行動すると，権限の踰越になる。また，EU機関は，それぞれ権限を付与されている。その権限を超えるとEU機関の権限の踰越になり，無効原因となる。

重要な手続上要件の違反は，条約上欧州議会の諮問が要請されているのに諮問がなされなかったり，EU法行為には理由づけがなされてなければならないのにそれがなされていなかったりする場合に，発生する。重大な違反か否かは，決定の内容に影響を与えうるものか否かということが考慮される。

EU条約およびEU運営条約もしくはその適用に関する法規の違反においては，EU両条約のみならず，EU法行為，法の一般原則，EUが締結した国際条約にも照らして，EU法行為がそれらに違反していないか否かが審査される。同じカテゴリーにある（たとえば立法行為）規則，指令，決定などの第二次法には位階性はないが，第二次法に依拠して採択される第三次法は，第二次法に違反している場合，無効原因となりうる。

権限濫用とは，違法な目的が意図的に追求された場合あるいは法律上の目的の重大な誤認から生じる思慮の欠如の場合などにそれに当てはまる。

提訴権者は，大きく分けて，3つに分かれる。特別の提訴権を有するのは，理事会，欧州委員会，欧州議会，構成国である。これらは，自己の利益にかか

第4章　EUの司法制度

わりなく，特別の提訴理由も必要せず，制約なしで裁判所に提訴することができる。欧州議会は，E（E）Cの設立当初は，このような提訴権をもっていなかったが，マーストリヒト条約，さらに，ニース条約によるEC条約の改正によって，特別提訴権をもつに至った。この手続では，EUの機関が自己の権限を侵害されたと考える場合に，たとえば，欧州議会は諮問を受けなかった場合，あるいは，法的根拠選択に問題がある場合に，EU機関が他の機関を提訴することが多い。他方，構成国がこの手続を用いるのは，反対票を投じたにもかかわらず，理事会の特定多数決により法行為が採択されてしまった際に，同法行為が不適当な法的根拠に基づいているとして[12]，あるいは，EUが締結した国際条約に違反していると主張して[13]，取消を求める場合であることが多い。

裁判所は，ここでは，憲法裁判所的機能を果たしているということができる。他方，会計検査院，欧州中央銀行および地域評議会は，その自己の特権を保護するためにのみ裁判所に付託することができる（EU運営条約263条3段）。

最後のカテゴリーに入るのが自然人および法人である。ここでは，裁判所は行政裁判所的機能を果たしている。自然人や法人は，自己を対象とする行為に対し，自己に直接かつ個人的に関係のある行為に対し，あるいは，自己に直接関係し実施措置を必要としない規制的行為（regulatory act）に対して，訴訟を提起することができる（EU運営条約263条4段）。

「個人的に関係する」の要件は，プラウマン事件において，「決定が個人的な特性のためにあるいは他の者から区別される特別な状況のために名宛人と同様に個人的に影響する場合」と定義された[14]。しかし，この定義では，原告適格が認められない場合が多く，この定義の変更がジェイコブ法務官から提案されていた（中村・参考文献1，70頁）。

リスボン条約では，このような変更要請を受け，個人的に関係しない行為であっても自己に直接関係し実施措置を必要としない規制的行為に対しては，訴訟を提起できることになった。もっとも規制的行為（regulatory act）の概念は，EU両条約において定義されていない（中村・参考文献2，75頁）。しかし，その

---

[12] ドナウ川保護協定の法的根拠をめぐる問題 Case C-36/98 [2001] ECR I-779.

[13] バナナ規則がGATT規定に反すると主張された事件 Case C-280/93 [1994] ECR I-4973; 理事会決定がWTO法規に反すると主張された事件 Case C-149/96 [1999] ECR I-8395.

[14] Case 25/62 [1963] ECR 95.

◆2◆ 直接訴訟

後の判例の中で，一般裁判所は，「規制的行為」は，立法行為ではない，一般的適用性を有するすべての行為を含むものとして解されなければならないとした（covering all acts of general application apart from legislative acts）[15]。また，一般裁判所は，「実施行為を必要としない（does not entail implementing）」（規制的行為）については，構成国側での実施行為を必要としない（"without the Member States needing to adopt any implementing measure"）という意味に解されるとした[16]。

自然人や法人による取消の訴えは，競争法の分野でよく生じる。法人が欧州委員会の決定に対し，訴えを起こすケースが目立つ。また，補助金のカットなどで不利益を被った自然人や法人がこの手続を用いる。

③ 不作為確認訴訟

欧州議会，欧州理事会，理事会，欧州委員会または欧州中央銀行がEU条約およびEU運営条約に反して決定することを避けた場合は，構成国およびEUの他の機関は，この違反を確認させるため，裁判所に提訴することができる（EU運営条約265条1段）。自然人または法人は，EUのいずれかの機関による不作為に対し，裁判所に不服を申し立てることが可能である（EU運営条約265条3段）。

④ EUの責任

EU責任は，契約上の責任と非契約上の責任に分かれる。契約上の責任については，当該契約に適用される法律により決定される（EU運営条約340条1段）。他方，非契約法上の責任については，EUは構成国の法に共通な一般原則に従って，EUの機関または職員がその職務の遂行に際して与えた損害を賠償する（EU運営条約288条2段）。

⑤ 職員訴訟

EUとその職員との間のすべての紛争については，数も多く，問題も他の訴訟とは異なるため，第1審裁判所（現一般裁判所）で取り扱われてきた。そして，その判決に不服がある場合，欧州司法裁判所（現司法裁判所）に上訴することが

---

[15] Case T-18/10 [2011] ECR II-5599, para. 56; T-262/10 [2011] ECR II-7697, para. 21.

[16] Case T-262/10 [2011] ECR II-7697, paras. 34 and 35.

できた。第1審裁判所の負担を軽減するために，ニース条約による改正によって司法パネルの設置がEC条約上可能になり，職員訴訟はEU職員紛争審判所において第1審としてなされるようになった。リスボン条約により職員紛争審判所は専門裁判所の1つとして位置づけられた。この審判所の判決に不服のある場合は，一般裁判所に上訴することが可能である。

◆3◆　先 決 裁 定

　EU法の直接効果，EU法の国内法に対する優位，適合解釈の義務づけ，国家責任に対する損害賠償などの重要な原則は，すべて先決裁定手続において発達してきた。先決裁定手続とは，中間判決手続あるいは先行判決手続とも呼ばれるが，国内裁判所が訴訟を一時中断し，欧州司法裁判所にEU法の効力や解釈に関し先決裁定を求め，同裁判所が先決裁定を下した後，国内裁判所が最終的に判決を下す仕組みになっている（EU運営条約267条）。

　国内裁判所が下級審であれば，同裁判所は先決裁定をEU司法裁判所に求めることは任意である。もっとも，下級審であってもEU法行為の有効性については司法裁判所に先決裁定を求めなければならない（case 314/85 Foto・Frost〔1987〕ECR4199）。構成国のいかなる裁判所または審判所でも先決裁定を求めることができる。欧州司法裁判所はこれを広く解釈してきており，国内裁判所のいかなる司法的機関でも，何らかの公的な承認の措置を享受しているのであれば，先決裁定を求めることができる。準司法的な機能を有する行政機関も可能である。ただし，私人間の紛争を解決する仲介者は先決裁定を求めることができない。

　他方，国内裁判所が国内法上最終審である場合，同国内裁判所は，EU司法裁判所に先決裁定を求めなければならない。これは，EU法の統一的解釈からの要請である。ケーブラー事件において，欧州司法裁判所は，たとえ最終審の国内裁判所の行為であったとしても，EU法に違反した場合（先決裁定の義務の不遵守など）には国家責任が生じるとした[17]。また，ハンブルク医師事件において，ドイツ連邦憲法裁判所は最終審である国内裁判所が先決裁定を求めることを怠った場合，ドイツ基本法101条1項2文の意味における法律上の裁判官の剥

---

[17]　Case C-224/01 [2003] ECR I-239.

◆3◆ 先 決 裁 定

JUDGMENT OF THE COURT (Grand Chamber)
司法裁判所　　大法廷

6 July 2010 (*)
判決(裁定)日

(Industrial and commercial property – Legal protection of biotechnological inventions – Directive 98/44/EC – Article 9 – Patent protecting a product containing or consisting of genetic information – Material incorporating the product – Protection – Conditions)

In Case C-428/08,
事件番号　　先決裁定　　現在EU運営条約267条

REFERENCE for a preliminary ruling under Article 234 EC from the Rechtbank's-Gravenhage (Netherlands), made by decision of 24 September 2008, received at the Court on 29 September 2008, in the proceedings

Monsanto Technology LLC

v

Cefetra BV,

Cefetra Feed Service BV,

Cefetra Futures BV,

Alfred C. Toepfer International GmbH,

Intervener in support of the defendant:

Argentine State,

当事者

THE COURT (Grand Chamber),

composed of V. Skouris, President, A. Tizzano, K. Lenaerts, J.-C. Bonichot, E. Levits, Presidents of Chambers, A. Borg Barthet, J. Malenovský, U. Lõhmus and L. Bay Larsen (Rapporteur), Judges,

裁判官

Advocate General: P. Mengozzi, 法務官

Registrar: M. Ferreira, Principal Administrator,

having regard to the written procedure and further to the hearing on 15 December 2009,

after considering the observations submitted on behalf of:

– Monsanto Technology LLC, by W.A. Hoyng and F.W.E. Eijsvogels, advocaten,

– Cefetra BV, Cefetra Feed Service BV, Cefetra Futures BV and Alfred C. Toepfer International GmbH, by J.J. Allen and H.H. Speyart van Woerden, advocaten,

– the Argentine State, by B. Remiche, avocat, and M. Roosen and V. Cassiers, advocates,

– the Italian Government, by I. Bruni, acting as Agent, and by D. Del Gaizo, avvocato dello Stato,

– the Netherlands Government, by C. Wissels and M. de Grave, acting as Agents,

– the Portuguese Government, by L. Inez Fernandes, acting as Agent,

訴訟参加者

59

奪に当たり，ドイツ憲法違反になるとの判断を下した[18]。このように，EU 法レベルでも国内法レベルでも先決裁定を求める義務が判例により履行の確保が強化されてきている。

　先決裁定の意義は，EU 法の効果的な適用を促進することと同時に，各構成国における EU 法の解釈の相違を防ぐことにある。また，前述した取消訴訟では，個人による提訴権が限定されていたが，先決裁定手続を通じて，個人の権利が間接的に保護されている。

　先決裁定の対象となるのは，EU 条約および EU 運営条約の解釈ならびに EU 機関または組織の行為の効力および解釈である。EU が締結した条約は，後者の EU 機関の行為にあたり，先決裁定の対象となる。国内裁判所は，先決裁定を求めるにあたって，なぜ先決裁定が必要なのかを明らかにしなければならず，付託事項の前提として事実関係とそれと法の係わり合いにつき明確にしなければならない。事実判断や国内法の問題，あるいは，作為的に構成された問題や仮定の問題については，裁判所は管轄権を有さない。最終審である裁判所は先決裁定を求める義務を負っているが，その義務を免除される場合がある。それは，問題となっている EU 法がすでに司法裁判所によって解釈されている（acte éclairé）あるいは EU 法の正しい適用がいささかの疑いもないくらい明らかである場合である（acte clair[19]）。

◆ 4 ◆　裁判所意見

　欧州議会，理事会，欧州委員会または構成国は，締結しようとされている国際条約が EU 条約および EU 運営条約の規定に合致するか否かにつき，裁判所の意見を求めることができる（EU 運営条約218条11項）。

　たとえば，EC（現 EU）が EFTA 諸国と欧州経済領域（EEA）を創設する協定を締結しようと考えた際に，欧州委員会は同協定が EC 条約（当時）と合致するか否かについて司法裁判所の意見を求めた。裁判所は，同協定が EEA 裁判所の設置を予定しており，EU 法と EEA 協定における解釈の不一致が生じる可能性があるとし，EC 条約と合致しないという判断を下した[20]。そこで，EEA

---

[18]　BVerfG, Beschluß der 2. Kammer des Ersten Senats vom 9. Januar 2001.
[19]　Case 283/81 [1982] ECR 3415, para. 21.
[20]　Opinion 1/91 [1991] ECR I-6079.

協定は裁判所意見に従って，再交渉がなされ修正され，再度裁判所の意見[21]を聞いた後に締結される運びになった。

　EU運営条約218条11項に基づいて，単に締結しようとしている条約とEU条約の合致の問題のみならず，司法裁判所は，締結しようとしている条約に関し，EUが排他的権限を有するか否かという問題[22]や条約を締結するにあたって適当な法的根拠は何かという問題[23]も扱ってきた。EU運営条約218条11項に基づく判例の数は多くはないが，重要な判例が多い。

◆5◆ 解　釈

❶ 解釈方法

　法の解釈方法としては，主に文言解釈，歴史的解釈，体系的解釈および目的的解釈の4つが挙げられる。

　文言解釈とは，条文の文言に沿って解釈することを意味する。EU法の文言解釈で問題となるのは，EU法の正文は，1つではなく，複数の言語で書かれているということである。言語版に優劣はなく，1つの言語版に依拠することはできない。裁判所は，言語版により意味が異なる場合は，複数の言語版を考慮して解釈しなければならない。

　歴史的（沿革的）解釈は，EC条約の設立条約については，公的資料がないので，困難であった。もっとも古文書あるいはその他の文書の公開なども透明化の促進のために進んできている。現行のEU条約およびEU運営条約はもともと欧州憲法条約を下敷きにしており，同条約の起草にあたっては，欧州憲法諮問会議が開かれ，その文書が公開されていたため，起草者の意思を推測することは不可能ではない。また，第二次法については，アムステルダム条約によるEC条約207条の改正によって，理事会の議事録，投票結果などの公表が義務づけられるようになって，当事者の意思を推測しやすくなってきている。現在，欧州議会が会議を公開とすること，理事会については，立法行為の草案の審議および表決に際しては公開とする旨が定められている（EU条約16条8項，EU

---

[21]　Opinion 1/92 [1992] ECR I-2821.
[22]　WTO協定締結にあたっての権限配分の問題 Opinion 1/94 [1994] ECR I-5267.
[23]　カルタヘナ議定書を締結するに当たっての法的根拠の問題 Opinion 2/00 [2001] ECR I-9713.

運営条約15条2項)。また議事録の透明性を確保し，文書の閲覧権も市民に与えるため，立法手続に関する文書の公開が確保されなければならないとされている（EU運営条約15条3項)。

体系的解釈は，個々の条文のみを考慮するのではなく，その条文がおかれている位置など，体系を考慮して行うものである。たとえば，EU運営条約11条は，環境保護に関する横断条項であるが，これは，以前環境分野の編におかれていたものが，EC条約第1部の原則（現EU運営条約第1部原則第2編一般規定)におかれることになった。このことは，同条項が以前よりもより重要な原則になったことを意味すると，体系的な解釈からは読み取れる。

目的的解釈は，状態の確立（たとえば4つの自由の実現）およびEU政策の目的（環境，開発など）の追求をするために用いられ，動態的な条約解釈がおこなわれる。EU司法裁判所は，実効性の確保（effet utile）をおこなうために，特に目的的解釈方法を用いて，EU法の発展に寄与してきた。

❷ 第二次法を第一次法に適合させる解釈

規則，指令および決定などの第二次法は，EU条約およびEU運営条約などの第一次法に適合する形で解釈されなければならない。第一次法に違反する第二次法は，条約違反となり取消訴訟手続を通じ無効となる。

さらに，第一次法の中で，EU条約およびEU運営条約などのEU基礎条約と他方，EUによって締結された国際条約が存在するが，前者が後者に優位する（cf. EU運営条約218条11項)。もっとも国際条約と第二次法との関係では，前者が優位する（cf. EU運営条約216条2項)。

❸ 指令の適合解釈（consistent interpretation）

EU司法裁判所は，国内裁判所に国内法をできるかぎり指令の文言と目的に適合するように解釈しなければならないと義務づけた[24]。このことを適合解釈の義務づけと呼び，この解釈の効果を指令の間接効果とよぶことがある。この適合解釈の義務は，指令の国内法化・国内実施の期限がすぎた後に発生し，直接効果の条件を満たさない場合や水平的直接効果が否定される場合に用いられ，指令の実効性の確保に寄与するものとなっている。ただ，個人に刑罰を科

---

[24] Case 14/83 [1984] ECR 1891; Case C-106/89 [1990] ECR I-4135.

◆5◆ 解　釈

すような指令には，適合解釈は適用されない。また，条文が明らかに指令とは異なっており，解釈では解決できない場合があるという限界もある。なお，最近，国内法化・国内実施の期限が到来していない場合でも，国内裁判所はEU法と合致しない可能性のある国内法の規定を無効にすることによって，年齢非差別の原則の実効性確保を保障する責任を負うという判例がだされ，議論が起きている[25]。

＜参考文献＞
1．中村民雄「取消訴訟における個人の原告適格」『貿易と関税』50巻10号（2002年）〔75-69頁〕
2．中村民雄「EU取消訴訟における個人の原告適格」『貿易と関税』61巻6号（2013年）〔75-63頁〕
3．中西優美子「EC法の履行確保手段としてのEC条約228条2項」『国際関係の多元的研究（東泰介教授退官記念論文集）』（大阪外国語大学，2004年）〔119-141頁〕
4．中西優美子『法学叢書 EU法』（新世社，2012年）〔主に第10章，第12章及び第15章〕
5．庄司克宏『新EU法 基礎篇』（岩波書店，2013年）〔主に第4章〕
6．M.ヘルデーゲン（中村匡志訳）『EU法』（ミネルヴァ書房，2013年）〔主に第6章〕
　　（ただし，後者の2つの本で用いられている用語は，本書で用いている用語とは相違があることに注意して読むこと。）

　さらに，学びたい方には，外国語文献を読むことを勧める。
　簡易で入手が容易なものとしては，
7．Robert Schütze, *An introduction to European Law* (Cambridge University Press, 2012) の 7. National actions と 8. European actions
8．Nigel Foster, *Foster on EU Law, Fourth Edition* (Oxford University Press, 2013) の 6. Eusuring EU Laws Are Effective と 7. The Direct Jurisdiction of the Court of Justice
9．Margot Horspool/Matthew Humphereys, *European Union Law, 7th edition* (Oxford Univesity Press, 2012) の 4. The European Courts と 8. Public Enforcement of Union law が挙げられる。

---

[25] Case C-144/04 Mangold [2005] ECR I-9981; cf. Case C-555/07 Mangold II [2010] ECR I-1365.

第5章 経済統合への道、統合にかかわる政策

小川英治

◆1◆ 序

　本章では、バラッサ (1961) の経済統合の理論と対比させながら、EU経済が経済統合に向かってどのように進んできたのかについて考察する。EUの経済統合は「深化と拡大の統合」(Pelkmans (1997)) と言われるが、ここではEUの経済統合の深化に焦点を当てる[1]。EUにおける経済統合への道のりは、1952年の欧州石炭鉄鋼共同体 (ECSC) を創設するパリ条約に始まった。1958年には欧州経済共同体 (EEC) を設立するローマ条約が発効し、1968年には自由貿易協定から関税同盟に発展した。1970年には経済通貨同盟構想を提示したウェルナー報告が提出され、1979年に欧州通貨制度 (EMS) がスタートした。1987年には単一欧州議定書が発効し、域内市場完成の目標期限が設定された。このように1992年に域内市場統合が完成するまでの道のりを概観する。市場統合への道のりにおいては、関税を撤廃し、経済的障壁を取り除くだけではなく、対外共通関税に代表されるような域内共通政策を採用することによっても単一市場への統合が推進された。ここでは、関税同盟に加えて、共通政策として共通農業政策と共通通商政策を取り扱う。さらに、EUの地域格差を是正するために設立された構造基金やマーストリヒト条約の下の結束基金を説明する。これらの説明に際して何らかの視点をもって考察することが重要である。

---

(1) 「拡大」については、1973年に英国、アイルランド、デンマークが、1981年にギリシャが、1986年にスペイン、ポルトガルが、1995年にオーストリア、フィンランド、スウェーデン、2004年にポーランド、ハンガリー、チェコ、スロバキア、スロベニア、エストニア、リトアニア、ラトビア、キプロス、マルタが、2007年にルーマニアとブルガリアが、2013年にクロアチアが加盟した。

◆2◆ バラッサの経済統合の理論

　ベラ・バラッサ（Bela Balassa）は，その著書『経済統合の理論』のなかで経済統合の程度を以下のように分類して，整理した。経済統合の進展につれて，経済統合は，(1)自由貿易地域，(2)関税同盟，(3)共同市場，(4)経済同盟，(5)完全なる経済統合というように進んでいくと整理されている。
　バラッサの表現を借りて，これらの経済統合の進展を説明すると，

　自由貿易地域では，加盟国の関税（ならびに量的貿易制限）を撤廃するが，関係各国は，非加盟国にたいする関税は従来どおりにする。関税同盟が結成された場合には，関税同盟における商品移動にかんする差別待遇が排除されるほか，非加盟国との貿易にたいし，同盟国は関税の均一化政策をとる。経済のより高度の形態は，共同市場であるが，その場合は，たんに貿易制限が撤廃されるだけでなく，生産要素の移動に対する制限も撤廃される。経済同盟は，共同市場と違って，商品移動および生産要素の移動にたいする制限を撤廃すると同時に，各国の経済政策の調整もある程度実現しようとするものである。……（中略）……最後に，全面的な経済統合にあっては，金融政策，財政政策，それに景気対策の統一化を前提とするとともに，超国家的機関を設定することが必要となってくる。その場合，この超国家的機関の決定は，加盟各国を拘束することになるのである（訳書4-5頁）。

　バラッサの経済統合の定義のなかで重要なことは，経済統合が商品移動における差別待遇の撤廃から生産要素移動における差別待遇の撤廃へ質的に経済統合が発展することとともに，経済政策面においても差別待遇を撤廃するために，域外に対する関税の共通化に始まり，様々な経済政策の共通化が図られることである。そして，最終的には，超国家的機関が設立され，その超国家的機関が共通の経済政策に関する意思決定を行うこととなる。これらは，以下に詳細に見るように，欧州石炭鉄鋼共同体（ECSC）や欧州経済共同体（EEC）の自由貿易協定，1968年に完成した関税同盟，経済通貨同盟，共通政策としての共通農業政策と共通通商政策，超国家機関としての欧州中央銀行と共通通貨ユーロの導入が，バラッサの経済統合の各段階に対応する。

◆ 3 ◆ 経済統合への端緒

　EU における経済統合への道のりは，欧州石炭鉄鋼共同体（ECSC）を創設することを決めた ECSC 条約（パリ条約）(1951 年 4 月 18 日署名，1952 年 7 月 23 日発効，2002 年 7 月 23 日失効）に始まった。パリ条約は，ドイツ，フランス，イタリア，オランダ，ベルギー，ルクセンブルグが基幹産業である石炭と鉄鋼の市場をこの 6 カ国間で統合することを目的として締結された。ECSC による最初の市場統合は，石炭と鉄鋼の 2 つの産業に限定されていたが，その後の 50 年以上にわたる欧州における経済統合に大きな影響を及ぼした。

　ECSC 条約（パリ条約）は，1950 年 5 月 9 日にフランスの外務大臣のロベール・シューマン（Robert Schuman）によって行われたシューマン宣言を実現するものであった。その宣言の中で，フランスとドイツの石炭と鉄鋼の生産全体が共通の最高機関によって共同管理され，その組織の枠組みの中で他の欧州諸国が自由に参加できるというものであった。石炭と鉄鋼の生産のプーリングによって欧州同盟の第一歩として経済発展のための共通の基礎を築いた。生産の近代化と質の向上，同一条件でのフランス，ドイツ及びその他の欧州諸国の市場への石炭と鉄鋼の供給，域外諸国への輸出の共通化などが ECSC の最高機関の課題であった。その目的のために，生産・投資計画の適用，価格均等化のための補償機構の設立，生産合理化を促進するための再生基金の創造などの従来の手段がとられる一方，加盟国間の石炭・鉄鋼の移動に対する関税が撤廃された。

　このように，ECSC の下で，石炭・鉄鋼に限定されていたものの，域内の関税を撤廃するといった自由貿易地域にとどまらず，単なる自由貿易地域を越えて，いわゆる「自由貿易地域（FTA）プラス」と呼ばれる段階に達していた。

◆ 4 ◆ 関税同盟としての欧州経済共同体（EEC）

　1957 年 3 月 25 日にローマで欧州経済共同体（EEC）を設立する条約（EEC 条約）と欧州原子力共同体（EAEC あるいは EURATOM）を設立する条約が，ECSC 加盟国 6 カ国によって署名され，1958 年 1 月 1 日に発効した。これらの条約はまとめてローマ条約と呼ばれる。

このローマ条約に基づいて、これらの6カ国は、「共同体全体の経済活動の調和した発展、持続的かつ均衡のとれた拡大、安定強化、生活水準の向上の促進、および加盟国間の関係のなお一層の緊密化を図ること」(EEC条約第2条)を目的として、貿易障壁の撤廃による自由市場の形成、共通の経済政策、加盟国間の生活水準の格差是正に合意した。EEC加盟国間の貿易については関税や量的制限が撤廃された。また、非加盟国からの輸入品に対しては共通域外関税(Common External Tariff; CET)が課されることとなり、共通通商政策がとられることとなった。ここに関税同盟が完成することとなった。さらに、EEC条約は、12年間の過渡期間を設け、段階的に共同市場を設立することを定めていた。しかしながら、理事会の議決が全会一致の原則に立っていたために、共同市場の設立に達するには時間を要していた。

◆5◆ 欧州における共同市場

1985年6月に欧州理事会は『域内市場統合白書』を採択した。そこには、約300項目に及ぶ検討対象があげられており、行政府にあたるEC委員会が閣僚理事会に統合のための指令案を提出し、1992年までに順次採択していくことで共同市場の実現が方向づけられている。『域内市場統合白書』においては、単一市場は、①商品の移動に係る制限の撤廃、②人、サービス、資本の自由移動に対する障壁の撤廃、③域内での競争を歪曲しないように保証する制度の創設、④市場統合に必要な各国の法制の調和、⑤各国間接税の接近が達成された市場の満たすべきこととしている。

この提案を受け、1992年末までに域内市場を完成することをめざして、1986年2月に「単一欧州議定書(Single European Act; SEA)」がEC加盟国によって採択され、1987年7月1日に発効した。最大の特徴は、域内市場に関する案件について、加盟国の人口を考慮に入れた特定多数決の議決方法を取り入れたことである。単一市場が「もの、人、サービス及び資本の自由な移動が保障される域内の国境がない地域」(EEC条約第14条)として定義され、その単一市場を実現するために取り除かれるべき障壁として、①物理的障壁(繁雑な文書の作成、検査等人、物の移動の際に障害となる各種国境規制)、②技術的障壁(基準・認証制度の相違等)、③財政的障壁(付加価値税、物品税等税制上の相違)が挙げられている(表5-1)。これらの障壁を取り除くことによって不必要なコストが削

表5-1：「単一欧州議定書」における除去すべき障壁

物理的障壁の除去 (94項目)	ヒト	・旅行者チェックの廃止 ・道路交通による国境通過チェックの廃止 ・欧州パスポートの整備
	モノ	・通関書類の統一等、国境でのチェックの簡素化
	運輸	・割当制（旅程の日数制限等）の廃止（及び共通運輸政策の策定）
技術的障壁の除去 (160項目)	ヒト	・資格の相互承認等の実施
	モノ	・企画の統一化と基準の相互承認の両分野で効率的な法制の整備を実施
	資本	・金融サービスの域内自由化、資本移動の自由化
税制上の障壁の除去 (25項目)		付加価値税、物品税等の税率の一定の範囲内にまとめることで、税率の低い国での購入が促進されること等を防止する。

出所：通商産業省『通商白書』（平成元年）

減され，「もの，人，サービス及び資本」が自由に移動することによって，共同体の経済の活性化につながるとされた。予定通りに1992年12月までに，もの，サービス，資本および労働の市場を統合するために必要な法律がほとんど制定され，ECにおける市場統合が完成した。

◆6◆ 経済通貨同盟に向けて

　経済通貨同盟（Economic and Monetary Union; EMU）は，すでに1970年に提出されたウェルナー報告（Werner Report）が10年以内に経済通貨同盟を完成させる3段階の計画を提案したことに始まる。ウェルナー報告は，EMUにおいて主要な経済政策および金融政策は共同体レベルで意思決定され，政策の責任は国家レベルから移転されるべきであると論じている。EMUは，通貨交換レートの固定や単一通貨の創造に加えて，共同体レベルで経済政策の調和及び最終的には統一化を促進する。このことは，加盟国の国家予算に対してもコントロールすることを含み，中央銀行総裁委員会や経済政策に関する意思決定を行う機関を含むそのための共同体の機関の創設をも意味する。
　ウェルナー報告は，EMU達成までに3段階をたどることを提案している。第1段階では，加盟国通貨間の変動幅の減少，共同体レベルでの経済政策の広

範な指針，予算政策の協調，EMU のその後の段階を促進するための条約変更の準備を行う。第2段階では，自由に資本を移動させるための金融市場や銀行制度の統合，為替相場変動の漸進的縮小，短期経済政策と予算・財政措置のより緊密な協調を行う。第3段階では，加盟国通貨間の為替相場の固定を変更不可能とし，経済政策を収斂する。共同体にとっての中央銀行制度を設立するというものであった。1979年には，欧州通貨制度（European Monetary System: EMS）が設立され，為替相場メカニズム（Exchange Rate Mechanism; ERM）の下に加盟国間通貨間の変動幅を限定するとともに，共通通貨単位である欧州通貨単位（ECU）が導入された。

その後，1989年4月に通貨同盟に関する報告（ドロール報告（Delors Report））が発表された。ドロール報告では，単一市場の完成後，どのようにして通貨統合（単一通貨）に向けて進めていくかが検討された。資本移動の自由化，経済収斂の促進，そして，単一通貨の導入という3段階を経て通貨同盟を実現すべきだと提案された。

ドロール報告の提案にしたがって，1992年2月7日にマーストリヒトで署名され，1993年11月1日に発効した欧州共同体に関する条約（EU条約），別名，マーストリヒト条約によって経済通貨同盟が完成するまでの3段階のスケジュールが明記された。第1段階（1990年7月 - 1993年12月）では，域内市場統合の促進，特に，資本移動の自由化を進めながら，中央銀行総裁会議（EC 各国の中央銀行総裁の集まり）の機能強化が図られた。第2段階（1994年1月 - 1998年12月）では，インフレ率，政府財政赤字等，定められた経済収斂基準の達成することを目的としてマクロ経済政策の協調が強化された。一方，欧州中央銀行（ECB）の前身である欧州通貨機構（European Monetary Institution; EMI）が創設された。第3段階（1999年1月以降）に経済通貨統合が完成し，経済通貨同盟（EMU）の発足とともに単一通貨ユーロが導入された[2]。

◆7◆ 共通政策として共通農業政策と共通通商政策

EU は，関税同盟にとどまらず，共通政策を行う経済同盟にまで発展している。バラッサの定義では，経済同盟とは，共同市場と違って，商品移動および

---

(2) 経済通貨同盟及びユーロについては，第6章「通貨統合」において詳しく説明する。

第5章 経済統合への道，統合にかかわる政策

生産要素の移動にたいする制限を撤廃すると同時に，各国の経済政策の調整もある程度実現しようとするものである。各国の経済政策の調整を行った形が共通政策である。1958年1月1日に発効したEEC条約にすでに共通政策として共通農業政策（Common Agricultural Policy; CAP）と共通通商政策（Common Commercial Policy; CCP）の条項が盛り込まれていた。

1 共通農業政策

EEC条約第33条において，共通農業政策の目的は，(a)技術進歩を進め，農業生産の合理的な発展と生産要素，特に労働の最適利用を保証することによって農業生産を増大させること，(b)それによって，農業従事者の所得を増加させることによって農家の公正な生計水準を保証すること，(c)市場を安定化させること，(d)農産物の利用可能性を保証すること，(e)適正な価格で消費者に農産物が届くように保証することと規定している。この共通農業政策は，農産物の単一市場を設立することに基づいていることから，規制を調和し，共通の介入政策を実施することが特徴となっている。また，域内農業を国際競争から保護して，域内の農業生産を重視していることから，域外の農産物に対して加盟国全体として保護政策を採っている。そして，農業を支援するために財政的に結束するために，共通農業政策の費用を加盟国で分担するとともに，その財源も共同体の機関，欧州農業指導保証基金（European Agricultural Guidance and Guarantee Fund; EAGGF）が運営している。

共通農業政策の内でも最も特徴的な価格支持制度について説明する。域内の農業生産を維持するために，共通農業政策によって市場価格が介入価格を下回らないように，供給が需要を上回った場合に農産物を買い支える。介入価格は例年前年の12月頃に欧州委員会が提案を行い，欧州議会の意見を聞いた上で，当該年の6月頃に農相理事会で決定する。一方，域外で生産された農産物の輸入を抑制することによって域外からの国際競争から域内農業を保護するために，関税賦課後の価格が介入価格の155％を上回らない範囲で輸入価格が設定される。さらに，共通農業政策は，域内の農家が国際市場で輸出機会を得るため，輸出補助金を農家に与えて，国際市場価格と比べて高い域内の市場価格と国際市場価格との差を補償する。一方，国際市場価格が高騰して，域内の市場価格を上回り，緊急性が強い場合，輸出税が課せられて，域内への供給確保を図られる。

◆7◆ 共通政策として共通農業政策と共通通商政策

図5-1：共通農業政策

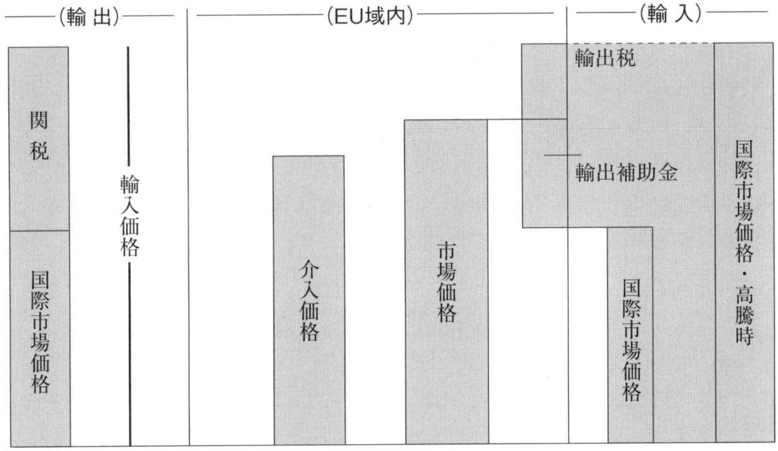

（輸出）　　（EU域内）　　（輸入）

関税／国際市場価格／輸入価格／介入価格／市場価格／輸出税／輸出補助金／国際市場価格／国際市場価格・高騰時

出所：外務省（http://www.mofa.go.jp/mofaj/area/n_eu/k_kankei/pdf/eu_j_0408.pdf#01）

　このような共通農業政策は，農産物の国際市場価格が域内市場価格を下回っている場合には，農産物の生産者である農家には好ましい効果をもたらすものの，域内の消費者にはより高い価格で購入せざるをえないとともに価格が高くなるために消費量を減らさざるをえないという二重の悪い効果をもたらす。そのため，EUに入る関税収入を考慮に入れても，全体としてはEUの経済厚生は価格支持制度によって悪化することになる。

❷ 共通通商政策

　共通通商政策が採られるべき根拠は，もし各国が独自に通商政策を行うならば，その通商政策が近隣諸国に負の外部性を及ぼし，域内市場を歪めることにある。共同体の中のある国が域外の国・地域に対して近隣諸国に比較して相対的に有利な通商政策を行えば，近隣諸国は相対的に不利な状況となる。そのため，有利な通商政策を採用した国が域内で有利な条件で生産物の供給が可能となり，域内市場を歪める。共通通商政策の目的は，加盟国が共通の関心をもって，世界貿易の調和のおれた発展，国際貿易に対する制限の段階的撤廃及び関税障壁の引下げに貢献することにある（EEC条約第131条）。

　関税同盟それ自体，域内各国が域外に対して共通域外関税（Common External

Tariff; CET) を適用することから，共通通商政策の重要な一要素である。したがって，共通通商政策においては，域外に対する関税（共通域外関税）の変更においては域内各国が統一して行うことになる。対外共通関税の他に，数量割当，アンチダンピング課税，輸出補助金，域外の国・地域との通商協定（自由貿易協定や関税同盟など）の締結，貿易自由化措置なども一律の原則で行われる。そのため，共通通商政策は，欧州委員会からの提案に基づいて欧州理事会が特定多数決制に基づいて決定する。同様に，域外の国・地域との通商協定についても，欧州委員会が交渉し，欧州理事会が締結する。

◆ 8 ◆ 経済的格差是正の政策

EUでは，経済統合を推進する上で，加盟国間・地域間の経済力の格差を是正することが1つの重点分野として位置付けられている。そのために，財政的支援による構造政策が実施されている。

ローマ条約の下で経済的格差是正のために欧州投資銀行（European Investment Bank）が設立された。欧州投資銀行は，資本市場から資金調達を行いながら，共同体のために共通市場の均衡のとれた着実な発展に寄与することを目的としている。この目的のために，開発の遅れている地域を開発するためのプロジェクトの資金調達を促進するための融資（利子に対する補助を伴う）と保証が欧州投資銀行より提供されている。

1968年に農業構造基金が設立され，農業の近代化を促進することに貢献した。1975年には地域開発基金が設立され，低開発地域に対してインフラ・投資補助金が支出された。また，社会基金が職業訓練に当てられた。これらの3つの基金が基礎となり，構造基金（Structural Funds）が設立された。構造基金は，1人当たりGDPがEU平均の75％を下回る後進地域の開発と構造調整（対象1），経済・社会的転換（構造的困難に直面する全ての地域対象）（対象2），教育，訓練及び雇用の改善・近代化（対象3）を対象にしている。

マーストリヒト条約において結束基金（Cohesion Fund）が創設され，1993年より実施されている。結束基金は，1人当たりGDPがEU平均の90％未満の加盟国（ギリシャ，アイルランド，ポルトガル，スペイン）を対象として，交通ネットワークと環境保全に使途が限定されている。

◆9◆ ま と め

　欧州共同体（EC）あるいは欧州連合（EU）は，バラッサの経済統合の理論における発展段階に沿った形で経済統合・市場統合が発展してきた。自由貿易地域プラスとしての欧州石炭鉄鋼共同体（ECSC），関税同盟として欧州経済共同体（EEC），共通市場としての単一欧州議定書（SEA）の下での単一市場，共通政策や経済的格差是正の政策を伴う経済同盟に発展し，1999年には欧州中央銀行の下でユーロが導入され，経済通貨同盟に達している。このように，EU は，バラッサの言う「完全な経済統合」の段階に部分的に達しつつある。

＜参考文献・ウェブサイト＞

1．Bela Balassa, *The Theory of Economic Integration*, Irwin, Homewood, 1961（中島正信訳『経済統合の理論』〔ダイヤモンド社，1963年〕）
2．Theo Hitiris, *European Union Economics*, 5th edition, Pearson Education, Harlow, 2003.
3．Jacques Pelkmans, *European Integration*, 2nd edition, Pearson Education, 1997（田中素香訳『EU 経済統合——進化と拡大の総合分析』〔文眞堂，2004年〕）
4．田中素香・長部重康・久保広正・岩田健治著『現代ヨーロッパ経済（第3版）』（有斐閣，2011年）
5．経済企画庁『世界経済白書』
6．経済産業省『通商白書』
7．欧州の各条約については，ウェブサイト http://www.europa.eu./eu-law/decision-making/treaties/index_en.htm で一覧できる。

第6章 ◆通貨統合◆

小川英治

◆1◆ 序

　マーストリヒト条約における経済通貨同盟（EMU）のタイムスケジュールおよび収斂条件に言及しながら，通貨統合に至るまで道のり，すなわち，欧州通貨制度（EMS），経済通貨同盟の第1段階・第2段階，1999年1月にユーロが導入されて到達した経済通貨同盟の第3段階までの道のりを振り返る。その際に，実際のデータを見ながら，通貨統合のための収斂条件の達成状況を確認する。経済通貨同盟の下でユーロを発行し，共通の金融政策を運営する欧州中央銀行制度とその金融政策を説明する。通貨同盟が様々な為替相場制度の中で厳格な固定為替相場制度として位置付けされることを示した上で，通貨同盟の便益と費用，そして，通貨同盟を成功させるための条件を示す最適通貨圏の理論を解説する。一方，財政政策は，各国の権限が認められ，分権化したままである。「安定成長協定」の下で財政赤字をGDPの3％に制限するよう財政規律の遵守が求められているが，その実効性に問題があった。ギリシャ財政危機も踏まえて，財政規律を強化するために「財政協定」が英国とチェコを除くEU諸国間で合意された。最後に，中東欧へのEU拡大に伴うユーロの行方について触れる。

◆2◆ 通貨統合に至るまでの道のり

　欧州連合（EU）では，1999年1月1日にユーロがEU11カ国[1]（ドイツ，フラ

---

(1) その後，EU加盟国が順次ユーロを導入し，2014年1月時点でEU18カ国（上記11カ国に加えて，ギリシャ，スロベニア，マルタ，キプロス，スロバキア，エストニア，ラトビアがユーロ圏を形成している。

◆2◆ 通貨統合に至るまでの道のり

ンス，イタリア，スペイン，オランダ，ベルギー，オーストリア，フィンランド，ポルトガル，アイルランド，ルクセンブルグ）の国際金融取引に導入されたことにより，経済通貨同盟の最終段階に入った。EUの経済通貨同盟（EMU）は，EU域内の国際貿易取引と国際資本取引の自由化とともに，EU各国通貨を単一の共通通貨ユーロに統合することを目標として進められてきた。

経済通貨同盟は3段階アプローチが採られた。第1段階（1990年7月～1993年12月）では，域内市場統合が促進され，「人，もの，サービス」の移動の完全自由化が図られた。一方，通貨統合への準備として中央銀行総裁会議の機能が強化された。第2段階（1994年1月～1998年12月）では，マクロ経済政策の協調が強化された。経済収斂基準が達成されることが要求された。一方，欧州通貨機構（EMI）が創設され，単一の金融政策の運営に向けて着実に準備を進めた。1999年1月1日に第3段階に入った。第3段階では，経済通貨統合が促進され，単一通貨ユーロが導入され，欧州中央銀行による単一の金融政策が実施されている。さらに，2002年1月1日にユーロの紙幣と硬貨が流通し始めた。ユーロの紙幣と硬貨の流通とともに，各国通貨が回収され，EU諸国内で単一の共通通貨ユーロのみが流通するという完全な通貨同盟が完成した。

安定した通貨同盟を実現するために，通貨同盟に参加するための収斂条件が設定された。その収斂条件は，① 過去1年間，消費者物価上昇率が最も低い3カ国の平均値＋1.5％以内であること，② 為替相場は，少なくとも2年間，為替相場メカニズム（ERM）の許容変動幅内にあって，切り下げがないこと，③ 金利については，過去1年間，インフレ率が最も低い3カ国の長期金利の平均値＋2％以内であること，④ 国内総生産（GDP）に対して財政赤字が3％以内であり，GDPに対して政府債務が60％以内であることであった。

とりわけ，為替相場の安定化は，1979年より欧州通貨制度（EMS）の下でユーロが導入されるまでEU諸国はERMを運営してきた。ERMの下で，EMS参加国通貨の加重平均によって計算される欧州通貨単位（ECU）を基準として，EMS参加国通貨の2国間為替相場をグリッド方式によって一定の許容変動幅の中に為替相場を安定化させることが義務付けられていた。ユーロの導入によって，ECUがユーロに1対1の比率で移行した。

ユーロが導入される直前における各国の通貨同盟に参加するための収斂条件の達成状況は，表6-1に示されている。消費者物価上昇率，長期金利，為替相場の安定性の収斂条件は概ね満たされていた。しかし，多くの国で財政赤字と

第6章　通貨統合

表6-1：ユーロ導入直前（1998年）の収斂条件

	調整消費者物価指数上昇率（%）	長期金利（%）	一般政府財政収支の対名目GDP比（%）	一般政府債務残高の対名目GDP比（%）
基準値	2.7	7.8	－3.0	60.0
ベルギー	1.4	5.7	－1.7	118.1
デンマーク	1.9	6.2	1.1	59.5
ドイツ	1.4	5.6	－2.5	61.2
ギリシャ	5.2	9.8	－2.2	107.7
スペイン	1.8	6.3	－2.2	67.4
フランス	1.2	5.5	－2.9	58.1
アイルランド	1.2	6.2	1.1	59.5
イタリア	1.8	6.7	－2.5	118.1
ルクセンブルグ	1.4	5.6	1.0	7.1
オランダ	1.8	5.5	－1.6	70.0
オーストリア	1.1	5.6	－2.3	64.7
ポルトガル	1.8	6.2	－2.2	60.0
フィンランド	1.3	5.9	0.3	53.6
スウェーデン	1.9	6.5	0.5	74.1
英国	1.8	7.0	－0.6	52.3

＊一般政府財政赤字と一般政府債務残高は、欧州委員会が1998年3月に推定した値。

出所：European Monetary Institute, *Convergence Report*, 1998

公的財務残高の財政状態については収斂条件を満たしていなかった。財政面における収斂条件を満たさない状況にあったものの，1999年年初よりユーロが導入されることとなった。

◆3◆　欧州通貨同盟における欧州中央銀行制度

　欧州通貨同盟においては，各国中央銀行が欧州中央銀行の下で一元的な金融政策を行っている。欧州中央銀行は，通貨同盟に参加している各国中央銀行を統合する機関として位置づけされている。欧州中央銀行とEU加盟国の各中央銀行から構成される組織を欧州中央銀行制度（ESCB）と呼ばれる。欧州中央銀行と各国中央銀行との関係は，欧州中央銀行の政策決定に従って，各国中央銀行が金融調節の政策を遂行するというものである。なお，欧州中央銀行の金融政策に関する最高意思決定機関である理事会には，各国中央銀行総裁も構成員

として参加する。なお、ユーロ未導入国の中央銀行は、欧州中央銀行制度のメンバーであるものの、独自の金融政策の運営が許されているとともに、ユーロ導入諸国の共通の金融政策の決定及び運営には加わることができない。

　欧州中央銀行は、その主要な政策目標を物価安定の維持としている。より具体的には、通貨同盟に参加している諸国の消費者物価指数である調整消費者物価指数（Harmonised Index of Consumer Prices; HICP）が中期的に2％を下回ることを目標としている。また、物価安定の維持の政策目標を達成するために、マネー・サプライ成長率を重視し、マネー・サプライ成長率の参照値を公表する。また、他の金融経済指標についても、マネー・サプライ動向とともに、観察することになっている。

　欧州中央銀行は、金融政策を遂行するための金融政策手段として、常設ファシリティと公開市場操作を有している。常設ファシリティは、オーバーナイトの資金を供給・吸収すること、金融政策スタンスに関するシグナルを発出すること、オーバーナイト市場金利の上限及び下限を画することを、その目的としている。一方、公開市場操作は、金利水準の誘導、市場における流動性の調節、金融政策スタンスに関するシグナルの発出を、その目的としている。公開市場操作を実施するに際しては、レポ取引（売戻あるいは買戻条件付き売買）を中心としている。

◆4◆　通貨同盟の便益と費用

　最適通貨圏の考え方からすれば、最適通貨圏の基準を満たしていない状況において通貨統合を進めることは非対称的な需要ショックや供給ショックによる影響を調整できずに、失業などの問題が解消されず、費用を要することになる。一方で、通貨統合を進めることによって何らかの便益が得られるであろう。通貨統合を進めるべきか否かは、単に通貨統合の費用のみを考慮するのではなく、通貨統合による費用と便益を比較する必要もある。

　そこで、通貨統合の便益と費用を整理する。その整理に際して、共通通貨への統合によって実現された通貨同盟（currency union）と各国通貨が存在するなかでの固定為替相場制度を区別しておく必要がある。確かに、通貨同盟においては、各国で利用されている通貨が共通通貨であるから、為替相場が1対1に恒久的に固定されているという点で、固定為替相場制度と同じである。しかし

ながら，恒久的に固定されていることから，固定為替相場制度と異なり，固定為替相場および固定為替相場制度が完全に信認されるはずである。したがって，固定為替相場制度に対して投機攻撃を受けるとしても，通貨同盟加盟国間に対して投機攻撃は起こりようがない。

もう1つの相違は，固定為替相場制度においては各国に中央銀行が存在して，その国の通貨を発行しているが，通貨同盟においては各国で流通される通貨が共通通貨であるところから，各国に共通の中央銀行が一元的に共通通貨を発行，管理することになる。

これらの通貨同盟と固定為替相場制度の区別を考慮に入れた上で，通貨統合の便益と費用を整理しよう（De Grauwe・参考文献1）。

1 通貨統合の費用

通貨統合の費用として，第1に，最適通貨圏を満たさない状況において通貨同盟を形成したために生じる費用が挙げられる。通貨統合によって，恒久的に通貨調整が不可能となった場合に，最適通貨圏の条件を満たしていなければ非対称的ショックに伴う費用がかかる。最適通貨圏の条件を満たさない状況として，労働が国際的に移動せず，財政移転も行われない状況で，ある2つの国の間で非対称的なショックが発生したとしよう。ある2つの国の間で非対称的なショックが発生し，交易条件が変化した場合に，これらの2国経済の間の調整にもはや為替相場による調整は利用できない。交易条件の変化に対して為替相場による調整が利用できない場合には，両国の物価水準の調整によって対応せざるをえない。すなわち，一方の国ではインフレ的となり，もう一方の国ではデフレ的となる。とりわけ，デフレ的な圧力を受ける国では，GDPの縮小に直面することになる。また，もし労働の国際的な移動性が低い上に，賃金が下方硬直的であれば，当該国における非自発的失業を増大させることとなる。

通貨統合の第2の費用として，通貨同盟各国の中央銀行が通貨同盟の統一的な中央銀行に統合されるために，各国の通貨主権を放棄せざるをえないことが挙げられる。通貨主権が放棄されることによって，各国の金融政策の独立性が放棄されることを意味する。通貨同盟の統一的な中央銀行が各国経済にとって最適な金融政策を運営する限りには問題が発生しないが，各国経済に非対称的なショックが発生したり，あるいは，各国の通貨当局の金融政策の目的関数が異なる場合には，必ずしも通貨同盟の統一的な中央銀行がすべての通貨同盟国

にとって最適な金融政策を運営することができるとは限らない。また，中央銀行の機能の1つである，「最後の貸し手（lender of last resort）」についても，各国中央銀行が必要と判断する状況と，通貨同盟の統一的な中央銀行が必要と判断する状況が一致するかどうかは保証されていない。とりわけ，通貨同盟の統一的な中央銀行がインフレを嫌う政策スタンスをとっている場合には，最後の貸し手に対して慎重な態度をとる可能性がある。

　通貨統合の第3の費用として，通貨主権の放棄に伴って，各国の通貨当局が通貨発行利益（seigniorage）を放棄せざるをえないことが挙げられる。通貨発行利益は，政府の財政収入源の1つであることから，通貨発行利益の放棄は1つの財政収入源の放棄につながる。一方，通貨同盟の統一的な中央銀行は，各国中央銀行に代わって通貨発行利益を獲得することができることから，通貨同盟の統一的な中央銀行が獲得した通貨発行利益を，通貨同盟の加盟国にどのように配分するかという問題が生じる。その際に，地域統合的な財政当局が存在すれば，通貨発行利益をその財政当局に移転すればよいが，そうでない場合に通貨発行利益配分問題が現れる。一方で，この通貨発行利益配分問題は，通貨同盟に加盟している国々の国際協調によって解決しうる問題でもある。

❷ 通貨統合の便益

　通貨統合の第1の便益として，複数の通貨が単一の共通通貨に統一されることによって，通貨間の交換に関わる取引費用が節約されることが挙げられる。ある地域内で複数の通貨が利用されている場合には，単一通貨しか存在しない場合に比べて，それらの複数の通貨を交換するという物理的に取引費用を要する。先ず，単一通貨への通貨統合によってこの取引費用が節約される。さらに，貨幣の機能の内，交換手段の機能及び価値尺度としての機能については，利用される通貨の種類が少なければ少ないほど，それらの機能は高まる。交換手段の機能について言えば，ある1つの通貨をより多くの経済主体が利用すればするほど，その便益が高まるという「ネットワーク外部性」が作用する。また，価値尺度としての機能についても，複数の価値尺度が存在するよりも単一の価値尺度しか存在しない方が，価値尺度の効率性が高まる。

　通貨統合の第2の便益として，単一の共通通貨に統一されることによって為替相場が存在しなくなり，為替相場の変化に関する不確実性，すなわち外国為替リスクが除去されることが挙げられる。固定為替相場制度を採用することに

よって，外国為替リスクを除去することができるものの，必ずしもその外国為替リスクを完全に除去することができない。たとえ通貨当局が固定為替相場制度を採用していたとしても，民間経済主体による固定為替相場制度に対する信認が不十分であって，民間経済主体が将来において平価切下げや固定為替相場制度の放棄を予想している場合がある。このような状況においては，予想通貨調整率やリスク・プレミアムだけ内外金利差が発生することとなり，「ペソ問題」として呼ばれている。

通貨同盟においては，単一の共通通貨が導入されることによって恒久的に為替相場が1対1に固定されることになる。したがって，固定為替相場制度とは異なり，通貨同盟においては為替相場制度に対する信認が不十分となる状況は存在しないことになる。したがって，為替相場制度の変更の可能性に起因する外国為替リスクを含め，外国為替リスクが完全に除去される。「ペソ問題」で現れるような内外金利差も消滅することから，通貨同盟に加盟する以前には自国通貨が相対的に弱かった国では，予想通貨調整率やリスク・プレミアムだけ国内金利を低下させることができる。

◆5◆ 最適通貨圏の理論

通貨統合に参加し，共通通貨を利用することが適している地域を最適通貨圏（optimum currency area; OCA）と呼ばれる。最適通貨圏に関して，様々な観点から最適通貨圏に参加できるための基準が提示されている。

各国通貨を統合して，共通通貨を導入するということは，各国で流通している通貨間の為替相場が恒久的に1に固定されることを意味する。そのため，もし各国間で非対称的なショックが発生したならば，もはや為替相場を利用して各国経済間の不均衡を調整することはできない。この調整が別の形で可能であることが最適通貨圏の1つの基準となる。

その1つは，マンデル（Mundell・参考文献5）によって主張されたように，労働の移動性である。他の1つは，マキノン（McKinnon・参考文献4）によって主張された貿易面における経済の開放度である。

◆1 労働の移動性

共通通貨を導入した諸国との間で非対称的ショックが発生した場合に，例え

◆ 5 ◆ 最適通貨圏の理論

ば，ある国で景気後退を引き起こすショックが発生する一方，他の国で景気過熱を引き起こすショックが発生した場合に，景気後退によって生じた失業者が景気過熱の国へ移動することによってその非対照的なショックに対応することができる。

いま，共通通貨を導入しているある小国開放経済全体の生産関数が収穫逓減，例えば，コブ・ダグラス型（$y=AL^{\alpha}K^{1-\alpha}$．但し，y：実質国内総生産 GDP，A：技術係数，L：労働量，K：資本ストック，α：パラメータ（$0<\alpha<1$））であると想定して，労働が自由に移動できる状況とそうでない状況を比較してみよう。この国の企業が利潤最大化を目的として生産活動を営んでいるのであれば，利潤最大化ための1階の条件として，労働の限界生産物が実質賃金率 w に等しくなるように労働量と資本量が決定される（$\alpha AL^{\alpha-1}K^{1-\alpha}=w$）と同時に，資本の限界生産物が実質利子率 r に等しくなるように労働量と資本量が決定される（$(1-\alpha)AL^{\alpha}K^{-\alpha}=r$）。収穫逓減のため実質賃金が低下すると最適労働量が減少する一方，実質利子率が低下すると最適資本量が減少する。

まず，労働が国際的に移動できないが，資本は国際的に移動できる状況から考察しよう。国際的な資本移動の下で，国内の実質利子率が外国の実質利子率（r^*）に均等化する。ただし，この国は小国であるから，この国の経済にとって外国の実質利子率は所与である（$r=r^*=\bar{r}^*$）。この状況において，この国においてのみ供給ショックが生じて，技術係数 A が低下したとしよう。技術係数 A が低下すると，労働の限界生産物と資本の限界生産物の両方が低下することに伴って，労働需要と資本需要が減少する。そのため，この国において雇用される労働量と利用される資本量が減少する。

資本については国際的に移動できることから，利用されずに余っている資本は，相対的に収益率の高い外国に流出して，外国で投資される。一方，労働については国際的に移動できないことから，雇用されずに余っている労働者は外国に移動できず，国内で失業状態となる。そのとき，もし賃金が伸縮的に低下すれば，賃金の低下によって非自発的失業は吸収できるが，以前の賃金で働きたいと考えている労働者は自発的失業者として失業する。一方，もし賃金が下方に硬直的であれば，伸縮的賃金の場合に比較して，失業は増加し，非自発的失業となる。このように，労働が国際的に移動しない場合には，たとえ資本が国際的に移動したとしても，経済を悪化させるショックによって失業者が増加する。

81

次に，もし労働も国際的に移動できるのであれば，国内の実質賃金率（w）は所与の外国の実質賃金率（$\overline{w}^*$）に均等化されることになる（$w=\overline{w}^*$）。で水平となるために，この国で雇用される労働者の数が減少するものの，資本と同様に国内で雇用されず，賃金$w=\overline{w}^*$で働く意思のある労働者は外国に移動して，職を得ることができる。このように，労働の国際的移動が自由に行われている地域においては，為替相場による調整に頼ることなく，各国間の非対称的なショックを調整することができる。

❷ 貿易面における経済の開放度

次に，マキノン（McKinnon・参考文献4）によって主張された貿易面における経済の開放度を考察しよう。経済の生産的側面を不変として，その国だけで発生する需要ショックに注目しよう。再び小国開放経済を想定して，貿易面において経済が開放されていると，一物一価の法則より，その国の貿易財の価格は外国の貿易財の価格に均等化する（$p=p^*$）。このような状況においては，需要ショックによって総需要が増減したとしても，総需要が減少したために国内で売れ残っている生産物を外国へ輸出したり，総需要が増加したために不足している生産物を外国から輸入することによって，需要ショックを吸収することができる。

一方，経済が貿易面において開放されておらず，GDPに占める非貿易財の比率が高ければ，需要ショックの吸収を外国に求めることができない。例えば，GDPのすべてが非貿易財で占められていれば，国内の総需要と総供給が均等化するところで経済は均衡する。総需要が減少しただけ生産量が減少することになる。

このように，貿易面において経済が開放されていると，通貨が統合されているとしても，需要ショックを吸収することができる。しかしながら，非対称的な供給ショックについては，貿易面において経済が開放されていることによってその供給ショックを吸収することができない。労働の国際的移動が十分でなければ，依然として，供給ショックによる失業の増大を防ぐことはできない。むしろ，名目賃金率が硬直的である場合に，GDPのすべてが貿易財で，その価格が外国価格に均衡化しているならば，実質的には，実質賃金率が硬直的であることになる。そのため，失業の問題はより深刻となる。

82

❸ 対称的ショック

　以上のように，労働の移動性や貿易面における経済の開放度が低い状況で，非対称的な供給ショックや需要ショックが発生すると，共通通貨が導入された場合には，国際的な調整が困難となる。逆に，たとえ労働の移動性や貿易面における経済の開放度が低い状況であっても，非対称的ショックが発生せず，対称的ショックのみが発生するのであれば，共通通貨を導入した国と国との間で調整が行われる必要がなくなる。すなわち，非対称的ショックが発生せず，各国に共通して対称的ショックが発生する地域においては，共通通貨を導入することが可能となり，最適通貨圏を形成することができる。自然失業率仮説が成立する長期的な状況を想定すれば，総需要ショックは長期的な GDP 水準には影響を及ぼさず，むしろ総供給ショックが長期的な GDP 水準に影響を及ぼすことから，総供給ショックの対称性が注目される。総供給ショックとは，例えば，生産性ショックや石油ショックなどのように，生産関数に影響を及ぼすショックを意味する。EU の中でも，北海油田をもち，原油を産出する国と，原油を輸入し，原燃料として利用する国とでは，原油価格の上昇の影響は非対称的なショックをもたらす。

　このような総供給ショックの対称性に焦点を当てて，EU 諸国が実際に最適

表6-2：総供給ショックの相関（1969〜89年）

	ドイツ	フランス	オランダ	ベルギー	デンマーク	オーストリア	スイス	イタリア	英国	スペイン	ポルトガル	アイルランド	スウェーデン	ノルウェー	フィンランド
ドイツ	1.00														
フランス	0.52	1.00													
オランダ	0.54	0.36	1.00												
ベルギー	0.62	0.40	0.56	1.00											
デンマーク	0.68	0.54	0.56	0.37	1.00										
オーストリア	0.41	0.28	0.38	0.47	0.49	1.00									
スイス	0.38	0.25	0.58	0.47	0.36	0.39	1.00								
イタリア	0.21	0.28	0.39	0.00	0.15	0.06	−0.04	1.00							
英国	0.12	0.12	0.13	0.12	−0.05	−0.25	0.16	0.28	1.00						
スペイン	0.33	0.21	0.17	0.23	0.22	0.25	0.07	0.20	0.01	1.00					
ポルトガル	0.21	0.33	0.11	0.40	−0.04	−0.03	0.13	0.22	0.27	0.51	1.00				
アイルランド	0.00	−0.21	0.11	−0.02	−0.32	0.08	0.08	0.14	0.05	−0.15	0.01	1.00			
スウェーデン	0.31	0.30	0.43	0.06	0.35	0.01	0.44	0.46	0.41	0.20	0.39	0.10	1.00		
ノルウェー	−0.27	−0.11	−0.39	−0.26	−0.37	−0.21	−0.18	0.01	0.27	−0.09	0.26	0.08	0.10	1.00	
フィンランド	0.22	0.12	−0.25	0.06	0.30	0.11	0.06	−0.32	−0.04	0.07	−0.13	−0.23	−0.10	−0.08	1.00

出所：Bayoumi, Eichengreen, and Mauro 2000

通貨圏であるか否かについて実証的に研究が行われている。その代表的な研究がバユミとアイケングリーン（Bayumi and Eichengreen・参考文献8）の研究である。それは，1969年〜1989年の期間におけるGDPと物価水準のデータを用いて，各国の総供給ショックを抽出し，EU諸国の2国間の総供給ショックの相関が計算されている（表6-2）。例えば，ドイツを中心として，ドイツとの相関を見ると，フランス，オランダ，ベルギー，デンマークにおいて，0.5を超えている。一方，北海油田を抱えるノルウェーとは，負の相関となっている。さらに，小川・川﨑（2000，参考文献9）では，1979年〜1998年の期間における総供給ショックの相関の時系列的な変化を分析して，直近において総供給ショックの対称性が低下したことが指摘されている。

◆ 4　財政移転

労働の移動性や貿易面における経済の開放度が低い状況で，しかも非対称的な供給ショックや需要ショックが発生する場合には，ある国の経済で不況が発生し，他の国の経済で好況となることがあろう。この国際的な経済状況の相違に対して，好況の国から税金を徴収して，不況の国に補助金と支払うという財政移転が可能であれば，たとえ非対称的ショックが発生したとしても，各国経済間の調整が可能となろう。したがって，国際的な財政移転が可能な地域では，最適通貨圏を形成することができる。ただし，国際的な財政移転を可能ならしめるためには，各国の財政主権をある程度，犠牲にして，各国の財政主権を統合することが必要である。

◆ 6 ◆ 財政規律を求めた「安定成長協定」から「財政協定」へ

経済通貨同盟の第3段階以降，すなわち，ユーロ導入後も「安定成長協定（Stability and Growth Pact）」によって各国が健全な財政運営を実行するために，各国政府は財政規律の遵守を求められている。「安定成長協定」は，1997年6月7日に制定された2つの理事会規則（財政状態のサーベイランスと経済政策のサーベイランスと協調の強化，及び，超過赤字手続きの実行を迅速化・明確化）と1997年6月17日のアムステルダム・サミットで決まった欧州理事会の安定成長協定の決議から構成される。欧州委員会及び閣僚理事会は，加盟国の財政状況を相互に監視するための手段として，「安定計画」の策定をユーロ参加国に義

務付けている。その「安定計画」に基づき，欧州委員会及び閣僚理事会は，各国の財政状況を調査し，過剰財政赤字と判断された場合には，過剰財政赤字手続きが適用される。

過剰財政赤字手続について，欧州委員会及び閣僚理事会が過剰財政赤字と判断した場合には，是正勧告が出される。もし勧告に従わない場合には，制裁措置が当該国に適用され，財政赤字が参照値の GDP 比 3％を超えた度合いに応じて，GDP の 0.2％から 0.5％までの制裁措置が科される。当初は無利子の預託金という形をとり，2年経っても超過財政赤字の状態が是正されない場合には，罰則金として預託金が没収されることになる。

2011 年 12 月に開催された EU 首脳会議において，財政規律を強化するために新しい財政ルールを含む「財政協定（Fiscal Compact）」が英国とチェコを除く EU 諸国間で合意され，2013 年 1 月 1 日発効した。欧州委員会によってある国の財政赤字の上限超過が認められたならば即時に，自動的に過剰財政赤字手続きが適用される自動修正メカニズムが導入された。（詳細は，第 7 章を参照せよ）。

◆ 7 ◆ EU 拡大に伴うユーロ導入国

EU で経済通貨同盟が完成した 1999 年の段階においては，EU11 カ国がユーロを導入した。その後，EU 加盟国（ギリシャ，スロベニア，マルタ，キプロス，スロバキア，エストニア，ラトビア）が順次ユーロを導入している。換言すると，EU 加盟国の内，英国とスウェーデンとデンマークがユーロを導入していない。さらに，2004 年以降に新たに EU に加盟した中東欧諸国の内，7 カ国（ポーランド，チェコ，ハンガリー，リトアニア，ブルガリア，ルーマニア，クロアチア）もまだ通貨同盟に加盟していない。特に，中東欧諸国の新 EU 加盟国はユーロ導入のための準備を進めている。これらの国は，マースリヒト条約における収斂条件を満たした上でユーロ導入が認められつつある。これらの国の収斂条件の状況は表 6-3 にまとめられている。

経済通貨同盟未加盟国がユーロ導入の準備段階に適用する制度として為替相場メカニズム（ERM）Ⅱが，1998 年までユーロ導入まで運営されていた ERM を引き続いて，設立された。ERM Ⅱの下で，ユーロを導入しようとする国は，自国通貨とユーロとの為替相場を一定の許容変動幅で連動させなければならな

第6章 通貨統合

表6-3：非ユーロ圏諸国の収斂条件

	調整消費者物価指数上昇率（%）（2013年4月）	長期金利（%）（2013年4月）	一般政府財政収支の対名目GDP比（%）（2012年）	一般政府債務残高の対名目GDP比（%）（2012年）
基準値	2.7	5.5	−3.0	60.0
ブルガリア	1.0	3.5	−0.8	18.5
チェコ	1.2	1.8	−4.4	45.8
ラトビア	−0.2	3.2	−1.2	40.7
リトアニア	1.5	4.0	−3.2	40.7
ハンガリー	1.8	5.7	−1.9	79.2
ポーランド	0.5	3.5	−3.9	55.6
ルーマニア	4.4	5.5	−2.9	37.8
スウェーデン	0.3	1.7	−0.5	38.2

出所：Eurostat, European Central Bank, European Central Bank *Convergence Report*, 2013 on Latvia

い。現在，ERM IIの下で為替相場政策を運営している国は，デンマーク，リトアニアである。これらの国は，許容変動幅をもって自国通貨をユーロに連動させている。また，他の新EU加盟国も自国通貨をユーロに連動させる為替相場政策を採用する傾向にある。

◆8◆ ま と め

　本章では，経済通貨同盟の内の通貨統合へのプロセスに焦点を当てて，ユーロ導入への道のりを概観した。各国はユーロを導入するためには，収斂条件が達成されなければならず，1999年当初はEU11カ国で経済通貨同盟の下でユーロが発効された。経済通貨同盟の下では，共通の金融政策を運営する欧州中央銀行制度が設立され，欧州中央銀行が物価安定を主要な政策目標として金融政策を運営している。また，通貨同盟の便益と費用，そして，通貨同盟を成功させるための条件を示す最適通貨圏の理論を解説しながら，EUにおける通貨統合の意義を説明した。一方，ユーロ導入後も「安定成長協定」の下で各国は財政規律を求められてきたが，ギリシャなど財政規律が守られないために財政危機に直面したことから財政規律を強化するための新たな財政ルールとして「財政協定」が2013年1月1日に導入された。

◆8◆ ま と め

<参考文献>
1. De Grauwe, P., *The Economics of Monetary Integration*, Oxford University Press, 9th edition 2012.
2. European Central Bank, Convergence Report, 2004.
3. European Monetary Institute, Convergence Report, 1998.
4. McKinnon, R. I., "Optimum currency areas," American Economic Review, vol. 53, no.4, 717-725, 1963.
5. Mundell, R. A., "A theory of optimum currency areas," American Economic Review, vol. 51, no.4, 657-665, 1961.
6. 中島真志「欧州中央銀行の金融政策」内海孚編『ユーロと日本経済』(東洋経済新報社, 1999 年)
7. 藤原秀夫・小川英治・地主敏樹『国際金融』(有斐閣, 2001 年)
8. Bayoumi, Tamim and Barry Eichengreen, "Shocking aspects of European monetary integration," in Francisco Torres and Francesco Givavazzi eds., *Adjustment and Growth in the European Monetary Union,* Cambridge University Press, 193-229, 1993.
9. 小川英治・川﨑健太郎「ユーロ圏における最適通貨圏の再検討」『一橋大学商学部ワーキングペーパー』52 号 (2000 年)

第7章 ◆経済通貨統合の現実◆

小川英治

◆1◆ 序

　1992年に完成した市場統合は，EU域内に財の単一市場，サービスの単一市場，そして，資本と労働の自由移動という形で進められた。そして，1999年には経済通貨同盟の第3段階に入った。マーストリヒト条約において設定された通貨同盟に参加するための収斂条件が満たされたEU11カ国（ドイツ，フランス，イタリア，スペイン，オランダ，ベルギー，オーストリア，フィンランド，ポルトガル，アイルランド，ルクセンブルグ）でユーロが1999年に導入された。その後，収斂条件を満たしたEU加盟国が順次ユーロを導入し，2014年1月時点でEU18カ国（上記11カ国に加えて，ギリシャ，スロベニア，マルタ，キプロス，スロバキア，エストニア，ラトビア）がユーロ圏を形成している。

　本章では，これらの経済通貨同盟によって市場統合の実効性がどこまであがっているかについて，実際のデータを用いながら考察する。最初に，ユーロ導入後にこれらの諸国経済の収斂条件がどのような状況にあるかについて考察する。次に，財・サービスの価格の収斂（一物一価の法則），金利の収斂，賃金の収斂の実際の状況を確認する。その際に，ユーロが導入された1999年以降，そして，ユーロの現金通貨が流通し始めた2002年以降においてこれらの価格・金利の収斂がどれほど進んだかを確認し，通貨統合がもたらす価格・金利の収斂効果を考察する。

　一方，市場統合によって単一市場が成立したとしても，単一市場において競争が確保されなければ，一物一価の法則は成立しない。実際に，一物一価の法則がユーロ圏諸国間で成立しているかどうかを確認した上で，EUにおける競争政策について言及する。また，賃金の収斂についてもユーロ圏諸国間で賃金格差の程度を確認した上で，EEC条約において規定されている「労働の自由移

動」の意味を考える。

　最後に，2010年に発生したギリシャ財政危機が，通貨主権は統合したものの財政主権が統合されていない点に起因することが指摘されるなか，ユーロ圏諸国が国際通貨基金（IMF）とともに行ったギリシャへの金融支援及び新たに導入される「欧州安定メカニズム（ESM; European Stability Mechanism）」を考察する。

◆2◆ 通貨同盟のための収斂条件の現状

　マーストリヒト条約において設定された通貨同盟に参加するための収斂条件は，①調整消費者物価指数（HCPI）上昇率が最も低い3カ国の平均値＋1.5%以内であること，②為替相場は，少なくとも2年間，ERMの許容変動幅内にあって，切り下げがないこと，③インフレ率が最も低い3カ国の長期金利の平均値＋2%以内であること，④GDP（国内総生産）に対して財政赤字が3%以内であり，GDPに対して政府債務が60%以内であることであった。ユーロ圏の内，早くからユーロを導入していたEU12カ国経済においてユーロ導入後にこれらの収斂条件がどのような状況にあるかを見てみよう。上記の収斂条件の内，②為替相場の安定性については，ユーロ導入後は関係しないので，ここでは考察の対象からはずす。

　調整消費者物価水準（HCPI）上昇率の収斂条件については，そのインフレ率の収斂状況が図7-1に見ることができる。ユーロが導入される1999年に向けて全体的にインフレ率が低下しながら，収斂していったことが見出される。1999年には，ユーロ圏の中における最大のインフレ率格差は2.0%と極めて小さくなっていた。ユーロ圏の中で最低インフレ率の3カ国（フランス，オーストリア，ドイツ）における平均インフレ率が0.6%であったのに対して，収斂条件である「最も低い3カ国の平均値＋1.5%」を超えた国は，アイルランド(2.5%)，ギリシャ(2.2%)，スペイン(2.2%)の3カ国のみであった。世界金融危機（リーマン・ショック）が起きた2008年においては，全般的にユーロ圏諸国のインフレ率が高まったものの，2009年においては世界不況の影響を受けて，いくつかの国でインフレ率がマイナスとなるデフレーションとなっている。

　次に，長期金利（10年物国債の利回り）の収斂条件については，ルクセンブルグを除くユーロ圏諸国における長期金利の収斂状況が図7-2に見ることがで

第 7 章　経済通貨統合の現実

図 7-1：ユーロ圏 12 カ国の HCPI インフレ率

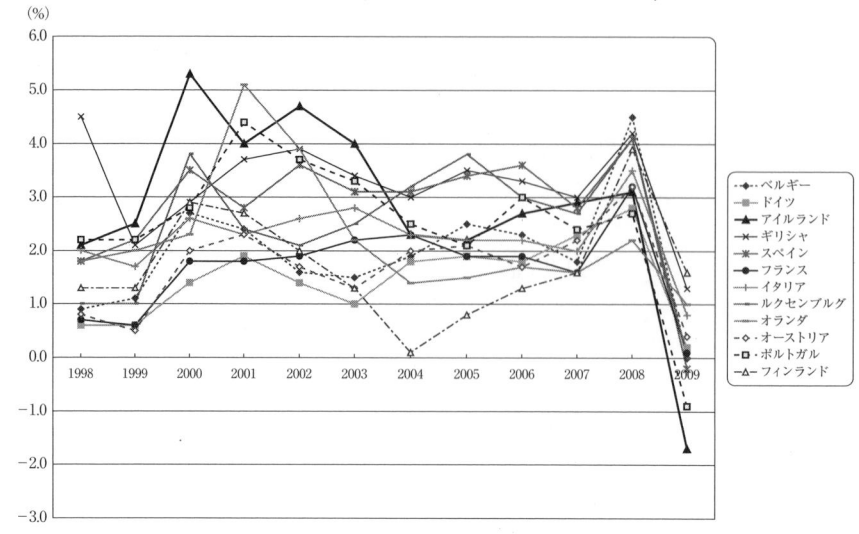

出所：Eurostat のデータより

図 7-2：ユーロ圏 12 カ国の長期金利

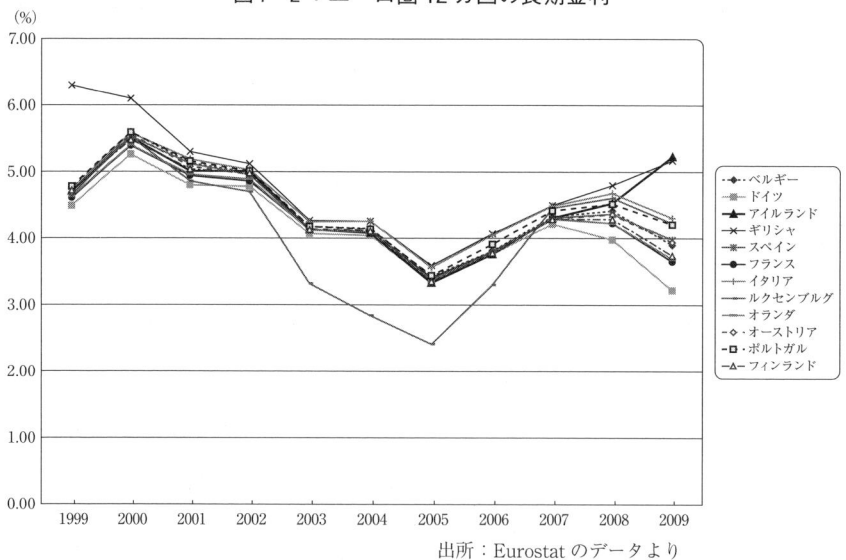

出所：Eurostat のデータより

◆2◆ 通貨同盟のための収斂条件の現状

きる。1993年には，これらの諸国の中で，オランダの長期金利が最低水準にあって，6.36％であったのに対して，ギリシャの長期金利が最高水準であって，23.27％であった。このように1993年においては最大の金利差が17％近くあった。しかし，ユーロが導入された1999年には，ドイツの長期金利が最低水準にあって，4.49％であったのに対して，最高水準の長期金利であるギリシャで6.30％にまで低下し，最大の金利差が1.81％にまで縮小した。ユーロ導入直後の長期金利差は，マーストリヒト条約において設定された通貨同盟に参加するための収斂条件である，「インフレ率が最も低い3カ国の長期金利の平均値＋2％以内であること」をすべての国が十分に満たしていることが明らかである。世界金融危機（リーマン・ショック）が起きた2008年から2009年にかけて，長期金利の乖離が目立ち始めていることがわかる。これは，世界金融危機以降の各国国債のソブリン・リスクの相違を反映している。とりわけ，ギリシャ財政危機により，いくつかの国でソブリン・リスクが深刻化している。

　最後に，財政状態については，マーストリヒト条約においてGDP（国内総生産）に対して財政赤字が3％以内であり，GDPに対して政府債務が60％以内であることを収斂条件としている。さらに，「安定成長協定」に従って，ユーロを導入した国の政府は財政赤字をGDP比で3％以下にすることが求められるとともに，それが遵守できない場合には，是正勧告及び制裁措置を受けることになっている。図7-3にはユーロ圏諸国における財政赤字の状況が示されている。ユーロ導入の1999年に向けて各国の財政赤字が減少していった様子が見られる。しかし，ギリシャが2000年以降連続して，ドイツとフランスが2002年以降連続して，そして，イタリアが2001年及び2003年以降，3％以上の財政赤字を計上している。また，世界金融危機（リーマン・ショック）が起きた2008年から2009年にかけて，金融部門への資本注入と不況対策のため財政刺激によって各国で財政赤字が増大した。

　2002年より2004年にかけて3年連続でドイツとフランスの財政赤字が収斂条件の対GDP比3％を超えることが2003年に見込まれた際に，これらの国への過剰財政赤字手続の適用に関して問題が発生した。欧州委員会は，過剰財政赤字手続に基づく警告を採択するように，EU財務相理事会に提案した。2003年11月25日の理事会では，その提案は，特定多数が得られず否決された。2004年を達成期限としていた両国の3％基準の達成に1年の猶予を与え，過剰財政赤字手続の適用を一時停止ことが理事会で合意した。その後，2004年1月

第 7 章　経済通貨統合の現実

図7-3：ユーロ圏 12 カ国の財政赤字（対 GDP 比）

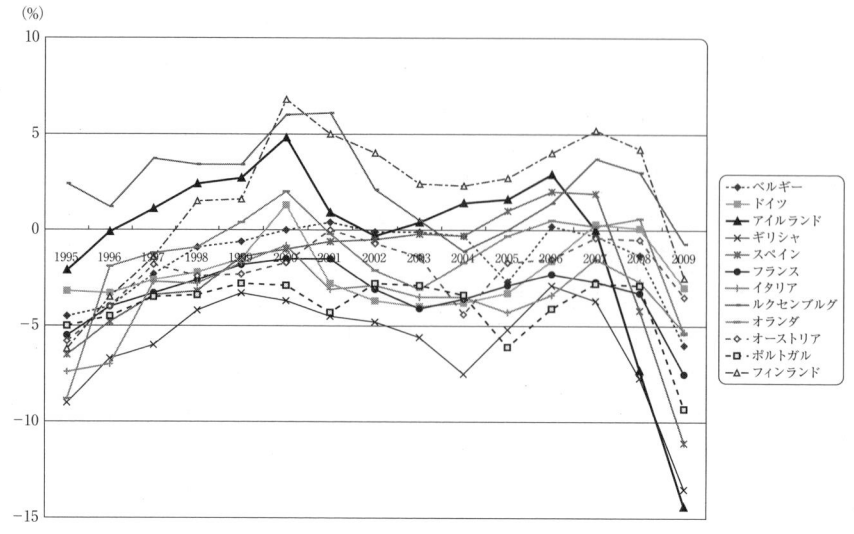

出所：Eurostat のデータより

図7-4：ユーロ圏 12 カ国の政府債務（対 GDP 比）

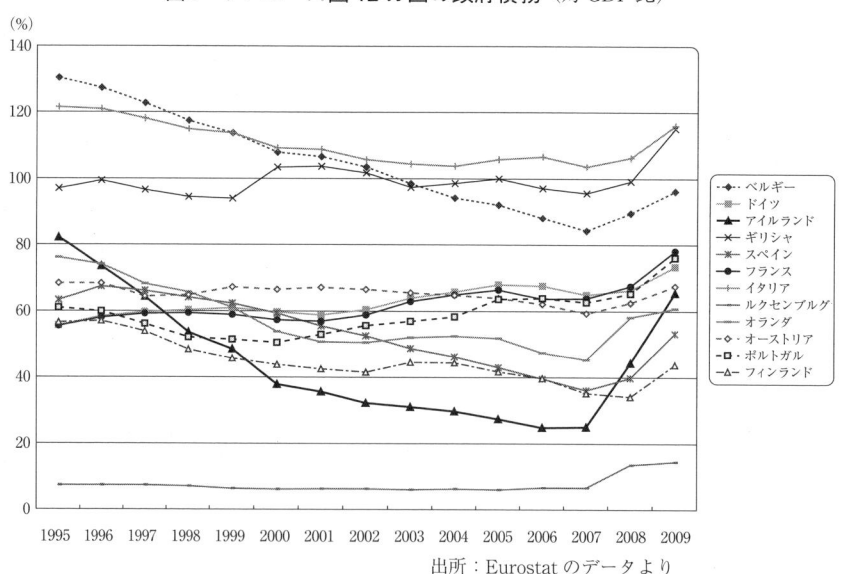

出所：Eurostat のデータより

13日に欧州委員会が欧州司法裁判所へ提訴したが，2004年7月に棄却の判決が出された。2005年3月20日には，「安定成長協定」が緩和され，財政赤字の算出からの除外項目を設置した。具体的には，東西ドイツの統一などの欧州統合のコスト，研究開発や雇用促進などの経済改革のコスト，年金改革コストを財政赤字の支出項目から除外されることとなった。

図7-4には，ユーロ圏諸国における政府債務の状況が示されている。収斂条件としてGDPに対して政府債務が60%以内であることが要求されているが，ユーロが導入された1999年においてベルギー，ドイツ，ギリシャ，スペイン，イタリア，オランダ，オーストリアの7カ国がGDPに対して政府債務が60%を超過していた。上述した世界金融危機時において金融部門への資金注入と景気対策のための財政刺激によって財政赤字が拡大し，その結果，各国において政府債務残高が2008年から2009年にかけて増大した。

◆3◆ 価格の収斂

経済通貨同盟が完成して，市場統合が進展したと言われるユーロ圏諸国においては，貿易取引が増大し，商品裁定取引が行われやすくなると考えられる。貿易取引上の障壁（関税及び非関税障壁）が除去されることによって，あるいは，通貨同盟において通貨交換費用や外国為替リスクが削減されると，ある商品を価格の安い市場で買い，それを価格の高い市場で売ることによってその価格差から利鞘を得ようとする商品裁定取引が自由に行われるはずである。商品裁定取引によって個々の経済主体に利潤の機会を与えることになるが，商品裁定取引による利潤の機会に気付いたすべての経済主体が商品裁定取引を行うと，相対的に価格の安い市場の価格が上昇し，相対的に価格の高い市場の価格が低下し，両者の価格は均等化することとなる。ここに一物一価の法則が成立することになる。

しかし，実際には，財・サービスの中には商品裁定取引が行われにくい非貿易財が含まれている。また，たとえ貿易可能な財・サービスであっても，完全競争状態にはないために，十分な商品裁定取引が行われないものもある。さらには，不完全競争状態の下で，企業が各国の市場における価格弾力性の相違に注目して，市場別の価格形成（PTM; Pricing To Market）を行うと，市場によって価格が異なることになる（Krugman・参考文献4）。さらに，価格乖離の原因と

第7章　経済通貨統合の現実

図7-5：ユーロ圏12カ国の最終消費財価格水準の比較（EU25カ国平均＝100）

	1995	1996	1997	1998	1999	2000	2001	2002	2003
平均	105.1	104.1	102.0	101.0	101.0	99.7	100.3	101.4	103.7
標準偏差	18.47	14.98	13.45	13.41	13.56	13.57	13.55	14.60	14.77
変動係数	0.176	0.144	0.132	0.133	0.134	0.136	0.135	0.144	0.142

出所：Eurostatのデータより

して，国によって流通構造が異なるために流通構造の非対称性が価格収斂の妨げとなっている可能性がある（Pelkmans・参考文献10）。

図7-5には，ユーロ圏各国の家計消費財・サービス価格水準が比較されている。この図では，EU25カ国の価格水準平均を100としている。また，図7-5の下には，ユーロ圏12カ国の消費財・サービス価格水準の平均値とともに，そのばらつきを表す統計量である標準偏差と変動係数が示されている。これらの図や統計量からユーロが導入される1999年に向かって価格の均等化あるいは価格の収斂が多少進んだことがわかる。しかし，ユーロ導入後，価格の収斂が進展せず，むしろ，価格の収斂とは逆行する傾向が見られる。

前述したように，価格の収斂を妨げているものに企業の不完全競争が考えられる。EEC条約第81条においては，共通市場と相反する行動を禁止する競争のルールが規定されている。具体的には，競争を妨害したり，制限したり，歪めることとなる協定（カルテルなど）が禁止されている。一方で，免除規定があ

り，生産・流通の改善や技術的・経済的進歩の促進に貢献すると同時に，その便益が消費者に公正に配分される行為については，許されている。また，第82条では，企業が共同市場で支配的地位を乱用することによって構成国間の貿易に影響を及ぼすならば，共同市場と相反すると規定している。それらには，不公正な価格，不公平な取引条件，顧客・供給者間の差別，供給や契約への制約が含まれている。さらに，第87条において，特定の企業や特定の財の生産を優遇することによって競争を歪めることになるような国家による補助金は共通市場と相反するとしている。しかしながら，生活水準が極端に低い地域の経済発展のための補助金など，いくつかの例外も認められている。

このように，EEC条約において競争促進を目的とした競争のルールが規定されている一方，様々な免除規定が存在し，それらが徹底した競争政策がEUにおいて行われない背景となっている。

◆4◆ 金利の収斂

経済通貨同盟によって，金融資本取引が国境を越えて自由に行われるようになり，金融資本市場において市場統合が進んでいる。また，単一通貨ユーロの導入によって，通貨交換費用や外国為替リスクが削減されたために，域内における国際金融取引が活発に行われるようになり，国境を越えた金利裁定取引が容易となった。国際金融資本取引における資本規制の撤廃とともに，ユーロの導入による通貨交換費用や外国為替リスクの削減は，域内の国際金融資本取引における障壁を撤廃することとなった。このように。国際的な金利裁定取引の障壁が撤廃されると，国際的に金利が均等化する傾向が高まる。

図7-6 a,b,cは，それぞれ，ユーロ導入（1999年1月1日）前後における1カ月物，1年物，長期国債の各国の対ドイツ金利差を表している。イタリアとスペインとポルトガルの対ドイツ金利差は1996年から1998年末にかけて一貫して縮小傾向にあった。アイルランドの対ドイツ金利差は，1998年後半になるまでは，拡大する傾向にあったが，1998年後半において急速に縮小した。その他の国については，フランスとフィンランドが1996年に対ドイツ金利差が縮小したが，その他は最初から金利差が小さかったために，際立った動きは見られない。

金利差が大きかったイタリア，スペイン，ポルトガル，アイルランドの対ドイツ金利差のユーロ導入の直前の動きについては，1カ月物金利については

第7章 経済通貨統合の現実

図7−6a：対ドイツ金利差（1カ月物）

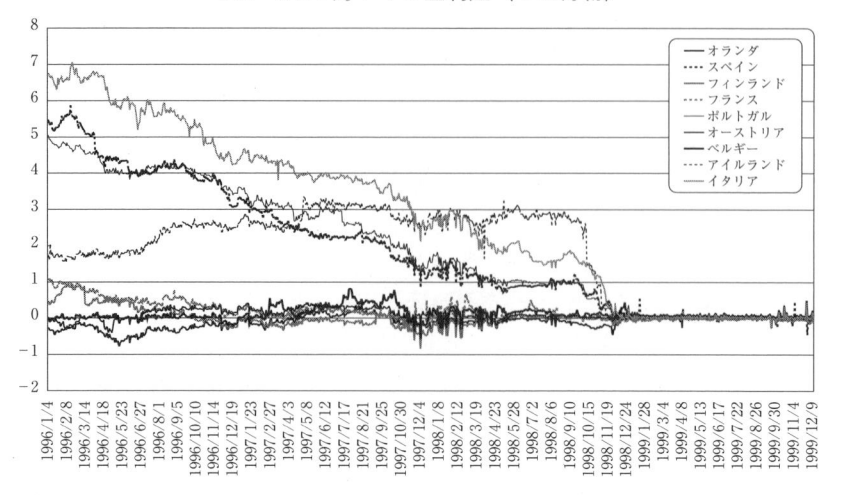

出所：小川・大野（2000〔参考文献7〕）、Datastream のデータより

図7−6b：対ドイツ金利差（1年物）

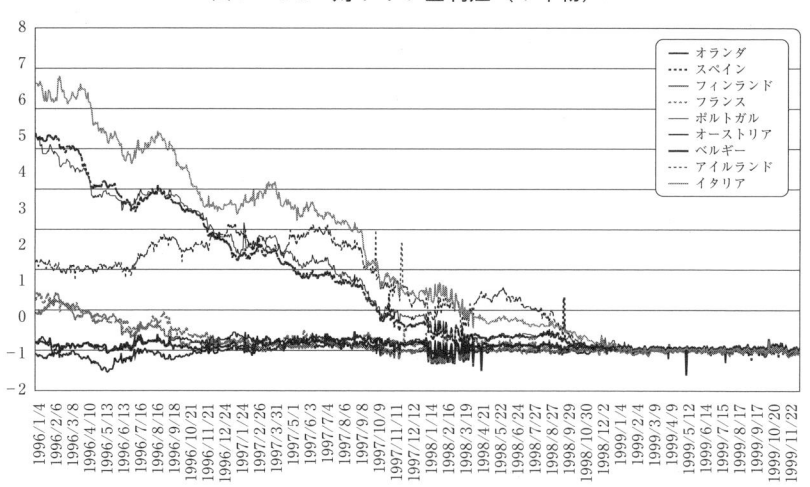

出所：小川・大野（2000〔参考文献7〕）、Datastream のデータより

◆4◆ 金利の収斂

図7-6c：対ドイツ金利差（長期国債）

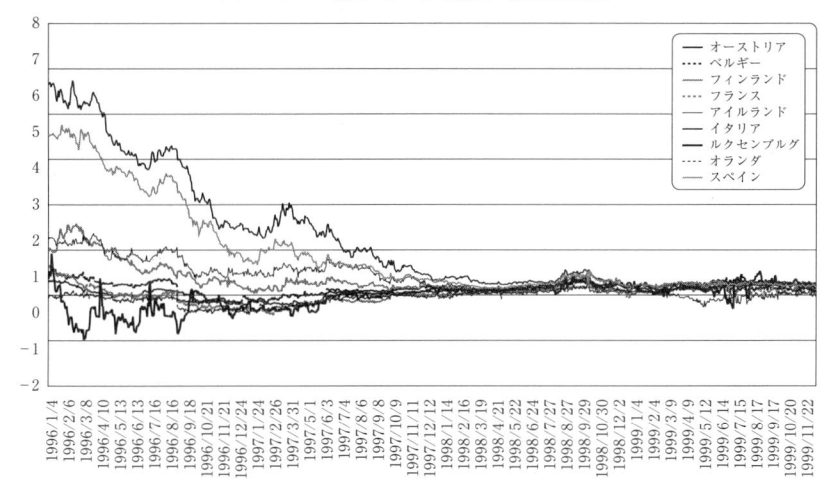

出所：小川・大野（2000〔参考文献7〕）、Datastreamのデータより

1998年10月から11月にかけて金利差が急速に縮小した。1年物金利については、アイルランドは1998年6月から11月にかけて、その他は1998年9月から11月にかけて金利差が縮小した。長期国債の対ドイツ金利差の動向を見ると、イタリア、スペイン、フィンランド、アイルランドで、1996年から1997年にかけて金利差の縮小傾向が見られた。1998年8月のロシア危機の影響を受けて1998年8月から10月にかけて長期金利差が若干拡大したが、その後、縮小の方向に向かった。

このように、通貨統合過程において、対ドイツ金利差が大きかった諸国では、徐々にその金利差が縮小し、そして1998年後半から金利の期間に対応して急速に金利差が縮小した。このような金利差の縮小の動きは、ユーロ導入の時期が近づくにつれて欧州通貨同盟に対する信認が高まり、予想為替相場変化率と外国為替リスク・プレミアムがゼロに近づいていったことを反映しているのであろう。

ユーロが導入された1999年においては、短期金利においてはその金利差はきわめて小さいものとなっている。一方、短期金利の金利差に比較して、長期金利の金利差が多少開いている。その理由として、1998年後半の急速な金利差の縮小が予想為替相場変化率と外国為替リスク・プレミアムがゼロに近づいて

いったことを反映していたことを考慮に入れると，予想為替相場変化率と外国為替リスク・プレミアムではなく，ソブリン・リスクやカントリー・リスクの相対的相違あるいは流動性の差を長期金利の金利差が反映しているのであろう。

◆5◆ 賃金の収斂

「単一欧州議定書」の下で，財・サービスや資本のみならず労働の自由な移動が保障される域内の国境がない地域として単一市場が形成され，1992年12月までにモノ，サービス，資本及び労働の市場を統合するために必要な法律がほとんど制定され，ECにおける市場統合が完成した。労働市場の統合が域内で進展すれば，賃金の安い国の労働者が賃金の高い国の労働市場へ移動して，賃金の安い国では労働者不足となって賃金が上昇する一方，賃金の高い国では労働者が過剰となって賃金が低下することを通じて，賃金が均等化されると考えられる。労働の自由な移動が保証されているならば，実際にはこのように労働が移動しなくとも，相互に賃金が影響し合うはずである。

図7-7は，ユーロ圏諸国の賃金率（1時間当たりの労働費用）を比較したもの

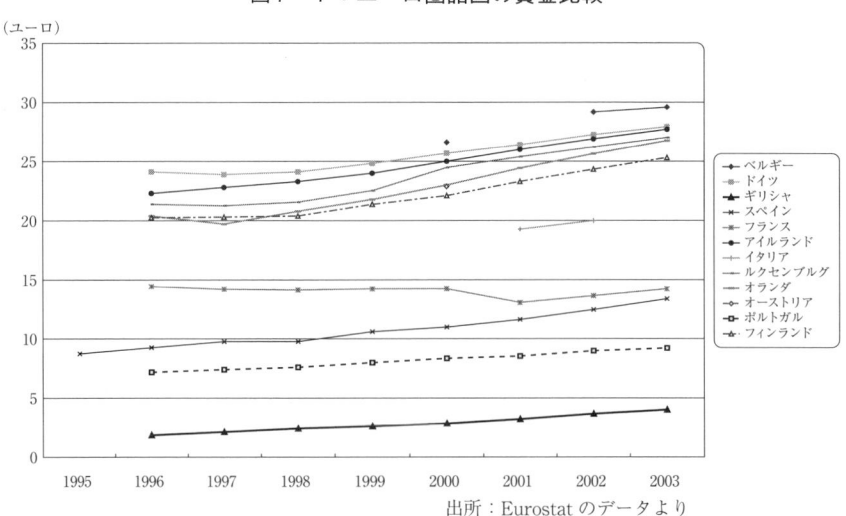

図7-7：ユーロ圏諸国の賃金比較

出所：Eurostatのデータより

である。ユーロ導入前の1996年においては，ユーロ圏諸国のなかで，ギリシャの賃金率が最低水準にあって，1.85ユーロであるのに対して，ドイツの賃金率が最高水準にあり，24.11ユーロであった。これらの賃金格差は13倍以上であった。ユーロ導入後の1993年においては，ギリシャの賃金率が最低水準にあって，4.01ユーロであるのに対して，ドイツの賃金率が27.93ユーロ，最高水準となったベルギーの賃金率が29.58ユーロである。ギリシャとドイツとの間の賃金格差は，1996年から2003年にかけて13倍以上から約7倍まで縮小したものの，しかし依然として大きな賃金格差が存在している。

　EEC条約第39条によって，労働者の自由移動は，共同体内において確保されると規定され，実際に1968年までに施行された。雇用や雇用条件などについて，構成国の労働者間での国籍に基づく差別を廃止することによって労働者の自由移動を達成しようとした。これは，外国人労働者が当該国における雇用や雇用条件などについて「内国民待遇」を受けることを意味する。この「内国民待遇」は，国籍に基づく内外労働者間の差別を廃止するものではあっても，必ずしも共同体内における労働者の自由移動を保証するものではない。労働者の自由移動は，社会的保護主義（social protectionism）と関係し，受入国監督制（host country-control）の下にあることを意味する（Pelkmans・参考文献10）。低賃金国の労働者が高賃金国の労働市場に移動して，参入しようとしても，移動してきた低賃金国の労働者に対しても高賃金国の労働者と同等の最低賃金などの雇用条件が課される。すなわち，高賃金国では最低賃金法が制約となって，低賃金国の労働者が最低賃金を下回って高賃金国の労働者よりも安い賃金で高賃金国の労働市場に参入することができない。このように，実質上，低賃金国の労働者が高賃金国の労働市場に自由に移動することが不可能な状態となっている。そのため，すでに通貨統合が完成したユーロ圏諸国間にあっても，賃金格差の縮小はほとんど進んでいない。

◆ 6 ◆ ギリシャ財政危機とその対応

　2009年10月の政権交代に伴って，ギリシャでは財政に関する統計処理の不備が発覚し，財政赤字の規模が上方修正された。2008年の対GDP比財政赤字が5％から7.7％へ，09年見通しは3.7％から12.7％（後に13.6％への再修正）へ上方修正された。公的債務の対GDP比も09年末で99.6％から115.1％へ上

方修正された。このような財政赤字の上方修正がギリシャ財政危機の発端となり，ギリシャ国債のソブリン・リスクが高まった。さらに，ギリシャから，ポルトガル，アイルランド，イタリア，スペインといった他のユーロ圏諸国へ財政危機が波及すると懸念されたことから，これらの国のソブリン・リスクが高まるとともに，これらの諸国の共通通貨としてのユーロが暴落した。ユーロ圏全体に占めるギリシャの経済規模（GDP）は2.7%にとどまるが，その影響はユーロ圏全域へ広がったことが特徴的であった。なお，上記5カ国の経済規模（GDP）は全体の35％程度に相当する。

　2010年5月に，ギリシャの財政危機に対処する措置としてユーロ圏諸国とIMFによる金融支援プログラム（総額1,100億ユーロ，内訳はユーロ圏諸国800億ユーロ，IMF300億ユーロ）が決定した。同時に，財政危機波及の対応策として「欧州安定メカニズム（ESM）」（いわゆる，欧州版IMF総額7,500億ユーロ，内訳はユーロ圏諸国5,500億ユーロ，IMF2,500億ユーロ）が創設されることとなった。これらは，IMFのコンディショナリティーが課されるとともに，EUが当該国の財政状況に対するサーベイランスを実施する。

　金融支援プログラムでは，(ⅰ)財政の持続可能性を回復すること，(ⅱ)対外競争力を高めること，そして，(ⅲ)金融部門の安定性のためにセーフガードを講ずることに焦点が当てられている。(ⅰ)財政の持続可能性の回復については，2013年までに具体的な方策によって財政健全化を図る。それによって，信認を強めて，市場アクセスを回復し，公的債務残高のGDP比を2013年以降，低下経路へ導く。(ⅱ)対外競争力の回復については，名目賃金引下げと費用削減と価格競争力向上のための構造改革を行い，投資・輸出主導の成長モデルにギリシャ経済を移行させる。また，経済における政府の透明性を改善し，その役割を小さくする。(ⅲ)金融部門の安定性のためのセーフガードについては，デフレに備えて，銀行の支払い能力問題に対処するセーフティ・ネットを拡大するために，金融安定化基金を設立する。ソブリン・リスクの高まりから発生する流動性問題を緩和するために，既存の政府の銀行流動性支援ファシリティを拡大する。これらは，IMFによるコンディショナリティと呼ばれる，金融支援のための条件である。ユーロ圏諸国は，IMFとともに金融支援を行うことによって，IMFによるコンディショナリティをギリシャ政府に課した。

　今回のギリシャ財政危機を教訓として，2010年12月のEU首脳会議において，ユーロ圏の金融安定化のための新たな枠組として「欧州安定メカニズム

◆ 6 ◆ ギリシア財政危機とその対応

(ESM)」の常設に向けてリスボン条約の改正案が合意された。リスボン条約に「ユーロ導入諸国はユーロ圏全体の安定を守るためのメカニズムを創設することができる。金融支援は厳格な条件の下で実施される」という文言が追加される。

　また，2011年12月のEU首脳会議において，英国とチェコを除く25カ国と間で財政安定同盟 (Fiscal Stability Union) に向けた動きについて基本合意がなされた。従来より財政規律を遵守させるために安定成長協定 (Stability and Growth Pact) が過剰財政赤字手続きを想定していたが，適用対象国（ギリシャなど）があったにもかかわらず，一度も適用されたことがなかった。そのため，財政規律を強化するために新しい財政ルールを含む財政協定 (Fiscal Compact) が制定される。そこには，景気変動に影響を循環的赤字を除いた，一般政府予算の構造的赤字についてGDPの0.5%以下に抑えることによって，財政収支を均衡させることを含んでいる。また，財政ルールを各国の憲法あるいはそれに相当する法律で規定する。さらに欧州委員会によってある国の財政赤字の上限超過が認められたならば，即時にユーロ圏諸国の反対がないかぎり自動的に過剰財政赤字手続きが適用される修正メカニズムが導入される。

　2012年2月2日，信用や金融安定を確保するなどを目的とするESMを創設する条約が署名され，同メカニズムが当初より1年早い2012年7月に発効することとした。2012年3月2日，英国とチェコを除く25カ国が財政規律を強化するための「財政協定」（「安定，協調および統治に関する条約」）に署名し，2013年1月の発効を目指すことになった。EU条約とEU運営条約との整合性のために，発効から5年以内に導入後の経験を踏まえて見直しを行い，同協定をEUの法的枠組みに統合することになっている。ESM条約は，2013年3月1日からの金融支援の提供は関係するESM加盟国が同財政協定を批准したことを条件としている。なお，ESMの発足を2013年7月から2012年7月に前倒することになったものの，ドイツ憲法裁判所における合憲の判決を待ったためにドイツでESM条約の批准が遅れたことによってESMの発足が実際には，遅れた。

　さらに世界金融危機と欧州財政危機における金融不安を踏まえて2012年12月13日に開催されたEU首脳会議において，単一破綻処理メカニズム (SRM) を導入することをめざした「銀行同盟」に向けた合意がなされた。また「銀行同盟」においては，欧州中央銀行 (ECB) に銀行監督を一元化する単一監督メカニズム (SSM) を導入することによって銀行部門の安定性を確保することをめざしている。

◆7◆ まとめ

　本章では，経済通貨同盟に加盟した国々においてどれほど通貨同盟参加のための収斂条件を満たすとともに，財・サービス市場，金融資本市場，労働市場において市場統合が進展したかを実際のデータを見ながら確認した。

　マーストリヒト条約において設定された通貨同盟参加のための収斂条件は，①調整消費者物価指数（HCPI）上昇率が最も低い3カ国の平均値＋1.5％以内であること，②為替相場は，少なくとも2年間，ERMの許容変動幅内にあって，切り下げがないこと，③インフレ率が最も低い3カ国の長期金利の平均値＋2％以内であること，④GDP（国内総生産）に対して財政赤字が3％以内であり，GDPに対して政府債務が60％以内であることであった。ユーロ導入後は関係しない為替相場の安定性を除く収斂条件については，必ずしもユーロ圏のすべての国々がこれらの条件を満たしていないことが明らかとなった。特に，「安定成長協定」によって財政規律を課しているにもかかわらず，その実効性に問題があった。そのため，財政規律を強化する「財政協定」が，英国とチェコを除くEU諸国間で合意され，2013年1月1日に発効した。

　1992年に完成した市場統合は，EU内に財の単一市場，サービスの単一市場，そして，資本と労働の自由移動という形で進められた。市場統合によって国際的な商品裁定取引や金利裁定取引が活発に円滑に行われるようになり，価格の均等化や金利の均等化が進むと考えられている。実際のデータを見てみると，ユーロ圏諸国間において，金利の収斂はユーロ導入時に急速に進んだものの，財・サービスの価格の均等化はあまり進んでいない。また，賃金率ついてもユーロ圏諸国間で最高水準の国と最低水準の国と間で依然としておよそ7倍の大きな賃金格差が残っている。

　これらの原因には，財・サービス市場における不完全競争下の価格の硬直性と労働市場における国際的な労働移動の問題が指摘できる。財・サービス市場においては，EEC条約に競争促進のために競争のルールが規定されているものの，競争制限や政府補助金を認める除外規定が存在する。実態的には徹底した競争政策が採られていない。また，実態的に域内における労働移動については，EEC条約における労働者の自由移動の規定が，国籍に基づく内外労働者間の差別を廃止する「内国民待遇」ではあっても，必ずしも共同体内における労

◆7◆ まとめ

働者の自由移動を保証するものではない。

＜参考文献＞

1. R. ボワイエ（山田鋭夫・植村博恭訳）『ユーロ危機——欧州統合の歴史と政策』（藤原書店，2013年）
2. Theo Hitiris, *European Union Economics*, Fifth ed., Prentice Hall, 2003.
3. Sahoko Kaji and Eiji Ogawa eds., *Who Will Provide the Next Financial Model: Asia's Financial Musde and Europe's Financial Stability*, Springor, 2013.
4. Paul R. Krugman, "Pricing to Market when Exchange Rate Changes," in S.W. Arndt and J.D. Richardson eds., *Real-Financial Linkages among Open Economies*, Cambridge: MIT Press, 49-70, 1987.
5. 久保広正＝吉井昌彦編著『EU統合の深化とユーロ危機・拡大』（勁草書房，2013年）
6. 小川英治『国際金融入門』（日本経済新聞社，2002年）
7. 小川英治・大野早苗「ユーロが欧州債券市場に与える影響——国際金融市場への影響の可能性」『ユーロ導入が国際金融資本市場に与える影響』（国際金融情報センター，2000年）
8. 小川英治「欧州ソブリンリスクとユーロ暴落」『世界経済評論』第54巻第5号（2010年）〔28-35頁〕
9. 小川英治「金融危機と欧州経済」櫻川昌哉＝福田慎一編『なぜ金融危機は起こるのか——金融経済のフロンティア』（東洋経済新報社，2013年）〔223-251頁〕
10. Jacques Pelkmans, *European Integration*, 2nd edition, Pearson Education, 1997（田中素香訳『EU経済統合——進化と拡大の総合分析』〔文眞堂，2004年〕）

# 第8章

◆EUの司法・内務◆

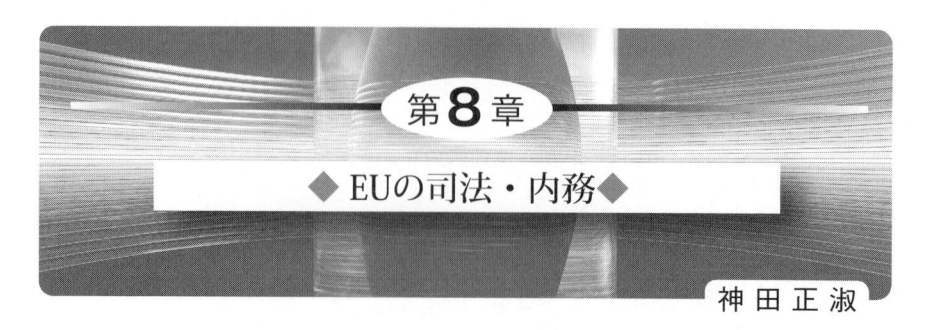

神田正淑

◆1◆ 自由・安全・司法の領域

　EU の機能に関する条約（the Treaty on the Functioning of the European Union, 以下「TFEU」ともいう。）第5編において，「自由・安全・司法の領域（Area of Freedom, Security and Justice）」について規定されている。EU 条約第3条第2項において，EU は，「域外国境管理，庇護，移民，犯罪防止・対策に関する適切な措置と共に，人の自由移動が保障された域内国境のない自由・安全・司法の領域」を EU 市民に対し提供すると規定して，「自由・安全・司法の領域」をいわば定義している。

　この「自由・安全・司法の領域」と「司法・内務（Justice and Home Affairs）」は，実質的には同義であり，この分野の閣僚が集う EU 理事会は，司法・内務理事会と呼ばれている。

　なお，かつて，EU の司法・内務協力のうち，「警察・刑事司法協力」については，「第3の柱」と呼ばれ，経済分野や移民・庇護の分野とは異なる意思決定の手続を採っていたが，2009年12月のリスボン条約発効により，それまで存在していた柱構造が消滅し，原則として区別する必要がなくなった。

　司法・内務は，各加盟国の主権にかかわる面が大きい一方，EU 市民の安心できる生活に直結することから，EU レベルで対応する必要性もあり，EU にとって重要な分野である。長年，司法・内務の分野は，1人の欧州委員が担当してきたが，2010年2月にスタートした第2次バローゾ欧州委員会より，司法・基本的権利・市民権担当と内務担当の2人の欧州委員が任命され，この分野を担当することになったこと，これまで1つの総局が所掌していたところ，同年7月より，司法総局と内務総局の2つの総局ができたこと，司法・内務理事会のみならず，司法・内務分野の非公式の閣僚会合を併せると，近年，ほぼ毎月の

104

ように，加盟国の司法相・内相らが集まっていることなどからも，司法・内務分野のEUにとっての重要性が見て取れる。

◆2◆ 司法・内務分野の立法手続等

① 立法手続

司法・内務分野の立法手続に関しても，他の単一市場におけるルールと同様，原則として，「通常立法手続」，すなわち，欧州委員会が提案し，EU理事会が特定多数決により，欧州議会が単純多数決により，それぞれ共同して採択する (TFEU第289条，第294条)。

しかし，リスボン条約発効による「柱構造」の消滅以後も，いくつかの例外がある。まず，警察・刑事司法協力の分野については，欧州委員会が提案権を独占しているわけではなく，加盟国の4分の1による発議権も認めている (TFEU第76条)。また，EU理事会が全会一致 (欧州議会への諮問) で意思決定するものとして，旅券・身分証明書・滞在許可証等に関する規定 (TFEU第77条第3項)，家族法 (TFEU第81条第3項)，警察当局のオペレーション協力 (TFEU第87条第3項) が挙げられる。

② 英国・アイルランド，デンマークの立場

英国及びアイルランドは，司法・内務分野の立法等の措置の採択に参加せず，よってそれらの措置の拘束も受けないのが原則である (自由・安全・司法の領域に係る英国とアイルランドの立場に関する議定書 (No.21) 第1条，第2条)。しかしながら，両国は，提案発表後3カ月以内に理事会議長に対し書面で通知することにより，司法・内務分野の措置の採択に参加して，その適用を受けることもできる (同議定書第3条)。また，採択後であっても，当該措置を受け入れる旨理事会および欧州委員会に通報して手続を進め，適用を受けることができる (同議定書第4条)。このように英国及びアイルランドには，選択的離脱 (オプトアウト)・選択的加入 (オプトイン) が認められている。

これに対し，デンマークは，司法・内務分野の立法等の措置の採択に参加することができず，よってそれらの措置の拘束も受けないが，英国・アイルランドのように柔軟に選択的加入ができるわけでもない (デンマークの立場に関する議定書 (No.22) 第1条)。司法・内務の分野のうち，シェンゲン・アキ (シェン

ゲン協定，シェンゲン実施協定及びこれらを実施するための関連法令の総称）の提案については，6カ月以内にデンマークが国内法上の措置を講じるかどうかを決定し，講じた場合には，デンマークと他の加盟国との間に，国際法上の義務を創設することになる（同議定書第4条）。デンマークが司法・内務分野のEU法上の措置の採択に参加することは現時点ではできないが，デンマークには，憲法上の要請を満たすことにより，英国・アイルランドと同様の規定を導入する道が残されている（同議定書第8条）。この司法・内務協力の留保撤廃は，ユーロ加入，防衛協力等と同様，現時点では国民投票事項とされており，デンマークにとって政治的に機微な問題となっている。

なお，司法・内務分野の特定のEU法がこれらの国に適用されるかどうかは，通常，当該EU法の前文・理由付けの中に明記されている。

◆3 欧州司法裁判所との関係

リスボン条約の発効による「柱構造」の消滅は，司法・内務分野につき，欧州司法裁判所との関係でも変革をもたらした。

まず，欧州司法裁判所は，警察・刑事司法協力も含めて司法・内務分野の先決裁定（TFEU第267条）が一般的にできるようになった。

また，条約義務違反手続（TFEU第258条～第260条）についても，警察・刑事司法協力を含めて司法・内務分野一般について適用されることとなった。これまで警察・刑事司法協力の分野のEU法は，加盟国が国内立法を整備しなくても，履行確保のための措置を講じることができなかったが，今後は，手続を踏むことにより欧州司法裁判所に提訴することもでき，履行確保のより一層の促進が期待される[1]。

◆3◆ 司法・内務分野の多年次プログラム

EUは，司法・内務の分野について，次の5年間にどのような立法その他の施策を進めていくか，その計画の指針を発表している。1999年10月に「自由・安全・司法の領域」の創設に関する欧州理事会がフィンランドのタンペレで開催

---

(1) なお，経過規定に関する議定書（No.36）第10条により，リスボン条約発効前に採択された警察・刑事司法協力の分野の措置に関しては，同条約発効後5年間は，これまでと同様の措置を講じることとされている。

され，そこでタンペレ・プログラム（1999年～2004年）が採択され，ハーグ・プログラム（2004年～2009年）を経て，2009年12月欧州理事会で採択されたストックホルム・プログラム（2010年～2014年）と続いている[2]。ストックホルム・プログラムには，司法内務全般のあらゆる事項が網羅的に掲げられており，これを見ると，EUが近い将来，司法・内務分野において何を実現させようとしているのかを知ることができる。

この司法・内務分野の多年次プログラムは，EUの機能に関する条約第68条に基づいて，欧州理事会によって採択される。そして，プログラムの内容を実現すべく，欧州委員会が行動計画を策定し，具体的に作業を進めていくことになる[3]。

「自由・安全・司法の領域」は，EUの機能に関する条約において，総則規定の後，「国境審査，庇護・移民」，「民事司法協力」，「刑事司法協力」，「警察協力」の章を設けて規定されているので，以下，それぞれについて概観する。

◆4◆ 国 境 審 査

① シェンゲン領域

シェンゲン協定については，欧州への渡航者を中心に我が国においてもその名が知られつつある。シェンゲン領域内であれば，国境を通過するに際し，旅券を提示するなどしての国境審査がなく，これはEU市民のみならず，我が国のような非EU国民であっても同様なのである。例えば，ベルギーからフランスへ移動するとき，陸路・空路を問わず，国境審査を受けることはない（ただし，国境付近において，警察当局・国境警備当局が不審者等に対し，職務質問して旅券等身分証明書の提示を求めることはあるが，これは国境における出入国審査とは別ものである）。

シェンゲン協定は，参加国の域内国境の管理撤廃を主たる目的とし，域内の自由移動や，査証の取扱いを含めた域外との共通国境管理政策，警察協力等に

---

[2] ストックホルム・プログラムは，OJ 2010 C115/1 参照。
[3] ストックホルム・プログラムの行動計画は，2010年4月20日，欧州委員会により発表された（COM (2010) 171, COMMUNICATION Delivering an area of freedom, security and justice for Europe's citizens − Action Plan Implementing the Stockholm Programme）。

ついて規定している。1985年6月，ドイツ・フランスと国境を接するルクセンブルクのシェンゲンにおいて，ベルギー，ドイツ，フランス，ルクセンブルク及びオランダの5カ国により，域内国境審査を徐々に廃止していくことに合意したシェンゲン協定が署名された。そして，1990年6月，シェンゲン実施協定が署名され，1995年3月に発効して域内国境審査の撤廃・人の自由移動を実現させた。

そして，1999年5月，アムステルダム条約の発効に伴い，シェンゲン・アキはEUの枠組に統合されることとなった（シェンゲン・アキのEUの枠組への統合に関する議定書（No.19））。2007年12月のシェンゲン領域の大規模な拡大を経て，2013年7月時点で，英国，アイルランド，キプロス，ブルガリア，ルーマニア，クロアチアを除くEUの22カ国，ノルウェー，アイスランド，スイス，リヒテンシュタインの非EU4カ国，合計26カ国において，域内国境審査が撤廃されている。

英国・アイルランドは，シェンゲン・アキの規定への参加を要請して，EU理事会での決定を得れば参加できる（上記議定書（No.19）第4条）。両国は，域内国境審査の撤廃には参加していないが，例えば，逮捕状の出ている者や入国禁止措置がとられている者といった「人」や盗難車，銃器等の「物」の情報を共有しているシェンゲン情報システム（SIS）には参加している。

キプロス，ブルガリア，ルーマニア，クロアチアについては，それぞれの加盟議定書において，シェンゲン評価手続に従って必要な条件を満たした後，欧州議会の諮問を経て，理事会において，シェンゲン参加国の全会一致でシェンゲン・アキのすべてについて発効させることになる（シェンゲン・アキのEUの枠組への統合に関する議定書第2条，2003年加盟議定書第3条，2005年加盟議定書第4条，2011年加盟議定書第4条）。

シェンゲン協定は，域内国境の審査を撤廃し，単一の域外国境を創設した。そして，域外国境管理についての共通ルール，共通査証政策，警察・司法協力，シェンゲン情報システムを確立し，より一層高めようとしている。域内国境審査の廃止とそれに伴う人の移動の自由は，域内市場の発展にとっても基盤となるものである。

❷ 国境管理・査証（シェンゲン・アキ）

EUは，国境管理・査証の分野において，①域内国境を通過する際，国籍を問

◆4◆ 国境審査

わず管理をなくすことの確保, ②域外国境を通過する者の審査および効率的な監視の実施, ③域外国境の統合された管理システムの段階的導入のために, その政策を発展させなければならない（TFEU第77条第1項）。その目的を達成するため, EUは, 査証その他短期滞在許可に関する共通政策, 非EU国民が短期間EU内を自由に渡航する条件, 域外国境の統合された管理システム導入に必要な措置等を講じていく（同条第2項）。

まず,「シェンゲン国境規程」（Schengen Borders Code）[4]により, 域内・域外の国境を通過する際のルールが定められており,「査証規程」（Visa Code）[5]により, 加盟国の短期滞在査証・通過査証発行の条件・手続について定められている。

また, 短期滞在の査証を免除する非EU国民については, 規則でリストを定めており[6], 日本も短期滞在の査証免除リストに掲載されている。他方, EUは, 査証免除の相互主義を求めており, EU加盟国の中に査証免除措置を講じていない国がある米国やカナダ等に対し, EUとして当該加盟国の国民への査証免除を強く求めている。これは, EU市民の間に不平等があってはならないとの原則に加え, EUの結束（solidarity）を示すいい機会となっており, EUとして交渉したことにより査証免除が実現すると, 更にその結束が強まるのである。

さらに, 国境管理の面では, ワルシャワに本拠を置く域外国境管理庁（FRONTEX）[7]がオペレーション協力を管理しており, 加盟国当局間の国境管理のオペレーションを調整しているところ, このFRONTEXの強化は, 首脳

---

[4] 規則No.562/2006, OJ 2006 L105/1。その後, 改正が重ねられ, 改正を反映した統合版の最新版は, 次のサイトから入手可能である。
http://eur-lex.europa.eu/LexUriServ/LexUriServ.do?uri=CONSLEG:2006R0562:20100405:EN:PDF

[5] 規則No.810/2009, OJ 2009 L243/1。その後, 改正が重ねられ, 改正を反映した総合版の最新版は, 次のサイトから入手可能である。http://eur-lex.europa.eu/LexUriServ/LexUriServ.do?uri=CONSLEG:2009R0810:20120320:EN:PDF

[6] 規則No.539/2001, OJ 2001 L81/1。その後, 改正が重ねられ, 改正を反映した統合版の最新版は, 次のサイトから入手可能である。
http://eur-lex.europa.eu/LexUriServ/LexUriServ.do?uri=CONSLEG:2001R0539:20110111:EN:PDF

[7] European Agency for the Management of Operational Cooperation at the External Borders of the Member States of the European Union。設立根拠は, 規則No.2007/2004, OJ 2004 L349/1であり, その後, 規則No.863/2007, OJ 2007 L199/30及び規則No.1168/2011, OJ 2011 L304/1により改正されている。

レベルの欧州理事会の結論文書においても取り上げられている[8]。今後の国境管理として、査証の要否を問わず短期滞在の非 EU 国民の入出国日時・場所をバイオメトリクス情報と共に登録することでオーバーステイ対策を図ろうとする「入国・出国システム（entry/exit system）」、米国で既に導入されている電子渡航認証システム等が EU レベルで検討されている[9]。

◆ 5 ◆ 移民・難民（庇護）

① 難民（庇護）

EU は、難民（庇護）の分野において、国際的保護を求める非 EU 国民に適切な地位を提供し、個人を再び迫害を受けかねない地域に追放・送還することを禁止するノン・ルフールマンの原則遵守を確保するため、庇護、補助的保護（subsidiary protection）、暫定的保護に関する共通政策を発展させなければならない（TFEU 第 78 条第 1 項）。共通欧州庇護制度（Common European Asylum System）のための措置を講じていくことになる（同条第 2 項）。

現在、1990 年のダブリン条約を EU 法に置き換えた「ダブリン II 規則」[10]により、庇護申請を審査する責任を負う加盟国を決定する基準を定めており、「庇護地漁り」を防止するとともに、庇護申請の審査が 1 つの加盟国で行われることを確保している。さらに、加盟国をして、当該庇護申請者が既に他の加盟国で庇護を申請していないか、不法に入国してきた者でないかを指紋によって突き止めることを可能とするユーロダック（Eurodac）システムがある[11]。

今後、共通欧州庇護制度創設の第 2 段階を進めるべく、① 必要とする者が庇護へアクセスできることの保障、② 共通庇護手続の提供、③ 庇護および補助的保護の同一地位の創設、④ 性差の問題、脆弱な人々の状況の考慮、⑤ 実務的問題の加盟国間の協力強化、⑥ 加盟国の責任を決定するルールと結束を支援する

---

[8] 2009 年 6 月および 10 月の欧州理事会において、イタリア、マルタ、ギリシャ、キプロスの地中海の加盟国に不法移民の流入が集中している問題との関連で取り上げられた。

[9] COM (2008) 69, COMMUNICATION Preparing the next steps in border management in the European Union 及び COM (2011) 680, COMMUNICATION Smart borders - options and the way ahead.

[10] 規則 No.343/2003, OJ 2003 L50/1。その後、規則 No.1103/2008, OJ 2008 L304/80 により改正されている。

[11] 設置根拠は、規則 No.2725/2000, OJ 2000 L316/1。

メカニズムの提供，⑦庇護と国際的保護に関連する政策の間の一貫性の保障を内容としたコミュニケーション（政策指針文書）が発表されている[12]。このうち，情報交換や好事例の蓄積等により加盟国の庇護当局間の実務協力を強化するための「欧州庇護支援事務所」の設置規則が成立しており[13]，マルタに設置され，業務を開始している。

❷ 移　民

　EUは，あらゆる段階において，移民流入の効率的な管理，加盟国に合法的に滞在する非EU国民の公平な取扱い，不法移民・人身取引の防止およびより一層強化した対策を目的とした共通移民政策を発展させなければならない（TFEU第79条第1項）。その目的を達成するために，①長期滞在の入国・滞在の条件，加盟国が発行する長期査証・滞在許可の基準（家族再会を含む），②加盟国に合法的に滞在する非EU国民の権利の明確化（移動の自由，他の加盟国への滞在の条件を含む），③不法移民・権限のない滞在（unauthorised residence）（権限のない滞在者の退去・送還を含む），④人身取引（特に女性・児童）対策の分野について措置を講じていく（同条第2項）。

　共通移民政策に関しては，2008年6月，欧州委員会がコミュニケーション（政策指針方針）を発表しており[14]，その序文の中で，EUへの移民流入は現実であるとし，高齢化する欧州において，移民のEU経済への潜在的な貢献は重要であること，域内国境のない開かれた欧州において，1加盟国のみで移民を管理することはできないこと，移民の潜在的可能性の積極面は社会への統合が実現して初めて成功することなどが指摘されている。また，同年10月，欧州理事会が「移民と庇護に関する欧州協約」を採択した[15]。この協約は，法的拘束力のない政治的文書であるが，欧州理事会の首脳レベルで共通移民政策の方向性をまとめたものとして意義がある。協約においては，①各加盟国により決定された優先事項，需要及び受入能力を考慮した合法移民（legal migration）の組織化，移

---

[12]　COM (2008) 360, COMMUNICATION Policy plan on asylum an integrated approach to protection across the EU.

[13]　規則 No.439/2010, OJ 2010 L132/11。

[14]　COM (2008) 359, COMMUNICATION A Common Immigration Policy for Europe: Principles, actions and tools.

[15]　Council of the European Union, 13440/08 ASIM 72, European Pact on Immigration and Asylum.

111

民の社会的統合の促進, ② 不法移民を送出国あるいは通過国に確実に送還することによる不法移民の統制, ③ より効果的な国境管理, ④「庇護の欧州」の建設, ⑤移民の送出国・通過国との包括的なパートナーシップの構築, 人口移動と開発との相乗作用の促進を掲げ, それぞれについて具体的な施策に言及している。

EUは, 高齢化社会を迎えるに当たり, 労働力として合法移民を念頭に置いており, EUを米国や豪州に負けないような, 移民労働者にとって魅力ある場にしようとしている。特に, 高熟練労働者を引きつけるべく, ブルーカード指令を採択した[16]。これは高熟練労働者に対し,「EUブルーカード」と呼ばれる特別な滞在・労働許可証を発行する迅速な手続を設け, ブルーカード所持者の労働市場へのアクセスを容易にするとともに, 一連の社会的経済的権利を付与し, 家族との再会やEU全体の移動につき, より有利な条件を与えるものである。その他, 合法移民については, 企業内転勤者や季節労働者等の滞在条件等の法整備を進めようとしている。また, 移民の社会的統合は, EUの合法移民政策の成功の鍵であるとし, 社会的統合にも力を入れている[17]。

他方, 不法移民に対しては, その人権に配慮しつつも, 厳格に対処しようとしている。特に, 地中海沿岸諸国へのアフリカからの不法移民の流入が, 時にその途上で不法移民が生命の危険にさらされることも含めて問題になっている。不法移民対策のEU法としては, 例えば, 不法移民を本国に送還するに当たって共通の基準・手続を加盟国に提供する「送還指令」を採択していることが挙げられる[18]。

EUは, 人身取引については, その目的が性的搾取と労働とを問わず, 基本的権利の侵害であると認識しており, 特に女性や児童といった脆弱な人々に影響を及ぼすことから, これらの者の保護に焦点を当てて対策を講じている。人身取引対策の加盟国の法制の近似化 (approximation) を図るため, 2002年に枠組決定が採択され, その後, これに置き換わる「人身取引の防止・対策および被

---

[16] 指令2009/50/EC, OJ 2009 L155/17。

[17] 2007年5月10日付け社会的統合に関する欧州委員会プレスリリース (IP/07/650) 参照。当時のフラッティーニ欧州委員会副委員長が「Integration must be a key part of the EU's legal immigration policy. There can be no immigration without integration.」と述べている。

[18] 指令2008/115/EC, OJ 2008 L348/98。

害者保護指令」が採択された[19]。また，人身取引対策における EU 機関，加盟国，国際機関との調整も含め，全体的な政策オペレーションを担う人身取引対策調整官（Anti-Trafficking Coordinator）を新設した[20]。

◆6◆ 民事司法協力

　EU は，裁判および裁判外の決定の相互承認原則に基づいて，国境をまたいだ民事司法協力を発展させていかなければならず，この民事司法協力については，加盟国の法・規則の近似化を図るための措置の採択も含まれる（TFEU 第81条第1項）。その目的を達成するため，特に域内市場の適切な機能に必要なとき，① 裁判および裁判外決定の加盟国間の相互承認・執行，② 裁判所および裁判外の文書の越境サービス，③ 準拠法や裁判管轄に関する加盟国の適用法の親和性（compatibility），④ 証拠取得の協力，⑤ 司法への効果的なアクセス，⑥ 民事手続の適切な機能の障害除去，必要であれば加盟国で適用される民事手続法の親和性の促進，⑦ 裁判外紛争解決手段の発展，⑧ 裁判官および裁判所職員の研修の支援，の確保を目的とした措置を通常立法手続で採択する（同条第2項）。この民事司法協力の分野においては，例えば，EU 加盟国の民商事事件の裁判権および相互承認・執行に関する規則[21]，欧州支払命令に関する規則[22]等が採択されている。

　国境をまたいだ家族法に関する措置については，通常立法手続ではなく，欧州議会の諮問を経た後，EU 理事会の全会一致で採択される（TFEU 第81条第3項）。全会一致を得られなくとも，少なくとも9カ国がまとまれば，その参加

---

[19] 枠組決定 2002/629/JHA，OJ 2002 L203/1，新しい指令は，2011/36/EU，OJ2011 L101/1。なお，枠組決定は，リスボン条約発効前の「第3の柱」である警察・刑事司法協力の分野の法形式の1つであり，加盟国間の法・規則の近似化を目的とし，達成すべき結果は加盟国を拘束するが，その実施は加盟国に委ねられている。

[20] 2010年12月14日，Ms. Myria Vassiliadou が任命された（欧州委員会プレスリリース（IP/10/1715）参照）。

[21] 規則 No.44/2001 OJ 2001 L12/1。その後，改正が重ねられ，改正を反映した統合版の最新版は，次のサイトから入手可能である。
http://eur-lex.europa.eu/LexUriServ/LexUriServ.do?uri=CONSLEG:2001R0044:20120314:EN:PDF

[22] 規則 No.1896/2006，OJ 2006 L399/1, OJ 2007 L18/11。その後，欧州委員会規則 No.936/2012.OJ 2012 L283/1 により改正されている。

国に当該施策を導入できる強化された協力（enhanced cooperation）という制度があるが，EUにとって，最初の強化された協力は，この家族法の分野である国際離婚の裁判準拠法に関する規則であり，まずは，14の加盟国で進めることとなった[23]。

◆7◆ 刑事司法協力

❶ 刑事司法協力の施策

EUの刑事司法協力は，裁判および司法的決定の相互承認の原則に基づき，加盟国の法・規則の近似化が含まれていなければならない。そして，その目的を達成するため，通常立法手続により，①あらゆる形式の裁判・司法的決定のEU全体での承認を確保するための規則・手続の整備，②加盟国間の裁判管轄競合の防止・解決，③裁判官および裁判所職員の研修の支援，④刑事手続および決定の執行に関連しての加盟国の司法当局等間の協力の便宜，のための措置を採択する（TFEU第82条第1項）。これまでの刑事司法分野の相互承認の成功例として，欧州逮捕状が挙げられる[24]。ある加盟国の欧州逮捕状の発付という司法的決定を相互承認しているからこそ，他の加盟国の当局による逮捕状の執行・犯人の引渡しを実現できるのである[25]。

裁判・司法的決定の相互承認および越境の側面を有する警察・刑事司法協力の便宜を図るために必要な限りにおいて，加盟国間の法的伝統や制度を考慮に入れつつ，最低限の共通のルールを指令により採択する。その中には，①加盟国間の証拠能力の相互の許容性，②刑事手続における個人の権利，③犯罪被害者の権利，④EU理事会が全会一致の決定をもって予め明らかにした刑事手続のその他の特定事項が含まれる（TFEU第82条第2項）。

また，共通の根拠をもって対策を講じていく必要のある越境犯罪のとりわけ

---

[23] 2010年7月12日付け欧州委員会プレスリリース（IP/10/917），規則No.1259/2010, OJ 2010 L343/10参照。

[24] 枠組決定2002/584/JHA, OJ 2002 L190/1。その後の改正を反映した統合版の最新版は，次のサイトから入手可能である。
http://eur-lex.europa.eu/LexUriServ/LexUriServ.do?uri = CONSLEG: 2002F0584: 20090328:EN:PDF

[25] 欧州委員会は，2007年に欧州逮捕状に関する評価報告書（COM（2007）407）を発表し，2011年にその後の実施状況に関する報告書（COM（2011）175）を発表している。

◆ 7 ◆ 刑事司法協力

重大犯罪について，犯罪の定義と制裁に関する最低限の共通のルールを確保すべく指令を採択することとし，その犯罪の領域としては，テロ，人身取引・女性・児童の性的搾取，違法薬物取引，違法武器取引，マネー・ローンダリング，汚職，支払手段の偽造，コンピューター犯罪および組織犯罪が挙げられている（TFEU 第83条第1項）。例えば，テロ犯罪に関して枠組決定により定義等の最低限の共通のルールを定めている[26]。

仮に加盟国間の刑事法・規則の近似化（approximation）がこの分野の EU の政策の効果的実施の確保にとって必要不可欠であることを証明した場合，調和化（harmonisation）の措置を講じ，指令により犯罪の定義や制裁に関する最低限の共通ルールを定める（同条第2項）。なお，加盟国の犯罪の調和化を除いて，犯罪予防の分野における加盟国の活動を促進・支援する措置を採択することもできる（TFEU 第84条）。

なお，EU は，非 EU 諸国との間でも刑事司法の分野における協力を強化しており，例えば，刑事事件の捜査・訴追に必要な証拠の提供等の共助に関連する刑事共助協定については，米国と既に締結しているほか，日本との協定も2011年1月に発効した[27]。

❷ ユーロジャスト

ユーロジャストは，1999年のタンペレ・プログラムにおいて言及され，EU 理事会事務局内での暫定的な活動（Pro-Eurojust）を経て，2002年2月に理事会決定（ユーロジャスト設立決定）[28]により設立された刑事司法協力の調整組織であり，オランダのハーグに拠点を置いている。ユーロジャストは，基本的権利・自由を遵守しながら，2カ国以上の加盟国の領域に及ぶ捜査・訴追活動の最善の調整を図り，重要犯罪対策を促進していく役割を担っている。ユーロジャストは，各加盟国から一人ずつのナショナルメンバーで構成され，いずれも経験豊富な裁判官，検察官等が選ばれており，カレッジ（合議体）として活動している。2008年には，新しいユーロジャスト設立決定[29]が採択され，ユーロジャス

---

[26] 枠組決定 2002/475/JHA, OJ 2002 L164/3。その後，枠組決定 2008/919/JHA, OJ 2008 L330/21 により改正されている。

[27] 米 EU 刑事共助協定は，OJ 2003 L181/34，日 EU 刑事共助協定は，OJ 2010 L39/20 をそれぞれ参照。

[28] 決定 2002/187/JHA, OJ 2002 L63/1。

115

トのオペレーション能力の強化が図られた。非EU諸国とも協力関係を強化しており、ノルウェー、米国がユーロジャストにリエゾン・マジストレイト（連絡司法官）を配置しているほか、日本を含めユーロジャストとのいわゆる連絡窓口（contact point）を有している国も数多くある。

ユーロジャストは、EUの機能に関する条約にも規定されており、その任務は、二カ国以上の加盟国に影響を与える、あるいは、共通の基盤をもって訴追することが必要である重要犯罪に関連し、加盟国の捜査・訴追当局間の調整・協力を支援・強化することにあり、これらは加盟国の当局やユーロポールによるオペレーション協力や情報提供に基づいて実施される。そして、通常立法手続で規則により、ユーロジャストの構造・オペレーション・活動分野・任務が定められる（TFEU第85条第1項）。

さらに、リスボン条約の発効により、欧州検察官（European Public Prosecutor）誕生の可能性が出てきており、その事務所はユーロジャストから設立することとされている（TFEU第86条第1項）。まずは、EUの財政的利益に影響を与える犯罪を対象としており、欧州議会の同意とEU理事会の全会一致が必要とされている。欧州検察官となると、加盟国の主権との関わりが強く、EU理事会の全会一致が得られるまでには、長い道のりとなることが予想される。欧州委員会の一総局でありながら独立性を有し、EUの財政的利益に関わる不法活動を調査している欧州不正対策局（OLAF）との関係の整理も必要となってこよう[30]。なお、欧州理事会の全会一致により、欧州検察官の対象を越境重要犯罪にまで拡大することもできるような規定となっている（同条第4項）。

◆8◆ 警察協力

1 警察協力の施策

EUは、警察、税関、その他の犯罪予防・探知・捜査に関連するその他特別な

---

(29) 決定2009/426/JHA, OJ 2009 L138/14。この改正を反映した統合版は、次のサイトから入手可能である。http://eur-lex.europa.eu/LexUriServ/LexUriServ.do?uri=CONSLEG:2002D0187:20090604:EN:PDF

(30) 欧州委員会決定（1999/352/EC, ECSC, Euratom, OJ 1999 L136/20）により欧州委員会内に設立されたものであり、同決定第2条において、「詐欺（fraud）・汚職その他共同体の財政利益に悪影響を与える不法活動」に対処することがその任務とされている。

◆8◆ 警察協力

法執行機関を含むすべての加盟国の権限ある当局を関与させた警察協力を確立させなければならない（TFEU 第 87 条第 1 項）。その目的を達成するため，通常立法手続により，①関連情報の収集・蓄積・処理・分析・交換，②職員の研修支援，職員の人事交流・装備・犯罪探知への研究に関する協力，③重要な組織犯罪の探知に関連する共通の捜査技術に関する措置等を採択することができる（同条第 2 項）。なお，加盟国の当局間のオペレーション協力については，EU 理事会の全会一致により採択される（同条第 3 項）。

例えば，警察・税関等の加盟国の法執行機関が効率よくより簡潔な方法で情報交換できるようにするための枠組決定が採択されているほか[31]，警察・刑事司法協力の枠組における個人情報の保護に関する枠組決定が採択されている[32]。

❷ ユーロポール

ユーロポールは，犯罪情報を取り扱う EU の法執行機関である。その目的は，あらゆる重大国際組織犯罪やテロの防止・対策に当たり，加盟国の権限ある当局間の効果的な協力をよりよいものとすることにある。ユーロポールの任務は，標的となる犯罪組織に重点を置いて，組織犯罪・テロに対する EU の法執行活動に重要な貢献をしている。

ユーロポールは，1992 年 2 月にその設立が合意され，1994 年 1 月から，ユーロポール薬物ユニットという形式で薬物関連犯罪に限定してオペレーションを開始した。1998 年 10 月，全加盟国により批准されたユーロポール協定（Europol Convention）が発効し，関連法規の整備により，1999 年 7 月より本格的に活動を開始した。2009 年 4 月，ユーロポールを EU 機関へと移行させる決定が採択され，2010 年 1 月より，EU の一機関として，EU の予算をもって活動している[33]。

ユーロポールは，EU の機能に関する条約にも規定されており，ユーロポールの任務は，加盟国の警察当局その他法執行機関の活動，2 カ国以上の加盟国に影響がある重大犯罪・テロ・EU 政策がカバーしている共通の利益に影響が

---

(31) 枠組決定 2006/960/JHA, OJ 2006 L386/89, OJ 2007 L75/26。
(32) 枠組決定 2008/977/JHA, OJ 2008 L350/60。
(33) ユーロポール協定は，OJ 1995 C316/2，ユーロポール設立決定 2009/371/JHA は，OJ 2009 L121/37 をそれぞれ参照。

ある犯罪についての予防・対策の相互協力を支援・強化することにある（TFEU第88条第1項）。ユーロポールの構造・オペレーション・活動分野・任務については，通常立法手続で規則により定められる（同条第2項）。ユーロポールのオペレーション活動は，加盟国やその領土が関連する国の当局と連携・合意して実施されなければならず，強制措置の請求については，加盟国の権限ある当局のみが独占的に責任を負う（同条第3項）。

＜参考ウェブサイト＞

EUの司法・内務の概要・各法制については，次のEUのサイトにおいて確認できる。

　　http://europa.eu/pol/justice/index_en.htm

第9章
◆ 域内言語の多様性と言語政策 ◆

柏倉康夫

◆1◆ ヨーロッパにおける言葉

1 ヨーロッパの言語状況

　近代国家の中には，その国の主要な言語以外の言葉を母語として用いているグループがあるときは，国家の言語を憲法あるいは言語法によって定めている場合がある。スイスの例では，憲法の第116条で，「ドイツ語，フランス語，イタリア語，レト・ロマンス語はスイスの言語である。連邦の公用語はドイツ語，フランス語，イタリア語とする」という趣旨の規定があり，法律によって国家の言語を定めている。この規定は比較的新しく1938年に制定されたもので，それ以前の規定にはレト・ロマンス語は国家言語の中には含まれていなかった。多言語地域のヨーロッパでは，言語の地位は憲法の改定にまでおよぶ大きな問題なのである。
　ベルギーでは1846年から10年毎に母語の話し手に関する調査が行われており，結果としてワロン語を話す地域とフラマン語を話す地域，およびこの両語を用いる首都ブリュッセルを確定して，それぞれに政治的・経済的な自立を保障している。ベルギーの放送局は，ニュース番組などは同じ時間だけ両語で放送することが義務づけられるほど，言語問題はベルギーにとっては微妙な問題であり続けた。ヨーロッパの統合が進み，相対的に国家という垣根が低くなるにつれて，フラマン語を使う人びとは文化的にも言語的に近いオランダなどとの関係を深め，フランス語に類似しているワロン語を用いる地域はフランスとの連携を強めている。こうして国家の枠内に閉じ込められていたときは，しばしば言語紛争にまで発展した対立は解消しつつある。
　EC・ヨーロッパ共同体からEU・ヨーロッパ連合へと進む統合の深化は，この地域の文化，とりわけその中心である言語の多様性を保つ上でも大きな役割

119

をはたしているように見える。

　国家が民衆の言葉を抑えつけた例としては，普仏戦争，第一次大戦，第二次大戦と，戦争の度にドイツとフランスの間で帰属が揺れ動いたアルザス・ロレーヌ地方がある。この地方の住民はゲルマン系が多く，彼らが話すアルザス語はドイツ語に近い地方語である。フランスの作家アルフォンス・ドーデは，普仏戦争の結果ドイツ領に編入される前夜のこの地方の小学校を舞台に，『最後の授業』という名作を書いた。このなかで小学校の教師は生徒たちを前にして，「これがフランス語で行う最後の授業です」と語るのだが，これは愛国主義者であったドーデの創作であって，実はこのときアルザス地方の人びとの大部分は，日常生活でドイツ語でもフランス語でもないアルザス語を用いていたのである。しかし学校では戦争で帰属が変わるたびに，フランス語やドイツ語が授業で用いられたのだった。それから140年を経た今日でも，この地方の人たちの3分の2はフランス語とともにアルザス語を話している。

　かつてフランスのド＝ゴール（de Gaulle, Ch. 1890-1970）はヨーロッパの連邦制に反対する立場から，シェイクスピアが英語で，モリエールがフランス語で，そしてゲーテがドイツ語で作品を書いたからこそ価値があるのだと述べたが，政治や経済の統合が進む一方で，特色を持ったさまざまな言語文化こそがヨーロッパの財産であるとする考えは，多くの人びとに共通している。

◆2◆　フランスの場合

1　憲法の規定

　フランスの憲法第2条は，「フランス共和国の言語はフランス語である」と規定している。条文にはこの他に，「国旗は青，白，赤の三色旗である。国歌はラ・マルセイエーズ。そして共和国の標語は自由，平等，友愛であり，人民の人民による人民のための統治が行われる」とある。このうちの言語に関する規程は，1992年6月に挿入されたもので，EU・ヨーロッパ連合の深化を目指すマーストリヒト条約を批准するにあたって，自分たちのアイデンティティーが危うくなるという人びとの危惧を払拭するために，わざわざ挿入されたのであった。

　フランスではこのあと1994年8月，英語などの外国語の侵入からフランス語を守る目的で，「フランス語の使用に関する法律」（当時の法務大臣の名前をとって「トゥーボン法」とも呼ばれる）を導入した。法律の要旨は，フランス国内で行

◆2◆ フランスの場合

われる国際会議，国内におけるテレビやラジオの放送，広告，標識，金融などのサービス部門，契約書，製品の使用説明書などではフランス語を用いることを原則として義務づけるというもので，具体的には英語を中心とする外国語の乱用を禁止する目的をもっている。

この動きの背景には，1993年末に行われたガット（多角的自由貿易）のウルグアイ・ラウンド交渉での，文化をめぐるヨーロッパと米国の衝突があった。両者の間には，補助金をめぐる農業問題が決着を見たあとも，もう1つの課題があり，それがフランスなどECが主張する「文化特例」を認めるかどうかの問題であった。ECの国々は自分たちの映画やテレビ番組そして音楽を守るために，映像・音響の分野で特例を設けるように主張して，米国と真っ向から対立した。EC側の言い分は，ガット協議の対象としては文化品目を除外するべきで，映画，テレビ，音楽は文化財であり，こうした固有の文化は守る権利があるというものであった。

ヨーロッパ映像・電気通信研究所の調査によると，当時，米国からヨーロッパへ輸出された映画やテレビ番組などの映像ソフトは36億600万ドル。これに対して，ヨーロッパから米国への輸出はわずか2億9,000万ドルにすぎず，貿易収支は12対1と圧倒的に米国の輸出超過となっていた。

EUは自らの文化を守るために，「国境なきテレビ」指令を発動して，ニュースやスポーツ中継を除くテレビの放送時間の50％以上を，EC域内で制作されたものでなければならないと決めている。一方米国は，これこそ保護主義の典型だとして非難した。米国にとって映画やテレビ，あるいは音楽は航空産業に次ぐ第2の輸出産業で，ヨーロッパの主張をのむことは経済的に大きな負担であった。しかしこのときのガット交渉では，ヨーロッパ側が主張する「文化特例」が認められた。つまり文化は貿易品目の対象とはならないとされ，この交渉の成功をうけて，文化そのものである言語を守ろうという機運が盛り上がった。それがフランス語擁護の背景にあったのである。

❷ 「国語」としてのフランス語

フランス語が国家の言葉とされたのは，16世紀フランソワ一世が発布した「ヴィレール・コトレの勅令（Ordonnance de Villers-Cotterêts）」（1539年）以来のことである。この勅令では，「フランス国内の公的生活では，王の言語のみが国家の言語である」として，「すべての裁判や公務においては，フランス語だけで

121

第9章　域内言語の多様性と言語政策

発音され，記録され，伝えられるべきだ」としている。ここでいう国王の言葉とは北フランスで用いられていたオイル語のことで，その他の言葉を用いることは禁止された。一方これにより，教会はもとより，それまで公の言葉として君臨してきたラテン語に代わってフランス語を公用語とした点で画期的なものであった。その後リシュリュー枢機卿はアカデミー・フランセーズを創設して，会員によるフランス語辞典の制作を命じ，近代フランス語は整備されていった。

さらに時代は下ってフランス革命の時代，1794年の国民公会は，すべての公文書はフランス語で書かれなければならないという決定を下した。しかしこのときの「フランス語は民衆の言語であり，なおかつ誰にとっても同等な言語である」という平等の理念にもとづく楽観主義が，結果的に豊かな言語文化を押しつぶしてしまった。事実，この時代フランスの人口2800万のうち600万人がフランス語とは異なる地方語を使っていたのである。

こうして北フランスの言葉であったオイル語（フランス語）が全国に普及し，それにつれて地方語は追い詰められて現代にいたった。しかし1970年代の半ばには，北西フランスのブルターニュ地方で，「ブルターニュ自由戦線・FLB」が，ブルターニュの分離独立を実力行使で実現しようとするなど激しい運動を繰り広げた。その要求の根底には，フランスのなかでこの地方が経済的にもっとも遅れていたという現実があり，それに加えてブルトン（ブルターニュ語）を初めとする自分たちの伝統ある豊かな文化が，虐げられているという強い不満があった。実際，1970年代当時で，60歳以上のブルターニュの人たちで，学校でブルトンを話したという理由で，鞭で打たれた経験を持つ者が少なくなかった。20世紀になっても，公教育の場ではフランス語だけが教えられ，ブルトンなど地方語を使うことは許されなかったのである。

1981年，フランソワ・ミッテラン（Mitterrand, F. 1916-1996）が，戦後第5共和国の初めての社会党出身の大統領となったが，ミッテランは大統領選の選挙公約で地方分権を強く訴え，そこには地方語の擁護も盛り込まれていた。いわば国の世襲財産であるさまざまな言語や文化を保存するという考えのもとに，ミッテラン政権誕生の翌年1982年6月には，文部大臣の名前をとったサヴァリ法が成立して，地方語が学校で教えられることになった。そのための教師の養成や，大学入学資格試験（バカロレア）でも筆記試験や口頭試験で地方語を選択することが可能になった。ブルトンの他にも，アルザス語，スペインとの国境にまたがるバスク語，南フランスのオクシタンやカタランといった地方語が

学校教育のなかでも復活したのである。
　ヨーロッパ審議会はかねて「地方語あるいは少数語に関する憲章」をまとめて，これを各国が承認するように主張してきた。この憲章の前文には，「公的，私的生活において，あらゆる言語を使う権利は永久に保証される」とあり，ヨーロッパ全体では60以上ある地方語を守ることを提唱した。生きて現に用いられている地方語を擁護することは，フランス語をたとえば英語の進出から守るのと同じ精神であって，この両方向の努力なしには豊かで多様な言語文化を守ることはできない。

❸ 学校における国語と外国語教育

　フランスでは満6歳で小学校に入学し，5年間の初等教育を終えると中等教育の段階へ進む。フランスの小学校の授業科目は，フランス語（国語），算数，歴史・地理，体育，芸術，理科などで，1週26時間のうち国語が46％を占める。国語の重視は，自分の考えをいかに的確に表現するかがすべての基礎だという教育理念に基づくものである。小学校の通信簿で，国語は「話し方」と「書き方」に分かれ，その下に「読み」，「暗唱」，「作文」，「文法」，「要約」，「綴り」など幾つもの細かい評価が行われる。
　フランスのような，「人間は1人1人ちがう」と考える社会では，社会生活を営む上でもっとも大切なのは，相手をいかに説得するか，自分の考えを相手に解かってもらい，納得してもらうかである。そのためには論理的に考え，それを的確な表現で伝えなくてはなららない。国語の時間はその訓練の場なのである。したがって小学校の国語では，著名な作家，ラ・フォンテーヌ，ユゴーといった文豪の詩に始まって，手本となる文章を徹底的に暗記させる。この暗唱教育はフランス文化の真髄を教えることを意味するが，同時にそれは人間の情念を感じる力を養うことでもある。
　小学校を終えると中等教育課程へ進むが，これは前半のコレージュと後半のリセに分かれ，この7年間を学ぶ場所が高等中学校である。フランスの教育制度が日本と異なるのはここから先で，学生がさらに高等教育を受けようとすれば，全国一律に行われる大学入学資格試験（バカロレア）を受験して合格しなくてはならない。
　大学入学資格試験は1808年に発布されたナポレオン一世の勅令によりスタートして，今日まで続く制度であり，試験内容はそれぞれの時代の要請にし

たがって，量的にも質的にも変化してきたが，高等教育を受けようとする者は必ず通過しなければならない関門である。

　試験ではどのような科目を課せられるのか。受験を希望する学生は最終学年に進む段階でまず国語（フランス語）の試験があり，これに合格することが第1段階である。その上で，例えば文学のコース（この他，科学，社会・経済のコースがある）で数学を選択した学生は，筆記試験として，「哲学」4時間，「数学」3時間，「歴史・地理」3時間半，「第1外国語，または古典語」3時間の試験を受けた上で，さらに，「第2外国語，または第2古典語」の口頭試験を20分課せられる。

　試験の第1日目には「哲学」の問題が出され，受験生全員がこれを受けなくてはならない。高等中学校の最終学年を哲学級と呼んだりするが，それはこの1年間の教育で，哲学の授業が非常に大きな比重を占めているからである。文系の場合は週8時間，おもに経済を勉強するコースでは5時間，理系でも3時間の哲学の授業が行われ，古今の哲学者の文章をテクストにして，教授資格を持つ教師がその意味を徹底的に教えていく。高等中学におけるこの哲学こそ，小学校の国語の授業とあいまって，論理的にものごとを考える道筋を教える場であり，学校教育の総仕上げの意味をもっている。

　大学入学資格試験（バカロレア）からも分かるように，かつて必修だったラテン語やギリシャ語の古典語は，日本の漢文と同じように必修ではなくなり，試験では古典語と外国語から2科目を選択することになった。このため学生たちは2つの外国語ないし古典語を学ばなければならず，外国語あるいは地方語の授業が小学校から1週に1時間30分から2時間行われることになっている。現実に大学入学資格試験に合格した者は少なくとも1つの外国語は話すことができる。

◆3◆　EUの言語政策

◆ 野心的なプロジェクト

　ヨーロッパ人という感覚や一体感を生み出すには，文化的意識を共有することが大切である。このためEU委員会は，これまでにエラスムス（学生の移動を促進するためのプログラム），コメット（技術的な教育と訓練），リンガ（外国語学習を奨励するプログラム）などの計画を発動してきた。

　EUの教育・職業訓練に関する野心的な試みを代表するものが，1995年にヨー

◆3◆ EUの言語政策

ロッパ議会で採択されたソクラテス（Socrates）計画で，これは1990年のテンプス（Tempus, EUメンバー国および協同諸国間の高等教育のための共同プログラム），同じく1990年に生まれたリンガ（Lingua）計画，1994年のレオナルド・ダ・ヴィンチ（Leonardo da Vinci, 職業教育のためのEU行動綱領），1997年に立案されたエラスムス（Erasmus）計画と並ぶものである。エラスムス計画では，これまでに100万人を超える学生たちが自国以外のヨーロッパ各地で学ぶ機会を得た。さらにEUは全学生の10パーセントが他の国々で1年間高等教育の課程を履修する目的を立てている。学生たちはこの計画から奨学金を得て，が外国に滞在し，言葉を学ぶとともに異なる文化や習慣，思考態度に接して異文化理解を深めることができるのである。

　その後，さらに上の高等教育をカヴァーするものとしてErasmus Mundusが構想され，これは大学の修士課程の学生の交流を促進し，学生が必要なコースを国境をこえて学習するのを支援するものである。EUの決定No.253／2000／CEL28／2．の第2条では，「このプログラムはヨーロッパ連合の言語の知識を量的にも質的にも改善することを目指すものであり，……それによってヨーロッパ共同体の人びとの間の理解と連帯を促進し，教育における異なる側面を担保し，それを向上させることを目的とする」と定めている。ここに盛られた精神は，EU全体の教育制度を画一的なものにするのではなく，各国各地域の伝統に基づく教育（その中心にあるのが言語なのはいうまでもない）を尊重し，違いを認識させつつ相互理解を促進しようとするものである。そのためにEUは2000年1月から2006年12月31日までの間に，合計18億5,000万ユーロ（2,600億円）を投じて言語教育を含む教育改革に取り組み，これにはEUの25か国に周辺国も加えて30カ国が参加することになっている。

　これと平行して，1999年には，ヨーロッパにおける高等教育の改革をめざす「ボローニャ・プロセス」がスタートした。EU加盟国だけでなく，広くヨーロッパの47カ国が参加して，ヨーロッパの高等教育を世界水準に高めようとする試みである。学生も職員もヨーロッパを自由に移動できて，どの大学でも共通の学位や資格を取得できる「ヨーロッパ高等教育圏（EHEA）」が確立されようとしている。

　こうしたさまざまなプロジェクトに加えて，ヨーロッパ評議会（Council of Europe）は，「外国語の学習，教授，評価のためのヨーロッパ共通参照枠（Common European Framework of Reference for Languages: Learning, teaching, assessment）

を定め，外国語をいかに教え，効果をあげるかについての具体的な指針を提供している。このプロジェクトは，1971年以来30年以上にわたって，カナダを含む各国の専門家たちが参加して行われた議論に基づくもので，これまでは各国別に行われてきた外国語教育を，域内共通の参照枠に基づいて行おうとするものである。かつて神は天まで達するバベルの塔を建設しようとした人間の野心を罰するべく，国語の混乱を引き起こして工事を無に帰せしめたといわれるが，ヨーロッパではいままた「新たなバベルの塔」の建設作業が始まっている。

❷ 必要な投資

EUの憲法ともいえる「ヨーロッパ連合条約」の第6条第1項には，ヨーロッパ連合は民主主義の原則の上に立って建設されるとうたわれている。さらに条約は，EU域内に住む人びとはEU市民であるとともに，EUを構成する各国の国民であり，さまざまな権利を持つことを保障している。それらは域内を自由に行き来し，どこにでも滞在できる権利，自らが国民である国の国政選挙への参加とともに，居住する地方自治体の選挙，およびヨーロッパ議会選挙での投票権を保障され，さらにEUによって対外的に保護されるなどである。そしてこの民主主義の原則に基づいて，各国を代表するヨーロッパ議会の議員は，総意として各国の言語の使用を制限するいかなる試みに反対している。つまり各国の国民から選ばれた代表である議員は，ヨーロッパ議会においてそれぞれの言語を用いて発言する権利を有している。

2004年5月から25カ国に拡大されたEU域内では，公用語とされる言語は全部で20カ国語あり，それを同時通訳するとすれば組み合わせは380通りになる計算だが，これは現実には不可能である。現状ではまず英語，フランス語，ドイツ語にリレー翻訳し，この3カ国語をもとに，他の言語に通訳する方法がとられている。一方EUの公式文書はもちろん各国語で記録され，こうした通訳や翻訳には予算が必要となる。ある試算によるとその経費は10億ユーロ（およそ1400億円）になるという。

EUは経済面では市場を統合し，ユーロという1つの通貨を採用することによって統一の方向を目指す一方で，文化的にはあくまでも多様性を確保するという確固とした意志への代償なのである。EU市民が複数の言語を用いることができるようにする計画は，統一通貨の導入とともに，EUの政策の重要な柱に位置づけられている。

◆4◆ 英語の拡大

　2003年7月4日,フランスのグルノーブルにはヨーロッパ各地から言語問題に関心をもつ学者があつまり,「ヨーロッパおよび国際的研究の大学センター(CUREI)」が主宰するシンポジウム「EUにおける言語の多様性:拡大に際してチャンスかハンディキャップか」が開催された。これは表題が示すとおり,2004年5月にEUが25カ国に拡大されるのを前に,EUが抱える多言語の実態を知るとともに,その得失を客観的に見きわめようとするものであった。シンポジウムの報告は,2005年5月に同センターから冊子となって刊行された。

　報告は3つの一般的な問題提起に始まって,全体が2つのテーマに分かれている。第1のテーマは「統合過程における言語の多様性」,第2は「ヨーロッパの建設と言語的多様性の運営」で,全部で26の報告が行われた。それぞれの報告が興味深いものだが,会議全体に通底していたのは,ヨーロッパでも拡大する英語使用の現実にどう対応するかという問題であった。この点について,グルノーブル第2(ピエール・マンデス・フランス大学)のクロード・J.ベール教授は次のように述べている。

　「EUにおける言語の多様性の問題を研究するには,なによりもすべての言語は,それが公式なものであれ,少数言語であれ,ごく限られた地域で使われているものであれ,あるいはすでに死滅したものであれ,言語は単にコミュニケーションの手段ではなく,それはなによりもある文化の表現であることを心に期すことが必要である。同様に言語の多様性は文化の多様性の反映であって,それらは保護されるべきものだということも広く認識されている。

　一方,現状は客観的に見て,さまざまな危険を呈しており,それを過小評価し,ベールで包み隠すことはできない。それはつまり,商業取引,観光,テクノロジー,あるいは音楽の分野での英語の支配である。この問題は昨日今日起こったことではなく,ヨーロッパで話されるいかなる言葉も,その伝染を避けることはできない。もはや後戻りはできず,英語から派生してすでに市民権を獲得した置き換え不能な新語を締め出そうとするようなグロテスクな試みは不可能なのである。」

　フランスを例にとれば,フランスを本拠地とする国際企業の80パーセントは社内の共通言語を英語とし,報告書も英語で提出させるという。またフラン

スの地方自治体が地方語の保護・普及のために予算を組もうとすると，住民の多くからその予算を子どもたちの英語教育に廻すべきだという意見がでるという話を，地方の首長を兼ねる多くの国会議員から聞かされた。こうしたことがフランスだけではなく他のヨーロッパ地域の現状である。

　EUは構成国が15カ国であった時代に，各国で自国語以外のどの言葉でもっともよく話される上位3カ国語とその割合を調査したことがある。それによると，英語を母国語とする英国とアイルランド以外でも，すべての国で英語が一位であり，スウェーデン，オランダ，デンマークは70パーセントを越える人びとが英語を話し，ギリシア，ドイツ，フィンランド，ベルギー，オーストリアでも国民の40パーセント前後が英語を話せると答えている。

　ヨーロッパの人たちは，こうした現実を背景にいかにして多言語主義を守り育てていくのか，これは通貨統合とともにEUが行おうとする大きな挑戦である。

〈参考文献〉
1．田中克彦・H. ハールマン『現代ヨーロッパの言語』（岩波書店，1985年）
2．大宮忠雄『ヨーロッパの言語と文化』（近代文藝社，1993年）
3．三浦信孝『多言語主義とは何か』（藤原書店，1997年）
4．三浦信孝＝糟谷啓介編『言語帝国主義とは何か』（藤原書店，2000年）
5．庄司克宏『EU法 政策篇』（岩波書店，2003年）

第10章

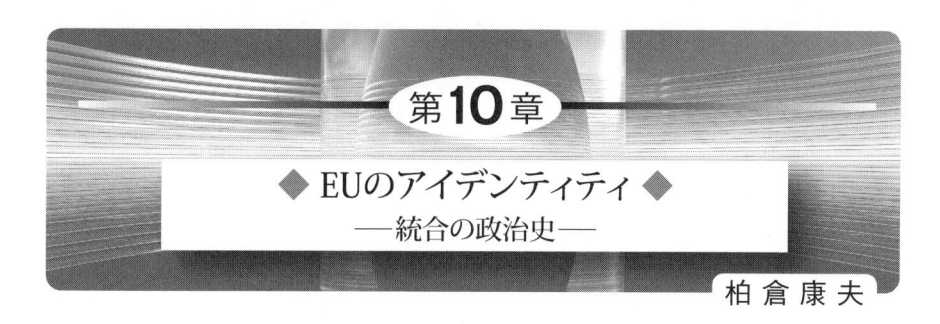

◆ EUのアイデンティティ ◆
―統合の政治史―

柏倉康夫

◆ 1 ◆ ヨーロッパ統合運動

① クーデンホーフ＝カレルギー

　第一次大戦は，人類がかつて経験したことのない惨禍をヨーロッパにもたらした。戦火は1918年11月に終焉し，翌1919年からは戦後のヨーロッパの秩序を決めるパリ講和会議が開かれた。こうした歴史的経緯の中で，やがてヨーロッパの統一を希求する運動が起こったが，その中心になったのがオーストリアの生まれのリヒャルト・クーデンホーフ＝カレルギー（Cudenhove = Kalergi, R. 1894-1972）であった。

　リヒャルトの父ハインリヒは，オーストリア＝ハンガリー二重帝国の外交官で，駐日大使として日本に滞在中，青山光子と結婚，リヒャルトは彼らの次男として東京で生まれた。

　ヨーロッパ屈指の名門の出で日本人の母をもつリヒャルトは，第一次大戦までは多民族が共存していたオーストリア＝ハンガリー二重帝国のなかで育った。多民族国家にとって民族の平和的共存こそが最大の課題であり，このことは彼の思想形成に大きな影響を与えずにはおかなかった。

　第一次大戦後のヨーロッパの歩みは平坦ではなかった。1917年，大戦中にロシア革命が起り，共産主義国家ソビエト連邦が誕生した。また戦火の結果，疲弊したヨーロッパに代わってアメリカが台頭し，さらに敗戦国ドイツではワイマール体制を経て，ナチスが台頭してくる。こうした時代背景の中で，リヒャルトはヨーロッパの再生を統合に求めたのである。

　彼は1992年に著書『汎ヨーロッパ』を発表して，その考えを世に問うた。この中でリヒャルトは第一次大戦後のヨーロッパの情勢を次のように述べている。

第10章 EUのアイデンティティ──統合の政治史──

　かつてヨーロッパは世界を支配し，外部からの脅威を感じる必要はなく，内部の争いにうつつをぬかしてきた。しかし20世紀に入って，ヨーロッパの世界支配は崩壊した。日本の先導でアジアは目を覚まし，米国の力はヨーロッパ諸国をうわまわるに到り，ロシアはソビエト連邦となってヨーロッパを離れた。英国はその重心を他の大陸の植民地に移すことによって，ヨーロッパを越えた世界大国となった。ヨーロッパはもはや自らの運命を自分で決めることができず，国際連盟加盟国の手に委ねている。こうした情勢のもとで，ヨーロッパはいま3つの危険にさらされている。第1はヨーロッパ諸国，とりわけドイツとフランスの対立は解消されておらず，依然として次の戦争への脅威が大きい。2つ目の危険は，共産主義のソビエト連邦によるヨーロッパへの侵攻。第3に，勃興する米国経済との競争に敗れたヨーロッパ経済は破滅の危機にある。
　クーデンホーフ＝カレルギーはこう指摘した上で，これらの危機に対抗する手段は，ヨーロッパ諸国間の抗争を裁判に付すパン・ヨーロッパ審判条約，パン・ヨーロッパ防衛同盟，パン・ヨーロッパ関税同盟をつくることである。つまりヨーロッパ諸国の統合のみが，ヨーロッパを救うことができる。ただし複数の大陸に植民地をもつイギリスがパン・ヨーロッパ統合に加わることは不可能だから，大陸ヨーロッパ諸国間の統合を目指すべきであるとした。
　彼の思想を要約すれば，まず世界を5つの大陸ごとの地域国家に統合し，ヨーロッパの統合はそうしたものの1つと位置づけられていた。そして統合の必要性として，すでに国家の規模をこえた経済活動と，あいかわらず民族主義を基本にする政治のずれが指摘されている。国家という枠は経済にとっては狭すぎるのに，政治は民族主義に立脚する国家の単位で運営されており，このずれこそが戦争の原因であると彼は考えた。
　近代化をとげつつある国家が，依然として容認している民族主義に対して，彼は強い拒否反応を示した。クーデンホーフ＝カレルギーによれば，民族主義は文化の産物で，人種主義を根底とした民族主義は根拠のないものである。これには多民族国家に成長したことに加えて，父の影響があった。父親のハインリヒはユダヤ人差別についての歴史的研究を公にしており，父から受けた影響は大きかった。
　こうした考えをもつクーデンホーフ＝カレルギーにとって，ロシアに誕生した共産主義政権は政治的に少数派の存在を認めないものとして，のちに台頭するナチスの国家社会主義ともども容認することはできなかった。彼が主導する

「汎ヨーロッパ」の運動は，多様なものの共存に立った民主主義を行動の原理とし，これには多くの政治家，経済人，文化人が賛意を示した。そして彼はウィーンに本部を置いて統一運動に乗り出した。だがヨーロッパを覆うファシズムの波と，その結果として第二次大戦が勃発するに及んで，「汎ヨーロッパ」運動は挫折してしまう。

◆2◆ 冷戦下のヨーロッパ

① 「マーシャル・プラン」

1945年5月8日，ナチス・ドイツは無条件降伏し，ヨーロッパにおける第二次大戦は終わりを告げた。だが戦禍により疲弊したのは敗戦国ドイツばかりではなかった。直接戦場となった旧ハンガリー＝オーストリア帝国をはじめとする中東欧諸国，ベルギー，フランスなどの人的，物的被害は甚大で，戦後ヨーロッパの復興は容易ではないと予想された。こうした状況の中で，トルーマン大統領（Truman, H., 1884-1972）は，1947年3月12日に戦後米国の世界戦略を定めた「トルーマン・ドクトリン」を発表したが，これはソビエトが勢力を伸ばすことへの警戒心をあらわにしたものであった。

同じ年の6月5日には，国務長官のマーシャル元帥（Marshall, G. C., 1880-1959）がハーバード大学で演説し，ヨーロッパ復興のための米国の支援を提案した。これがいわゆる「マーシャル・プラン」である。

マーシャルは米国によるヨーロッパ復興計画が，餓えや貧困に苦しむヨーロッパ各国の人たちを対象とし，特定のイデオロギーに立つ国々を排除するものではないことを強調した。このため6月27日に開かれたマーシャル・プランの検討会にはソビエトおよび東欧諸国の代表も出席した。

しかしその後7月12日に開催されたヨーロッパ復興会議には，ソビエトと東欧諸国は参加せず，復興のための米国の資金を西ヨーロッパだけが受け取ることになった。東側はマーシャル・プランの裏に，反共政策をあらわにするトルーマン・ドクトリンの影を感じて，米国の資金援助を受け入れることを拒否したのである。

西ヨーロッパ各国は1948年4月16日，パリで開かれた第3次ヨーロッパ復興会議において，16カ国（のちに18カ国）がヨーロッパ経済協力協定を締結し，マーシャル・プランの受け入れ機関としてヨーロッパ経済協力機構（OEEC）が

131

設立された。そして復興のための4カ年計画を策定し、そのための資金224億ドル（内米国の援助は193億ドル）が計上されたのである。

こうして戦後3年目にして西ヨーロッパの復興が米国の支援のもとに動き出したが、これは一方で、ヨーロッパにおける東西の分裂と対立を決定的にするものであった。第二次大戦中に芽生えた対立は、戦後の経済的復興をめぐって、米国を中心とした西側とソビエトの傘のもとに置かれた東欧との間でより深刻なものになっていった。

❷ ヨーロッパ統合論

英国の戦時内閣を率いたチャーチル（Churchill, W. S., 1874-1965）は、1945年7月に行われた戦後初の総選挙で、ソビエトの脅威と冷戦への備えを訴え、ヨーロッパ合衆国構想を打ち上げた。しかし英国国民はアトリーの率いる労働党を選択し、チャーチルは下野を余儀なくされた。しかしチャーチルはその後もヨーロッパ統一運動（United Europe Movement）を組織して、米国を訪問した1946年3月4日には、ミズーリ州のフルトンで演説し、その中で、「バルト海のシュテッティンからアドリア海のトリエステにかけて、大陸を遮断する鉄のカーテンが降ろされた」と語った。チャーチルはすでに「鉄のカーテン」という言葉を、前年にトルーマンに宛てて共産主義の脅威を警告した手紙でも使っており、このチャーチルの認識はヨーロッパの政治的現実を的確にとらえたものであった。これ以後「鉄のカーテン」という言葉は厳しい東西対立をあらわすものとして有名になった。

ソビエトと東欧諸国の脅威に対抗するために、チャーチルが唱えた政策はヨーロッパ合衆国の創設であった。彼は「鉄のカーテン」演説から半年後の9月16日には、スイスのチューリッヒ大学で演説し、そこでキリスト教の信念と倫理観を共有するヨーロッパの諸国民が「ヨーロッパ家族」を再建して、米国に似た合衆国のような機構をできるだけ早く実現するようにと訴えた。この提唱が1つのきっかけとなって、ヨーロッパ統一運動国際委員会の主宰で1948年5月8日から10日にかけて、オランダ・ハーグでヨーロッパ大会（ハーグ大会）が開かれ、チャーチルが議長をつとめた。

大会には戦前から戦後にかけて各国で行われてきた統合運動のグループや著名な人びとが結集し、最終日には「ヨーロッパの人びとへのメッセージ」が採択された。メッセージは「人、思想、物が自由に移動することが可能な統一さ

れたヨーロッパ，思想，集会，表現の自由と政治的反対派を形成する権利を保障するヨーロッパ人権宣言，この憲章の実施を担保するための司法裁判所，そしてヨーロッパ議会の設立」などを訴えて，ヨーロッパの安全保障，経済的独立，社会的進歩を確保するためには各国の主権の一部を譲ってでも，経済的・社会的な同盟をつくるべきであるとした。

　チャーチルが提唱した組織形態はヨーロッパ審議会（「評議会」とも訳される。〔Council of Europe〕）と呼ばれるもので，加盟各国の利益を代表する閣僚理事会が決定権をもつ。ただ理事会の決定はすべて全会一致で，加盟各国政府を拘束する権限をもたないものであった。こうしたヨーロッパ審議会の設立は，1949年1月28日のブリュッセル条約機構理事会で，10カ国によって決議された。

　しかしこの頃から，フランスやベルギーを中心にしたもう1つ統合論が台頭し，それが1953年のヨーロッパ共同体（EEC）の誕生につながっていくのである。

◆3◆ 仏独枢軸の形成

◆1◆ ドゴールとアデナウアー

　戦後ヨーロッパの推移を考える場合，フランスのシャルル・ド＝ゴールとドイツのコンラート・アデナウアー（Adenauer, K. 1876-1967）の出会いは大きな意味をもつ。第一次，第二次大戦を考えても，ドイツをいかにヨーロッパ全体の枠のなかに組み込むかが課題であった。東西冷戦のもとで東側と直接対峙する位置にある西ドイツは，着々と経済力を回復しつつあった。

　1958年6月，アルジェリア危機を打開するために政権に返り咲いたド＝ゴールは，内政を安定させると同時に，ヨーロッパ統合問題にも意欲を示した。ドゴールは国家の主権を第一に考える人物であり，統合には消極的ではないかと見られていただけに，彼がヨーロッパ統合論の推進者を内閣に留め，EEC条約を破棄することはないと宣言したことは，ヨーロッパの統合にとって大きな前進であった。このときド＝ゴールは英国よりも西ドイツとの関係をより緊密にして，ヨーロッパのなかでイニシャティヴを握ることを考えていた。

　ドゴールは1958年9月14日，北東部の寒村コロンベィ・レ・ドゥ・ゼグリーズにある私邸に，西ドイツ首相のアデナウアーを招いて会談した。アデナウアーの日記によれば，彼は当初，ド＝ゴールという人物に警戒感を抱いていた

第10章　EUのアイデンティティ——統合の政治史——

が，この歴史的会談で，ド＝ゴールに共感と信頼を持ったという。2人の間では，ヨーロッパ統合の強化，対英国問題などで仏独関係を緊密化することで意見の一致を見た。この直後にはド＝ゴールが西ドイツ各地を訪問し，こうした一連の動きを通してフランスとドイツの関係は一気に改善され，フランスと西ドイツ主導のヨーロッパ統合の動きが加速することになった。

当時の政治状況を端的に示すのが，ド＝ゴールがとった英国のEEC（ヨーロッパ経済共同体）加盟拒否という政策である。戦後の英国はマーシャル・プランによる復興を梃子に，かつて英連邦諸国や旧植民地を生産の拠点として，スターリング・ポンド地域の復興をはかった。このため大陸で進むヨーロッパ統一について具体的な動きを見せなかった。その英国が，フランス・ドイツの連携を軸にした大陸ヨーロッパの動きを見て，EECに加盟を申請するという180度の政策変換をはかったのである。英国首相マクミランとド＝ゴールの会談が行われたが，ド＝ゴールは英国の加盟を拒否した。英国は対抗上，1960年5月には7カ国でヨーロッパ自由貿易連合（EFTA）を結成した。しかしEFTA加盟国は英国，スウェーデン，デンマーク，ノルウェー，オーストリア，スイス，ポルトガルの7カ国で，EECに比べて弱体であり，力の差は歴然としていた。EECは対外共通関税という強力な障壁をきづき，英国は経済的・政治的な孤立を深めた。加えて英連邦は世界的な独立の気運のなかで自壊作用が進み，英国にとってはEEC加盟という道しか残されていない状況であった。

英国首相マクミランは，1961年には米国のケネディー大統領と会談して，了解を取りつけた上で，再度EEC加盟を申請した。しかしこのあとド＝ゴールをして再び加盟拒否にはしらせる事態が起こった。それは1962年12月18日から21日まで，バハマ島のナッソーで行われたマクミラン・ケネディー会談である。このとき結ばれたナッソー協定はキューバ危機を意識したもので，米国が英国にポラリス型ミサイルを提供し，英国はそれに核弾頭を装備して原子力潜水艦に搭載し，これを米英共同の管理下に置くというものであった。

この協定内容は，ド＝ゴールがかねて抱いていた疑念を裏付けるものであった。つまり，英国がEECに加盟すれば，結局は巨大な大西洋共同体が出現して，EECは米国の支配下に置かれ，やがてはその中に吸収されかねない。英国は米国の「トロイの木馬」だというのである。こうしてド＝ゴールは2度目も英国の加盟を拒否，米国と英国はこれに激怒したのだった。

ド＝ゴールが描いていた「ヨーロッパ統合」は，米国に対抗し得る勢力圏と

して，民族の自立を軸にヤルタ体制を突き崩そうとするもので，そのためにこの時点で英国を加盟させることに反対したのである。こうしてドゴールが大統領であった間は，英国のEEC加盟はならなかった。加盟が実現したのは1971年，最初の申請から11年ぶりのことである。ド＝ゴールはそれより前の1968年に政権の座をおりていた。こうして英国の加盟は実現し，以後有力なメンバーとなるが，その後もフランス，西ドイツ，英国の間では事毎に綱引きが行われることになった。

❷ 「相互承認の原則」

　仏独のリーダーはその後代わりはしたものの，両国の緊密な関係がヨーロッパ統合の機軸であることに変わりはなかった。とくにフランスのヴァレリー・ジスカール・デスタン大統領（Giscard d'Estaing, V. 1926-）と西ドイツのヘルムート・シュミット首相（Schmidt, H. 1918-）の貢献は特筆に価する。1971年8月のニクソン・ショックを期に，世界経済の激動が始まった1974年に同時に政権の座に着いた2人は，もともとジャン・モネがつくった「ヨーロッパ合衆国のための行動委員会」に所属しており，統合推進論者であった。

　ヨーロッパの経済を発展させるためにも通貨の安定が急務であったが，彼らの協力のもとで，ヨーロッパ通貨制度（EMS）が成立し，これがやがて市場統合をへて統一通貨ユーロを生むきっかけになったのは，これまでの章で論じられた通りである。そしてこの経済統合の過程で，ECが学んだのが「相互承認の原則」という重要な原理であった。

　市場統合を実現して，人，もの，金が国境を越え，域内を自由に移動するには，各国でばらばらの資格，規準，あるいは規格など，いわゆる物理的障壁や技術的障壁を解消する必要があった。「相互承認の原則」とは，このために確認された原則で，ある国が資格や規格として認めるものは，EC加盟（1965年4月，EC設立）の他の国々もこれを認めるというものである。学校の教師や弁護士，看護士の資格はそれぞれ国で異なっている。またビールやジャムといった食品の規定も国によってまちまちである。たとえばフランスではマーマレード（果物の皮のはいったもの）とジャムは同じものとされるが，英国ではこの2つは別種とされる。この別は食品にかかる税が異なるだけに，厄介な問題なのである。こうした違いは無数にあり，これを統一するには，各国の考え方や習慣を尊重して，相互に承認する方法がとられた。この「相互承認の原則」を採用するこ

とで，ECの経済的統合は一気に促進されることになった。そしてこの精神はいまやEU（市場統合，通貨統合をへてECは1999年にEU・ヨーロッパ連合となった）のアイデンティティを支えるものとして根付いており，EUはこの原則を域外に対しても，経済はもとより政治的にも適用しようとしている。イラク戦争で見られた米国とEUとの意見の相違の根底には，こうしたものの考え方の相違がある。

◆4◆ 冷戦終結後のEU

① 民族紛争の再現

　1989年11月9日に起こった「ベルリン壁崩壊」，そしてこれに続く東ヨーロッパの民主化の動きは，ヨーロッパの政治地図を一挙に変える出来事であった。東西冷戦の構図のもとで，社会主義に対抗するために民主主義を自らのアイデンティティとしてきたECは，新たな政治的環境のなかで，民主主義に加えて新たなアイデンティティを模索することになった。その1つが，1990年2月に発行した「ヨーロッパ連合条約（マーストリヒト条約）」に盛り込まれた単一市場の実現とその先にある統一通貨の実現であった。これはすでに実現していたヨーロッパ通貨制度（EMS）の成果を踏まえ，さらなる経済的統一を達成して，より強固な結束をもったEUヨーロッパ連合の実現を統合の旗印としたのである。

　この目標はフランスや，念願の統一を実現したドイツの主導のもとで着々と進むように見えた。しかしその一方で民主化の歩みを始めた中・東ヨーロッパの国々で新たな事態を引き起こすことになった。社会主義体制下では封じ込められた民族対立が一気に噴き出したのである。第二次大戦後に中・東ヨーロッパで成立した社会主義体制も，こじれた民族感情をときほぐすことはなかった。共産党という締めつける力がなくなった途端に，かつてのどろどろした感情が噴出しだしたのである。旧ユーゴスラビアでも1989年に共産主義政権の一党支配が崩壊すると，全土で民族主義の嵐が吹き荒れた。

　ユーゴスラビアとは南スラブ諸民族の国家で，6世紀から9世紀にかけてバルカン半島の中央部に定着して以来，東ローマ帝国，オスマン・トルコ，オーストリア＝ハンガリー二重帝国の支配する中で離合集散を繰り返した。第一次大戦後のパリ講和会議で，それまではオーストリア，トルコ，セルビアなどに

◆4◆　冷戦終結後のEU

分かれていた南スラブ諸民族は1つの国家をつくることを認められた。だが，セルビア，クロアチアなどは人種的には同じ南スラブに属するとはいえ大きな違いもあった。クロアチア人とスロベニア人はオーストリア＝ハンガリー二重帝国にあってカトリックを信じ，セルビア人はギリシャ正教に連なるセルビア正教を信じていた。またボスニア・ヘルツェゴビナにはイスラム教に改宗した人たちがいた。パリ講和会議では，こうしたさまざまな点で異なる人びとが1つの国家をつくることを認めたのは，連合国側の英国とフランスの思惑が強く働いていた。大戦中に誕生したソビエト連邦に対する防波堤を築くことと，長年敵対してきたドイツ，オーストリアの力を徹底的に削ぐことが目的だった。そのためには複雑な民族問題に目をつぶって，強引に国境を決めてしまったのである。

　東西冷戦の終結と東欧の共産圏の民主化という歴史的転換の中，ユーゴスラビアを構成する6つの共和国の元首が集まり，この国の解体が正式に決議された。この結果，ユーゴスラビアの連邦制はそれぞれ主権を有する国家のゆるやかな連合体に変更されることになった。この決議をもとにいち早く独立に動いたのはクロアチアであった。しかしクロアチア共和国のクライナ自治州には60万人のセルビア人がおり，彼らはかつてオスマン・トルコの侵略からこの地を守ったセルビア人屯田兵の末裔であった。クロアチア共和国のトゥジマン大統領は彼らセルビア系住民を含めて独立を達成して，クロアチア民族が多数を占める国家をつくりあげようとした。トゥジマンはユーゴスラビア全体では最大の民族であるセルビア人の地位を，クロアチア内では少数派にして，公式に使用する文字もクロアチア人の書き言葉であるラテン文字を公用語とした。だがこれはクロアチアのセルビア人はもとより，セルビア人が多数を占めるユーゴスラビアにとっては受け入れ難い事柄であった。チトー体制下のクロアチアでは，都市部に多く住むセルビア人が国の行政機関で多くのポストを占めていたが，それがこの独立とトゥジマン大統領の新方針によって逆転してしまったのである。

　こうして噴出した民族対立を，一層深刻なものにしたのがEC，とりわけ統一を達成したばかりのドイツが取った政策であった。ドイツは1991年の後半以降，クロアチア承認のために他のヨーロッパ諸国に働きかけて，12月には単独でクロアチアの独立を承認した。そしてECも1992年1月にはドイツにならってクロアチアを国家として承認した。

第10章 EUのアイデンティティ──統合の政治史──

ドイツが承認を急いだ背景には，クロアチアが宗教や文化あるいは歴史的にも近い関係にあったためである。しかしこれがこの地の民族紛争の火に油を注ぐ結果となった。その後民族間の紛争は，スロベニア，ボスニア・ヘルツェゴビナ，そしてコソボへと拡大し，各地で「民族浄化」の名のもとで戦火が起こった。そのために，最後はNATO軍による軍事介入によって，ようやく和平に到るという苦い経験を味わった。このときヨーロッパは，「民族対立」という一度は封じ込めたかに見えたパンドラの箱を開けてしまったのである。

❷ ヨーロッパの中のイスラム教徒

EUは2004年12月16日からブリュッセルで開いた首脳会議で，懸案のトルコとの加盟交渉を2005年10月から開始することで合意した。合意書には，交渉には10年以上が必要で，結果的に加盟できない場合もありうるとの厳しい認識も示された。フランスのシラク大統領（当時）は首脳会談後の記者会見で，「道は長く，険しい。EUとトルコは最終的には"結婚"できるだろうが，10年をこえる長い時間と激しい求婚の期間になるだろう」と見通しを語った。これは，EUのいくつかの国で過半数を超える国民がトルコ加盟に反対しているという現実に立ったものである。

トルコはすでにヨーロッパ評議会やNATOにも加盟しており，2007年にEU加盟を実現したルーマニアよりも経済改革や政治改革の点では進んでいる。それにもかかわらずEUの中で反対の声が少なくないのは，主に3つの点で加盟への懸念が持たれるからである。第1は宗教や文化の違い，第2は経済水準の低さ，第3はトルコ加盟による移民の流への懸念である。2005年の段階でEUの1,200万以上の市民がイスラム教徒で，9.11事件以後，ヨーロッパの人びとの間には，トルコを含めたイスラム社会でイスラム過激主義の台頭への危惧が広がっており，さらにはイスラムと自由主義との両立や融合が難しいという思いがあるのも事実である。

2010年の夏，フランスは1カ月の間に，ロマ族の人たちを故国のルーマニアとブルガリアに帰還させた。定住をしていないロマの人たちが原因の犯罪が多発しているという理だった。

EU委員会は，EU市民は基本法で域内の移動の自由を保障されており，フランスがとった措置はこれに違反する疑いが強いとして対立した。これは自由や人権を大切にする「ヨーロッパの価値観」をめぐる問題であった。

◆4◆ 冷戦終結後のEU

　EUがリスボン条約のもとで，将来もしトルコの加盟を拒否した場合は，加盟にむけてトルコがこれまで取り組んできた改革に水を差すだけでなく，それをきっかけにEUはキリスト教を中心とする集まりであるとする見方がイスラム圏諸国に広がり，それが宗教対立という火種を燃え上がらせる恐れがある。こうした点で，EUがトルコ加盟にいかなる答えを出そうとするのか，その行方はEUのアイデンティティを左右する重要な鍵を握っている。

〈参考文献〉
1．金丸輝男編著『EC——欧州統合の現在』（創元社，1987年）
2．C. グラント（伴野文夫訳）『EUを創った男——ドロール時代十年の秘密』（日本放送出版協会，1995年）
3．C. オクラン（伴野文夫訳）『語り継ぐヨーロッパ統合の夢』（日本放送出版協会，2002年）
4．日本比較政治学会編『EUのなかの国民国家』（早稲田大学出版会，2003年）
5．羽場久美子『拡大ヨーロッパの挑戦』（中央公論社，2004年）
6．森井裕一編『国際関係の中の拡大EU』（信山社，2005年）

第11章
◆ 欧州連合の拡大 ◆

植田 隆子

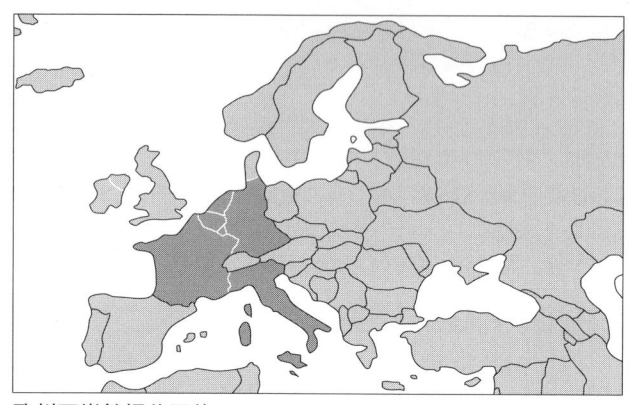

欧州石炭鉄鋼共同体（1952年：フランス, 西ドイツ, イタリア, ベルギー, オランダ, ルクセンブルク）

◆1◆ はじめに——加盟国の拡大と統合の深化

　EU はその前身の EC の時期から，加盟国の数が拡大してきた。欧州統合は，この拡大と，加盟国の主権を統合体に委譲もしくはプールすることによる統合の「深化」によって進められてきた。深化を別の表現で説明するならば，加盟国が100％主権を持っている政策領域が，経済・通貨統合領域のように共同体部分に移されることである。

　一見，加盟国が拡大すれば，意思統一はより，困難になるので，統合の深化が進まなくなるのではないかと考えられるが，60年余りの欧州統合の歴史を振り返れば，深化しつつ拡大してきたことが明らかになる。これまでは，欧州統合は，法的な基礎を持っているため，加盟国数が増えても，基本的には深化が逆行することなく，いわば，雁行型に発展を遂げてきたのである。後述するよ

うに，新たに加盟する国は，それまで進められてきた欧州統合の成果をすべて受け入れなければならないので，拡大と深化は交錯しつつ進められてきていたといえよう。たとえば，10カ国という大規模な拡大の後には，未発効に終わったが，憲法条約という，深化を含む方策が用意されたのである。

◆2◆ 加盟のための手続きと加盟交渉

　リスボン条約では，第49条に以下の加盟関連条項がある。「第2条に挙げる価値を尊重し，その促進のために努める欧州の国はいずれも，連合への加盟を申請することができる。欧州議会および加盟国議会は，この申請について通知される。加盟申請国は，その申請を理事会に対して行う。理事会は，委員会に諮問し，かつ総議員の過半数をもって決定する欧州議会の同意を得た後，全会一致をもって議決する。欧州理事会によって合意された加盟条件は，考慮される。
　加盟条件，および加盟によって必要となる連合が基礎とする諸条約への適応は，加盟国および加盟申請国との間の協定によって定められる。この協定は，全締約国のそれぞれの憲法的規定に従った批准を要する。」
　引用されている第2条の規定は以下のとおりである。「連合は，人間の尊厳，自由，民主主義，平等，法の支配の尊重，および少数派に属する者の権利を含む人権の擁護という価値に基礎を置く。これらの価値は，多元主義，非差別，寛容，公正，連帯および男女平等を特徴とする社会にある加盟国に共通する。」
　すなわち，EUに加盟できる国は，上記2条の原則を共有し，地理的に欧州に領域があるという条件を満たす必要がある。手続は，加盟を理事会に申請しなければならない。欧州委員会は，申請してきた国の国内情勢を調査し，「意見書」を準備する。加盟準備が整っていると判断した国については，理事会に対し，その旨，勧告する。EU加盟国は，意見書およびそれぞれの国が持っている情報に基づき，申請国を加盟候補国として認めるかどうか，交渉を開始するかどうかを決定する。
　加盟候補国は，加盟までにアキ・コミュノテール（アキと略称される。共同体の基本条約から規則，指令，判例法などのすべての蓄積された法体系の総称）を受け入れなければならず，そのための国内法の整備が必要になる。アキ・コミュノテールは日々，増加し続ける。

———— 第11章 欧州連合の拡大 ————

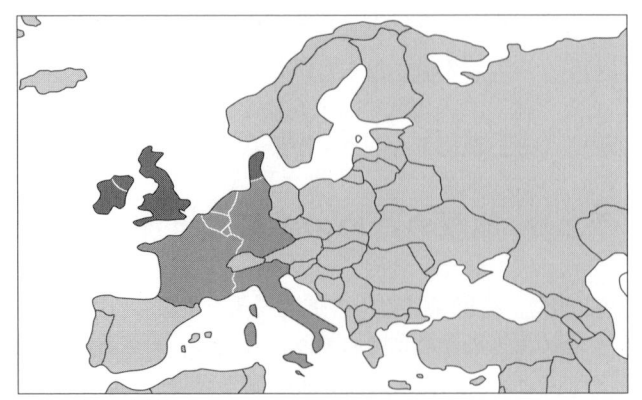

第1次拡大（1973年：デンマーク，アイルランド，英国）

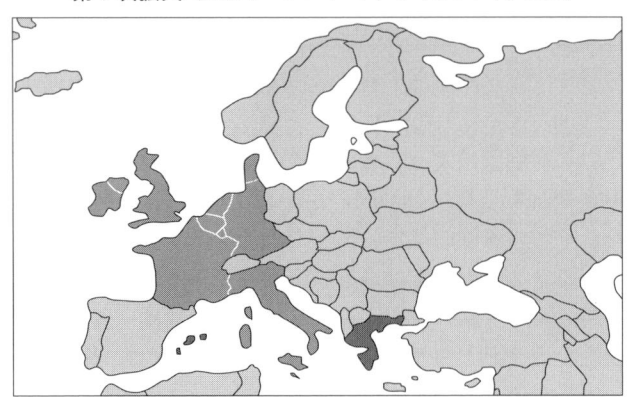

第2次拡大（1981年：ギリシャ）

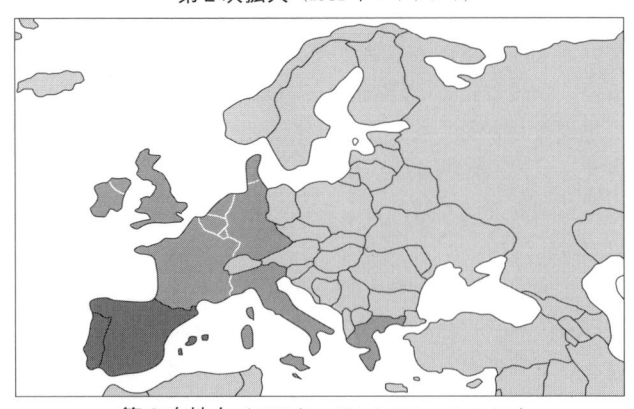

第3次拡大（1986年：ポルトガル，スペイン）

◆2◆ 加盟のための手続きと加盟交渉

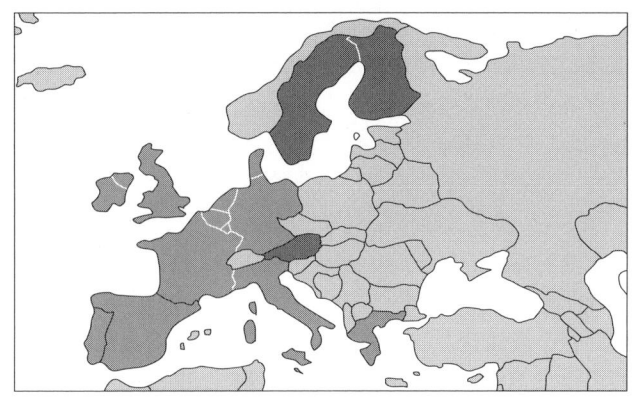

第4次拡大（1995年：オーストリア，フィンランド，スウェーデン）

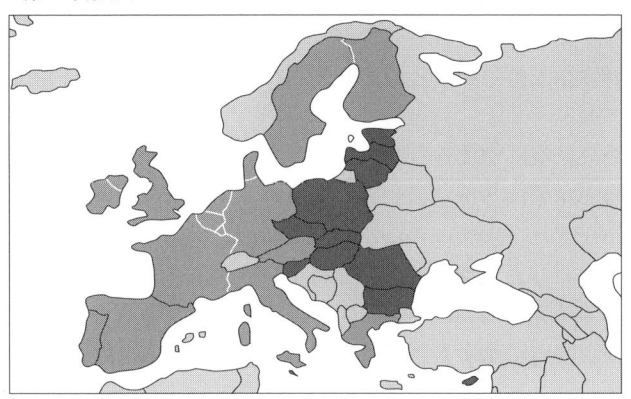

第5次拡大（2004年：チェコ，キプロス，エストニア，ハンガリー，ラトビア，リトアニア，マルタ，ポーランド，スロバキア，スロベニア／2007年　ルーマニア，ブルガリア）

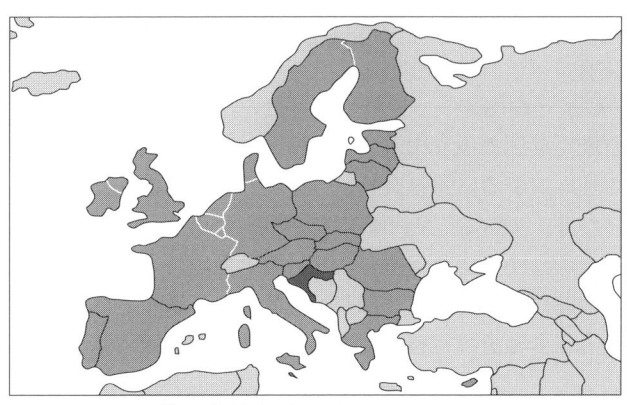

第6次拡大（2013年：クロアチア）

加盟交渉では，加盟候補国の持つ制度とアキを比較し，異なっている部分が交渉対象になる。2005年10月3日から開始されたトルコおよびクロアチアとの交渉では，アキは以下の35の章に分けられ，章毎の交渉になった。第1章 物の自由移動，第2章 労働者の自由移動，第3章 サーヴィス提供などの自由，第4章 資本の自由移動，第5章 公共による調達，第6章 会社法，第7章 知的所有権法，第8章 競争政策，第9章 金融，第10章 情報社会，メディア，第11章 農業と農村振興，第12章 食品安全ほか，第13章 漁業，第14章 運輸政策，第15章 エネルギー，第16章 税制，第17章 経済通貨政策，第18章 統計，第19章 社会政策および雇用，第20章 企業，産業政策，第21章 欧州横断ネットワーク，第22章 地域政策など，第23章 司法組織および基本権，第24章 司法・自由・安全，第25章 科学・研究，第26章 教育・文化，第27章 環境，第28章 消費者・健康の保護，第29章 関税同盟，第30章 対外関係，第31章 対外安全保障・防衛政策，第32章 財政の統制，第33章 制度，第35章 その他。

欧州委員会は章毎の交渉ポジションを提案し，理事会が全会一致でこれを決定する。交渉の結果は加盟条約に盛り込まれ，理事会の承認，欧州議会の同意の後に署名がなされ，加盟国および加盟申請国に送られ，批准手続に入る。批准が完了後，定められた加盟の日に加盟が発効する。

◆3◆ 第1次拡大から第3次拡大まで

欧州統合の歴史を振り返れば，その端緒である欧州石炭鉄鋼共同体（ECSC）が6カ国（フランス，西ドイツ，イタリア，ベネルクス三国）で1952年に発足した後，1960年に欧州自由貿易連合（EFTA，発足当時の加盟国は英国，オーストリア，デンマーク，ノルウェー，ポルトガル，スウェーデン，スイス）を創設する条約が発効した。ECSCが「超国家的」性格を持ったのに対し，EFTAは主権が制約を受けることを嫌う英国や中立国がメンバーとなった。東西軍事対立の進行とともに，西欧の国々による欧州統合体は，西側が冷戦を戦うための経済的基盤を強化する，いわば，NATO（北大西洋条約機構）の経済版ともみられたので，冷戦期の中立国はこれから距離を置くことになった。

英国の世論全般にとっては，英国が大陸欧州とは異なる歴史的伝統や文化を持っているために主権を拘束される欧州統合に自国を組み込むことに抵抗があ

表11-1：EU加盟国の拡大

		加盟申請年月日	加盟年月日
第1次拡大	デンマーク	1961年8月10日（1回目） 1967年5月11日（2回目）	1973年1月1日 （フェロー諸島を除く）
	アイルランド	1961年7月31日（1回目） 1967年5月11日（2回目）	1973年1月1日
	英国	1961年8月9日（1回目） 1967年5月10日（2回目）	1973年1月1日
第2次拡大	ギリシャ	1975年6月12日	1981年1月1日
第3次拡大	ポルトガル	1977年3月28日	1986年1月1日
	スペイン	1977年7月28日	1986年1月1日
第4次拡大	オーストリア	1989年7月17日	1995年1月1日
	フィンランド	1992年3月18日	1995年1月1日
	スウェーデン	1967年7月28日（1回目） 1991年7月1日（2回目）	1995年1月1日
第5次拡大	チェコ	1996年1月17日	2004年5月1日
	キプロス	1990年7月3日	2004年5月1日
	エストニア	1995年11月24日	2004年5月1日
	ハンガリー	1994年3月31日	2004年5月1日
	ラトビア	1995年10月13日	2004年5月1日
	リトアニア	1995年12月8日	2004年5月1日
	マルタ	1990年7月16日 （1996年10月加盟申請凍結） （1998年9月凍結解除）	2004年5月1日
	ポーランド	1994年4月5日	2004年5月1日
	スロバキア	1995年6月27日	2004年5月1日
	スロベニア	1996年6月10日	2004年5月1日
	ブルガリア	1995年12月14日	2007年1月1日
	ルーマニア	1995年6月22日	2007年1月1日
第6次拡大	クロアチア	2003年2月21日	2013年7月1日
加盟交渉中	トルコ	1987年4月14日	
	モンテネグロ	2008年12月15日	
	セルビア	2009年12月22日	
加盟候補国	マケドニア	2004年3月22日	
	アイスランド	2009年7月16日	
加盟申請済	アルバニア	2009年4月28日	

備考：加盟申請日については，資料により，申請書の日付，議会の可決日，あるいはEUに申請書を提出した日などが当てられており，本表では，加盟国政府が申請日としている日付が判明している場合はその日を，それ以外はEU側資料が申請日としている日を記載したことをお断りおく。
　　デンマーク領グリーンランドは，1985年2月1日にEC（当時）を脱退。
　　ノルウェーは，1962年4月30日および1967年7月24日に加盟申請，1972年9月24日〜25日に国民投票で否決，さらに1992年11月25日に加盟申請したが，1994年11月27〜28日に国民投票で否決された。
　　スイスは，1992年5月20日に加盟申請したが，1992年12月6日に欧州経済領域加盟をめぐる国民投票が否決されたためにEC（当時）への加盟交渉が中断された。
　　2013年4月に発足したアイスランドのグンロイグソン政権は，加盟交渉を中止している。
　　なお，加盟交渉中の国は加盟候補国の地位を有する。
　　また，旧東ドイツについては，1990年10月3日，東西ドイツ統一の結果として旧東ドイツ領域がEC（当時）に編入された。

るとする。ノルウェーにも同様の世論がある。さらに，デンマークなどの小国には，欧州統合が大国に支配されることに対する警戒感がある[1]。

しかしながら英国は政策を転換させ，英連邦との経済的絆よりも，英国の将来は欧州大陸との強い経済的な結びつきにあるとみなし，1961年8月にEEC（欧州経済共同体）に加盟を申請した。同時期にデンマーク，アイルランドが，1962年4月にノルウェーが加盟申請するが，フランスのド＝ゴール大統領が英国の加盟に反対したために実現しなかった。

1967年5月に英国，アイルランド，デンマークが，同年7月にノルウェーが再度，加盟を申請したが，ド＝ゴール大統領は英国を通じて米国の影響力が欧州に及ぶこと嫌い，加盟は再度，阻まれた。中立政策をとるスウェーデンは1967年7月に中立に関する留保を付してEECに参加を申請したが，加盟国にとって留保は受け入れ難く，加盟交渉は実施されなかった。

ド＝ゴール大統領の辞任後，1969年12月に欧州共同体は，英国，アイルランド，デンマーク，ノルウェーとの加盟交渉を再開することを決定し，1972年1月に4カ国の加入条約が調印された。1973年1月に英国，アイルランド，デンマークへの拡大が実現し，加盟国は9カ国となった（第1次拡大）。ノルウェーは1972年9月の国民投票で53.5％が加盟に反対したため，加盟を見送ることになった[2]。

ギリシャ，スペイン，ポルトガルといった南欧諸国は経済的にも立ち遅れていたし，政治面では独裁体制をとっていたため，加盟は1980年代になった。ギリシャは1975年6月に加盟を申請し，1981年の1月に加盟が実現した（第2次拡大）。ポルトガルとスペインはそれぞれ，1972年に加盟を申請したが，長期間の交渉を余儀なくされ，約9年後の1986年1月に加盟した。ここで，ECは12カ国を擁することになった（第3次拡大）。

アイルランドおよびスペインは，加盟によって経済が著しく発展したと認識がなされた[3]。

---

(1) デンマークについては，吉武・参考文献7を参照。
(2) 加盟をめぐる国民投票は，オーストリア（1994年6月，66.4％賛成で可決），フィンランド（1994年10月，57％の賛成で可決），スウェーデン（1994年11月，52.2％の賛成で可決），ノルウェーの順で実施され，フィンランド，スウェーデンの可決がノルウェーの世論を変えることが期待されたが，後述のように，否決された。

◆4◆ 第4次拡大

　1989年後半に，東欧諸国のソ連型の共産党一党独裁体制が次々と崩壊し，政治体制の民主化，中央計画経済の市場経済化に向かっていったことは，欧州統合にも大きな変化をもたらした。

　ソ連ブロックと西側との対立の狭間で中立を維持していた国々に，ECに加盟する機会が訪れたのである。前述のように，冷戦期には，ECは東側からは，西側陣営に属するとみられていたために，オーストリアやフィンランドにとっては加盟がソ連の反撥を招く恐れがあった。しかしながらソ連のペレストロイカが引き起こした東欧の変動およびソ連自体の瓦解は，これらの国々にEC加盟の機会を提供した。ECの加盟国拡大によって，欧州大陸に領域を持つ国々の多くは，ECの域外に身を置くことによる経済的な損失（たとえば，共通市場に関し，ECの基準を受け入れざるを得ず，これらの基準を造る政策決定に加わらないと不利な基準が設定されることや，外国からの投資面など）が問題になってきていたが，東西冷戦の終結までは，ECへの加盟は中立とは政治的に相容れなかった。これらの国々の多くは，冷戦終結後に欧州の東西対立を前提とした中立政策が意味をなさなくなったとし，その安全保障政策に「軍事的非同盟」という定義を用いるようになった。

　EFTA諸国とECは，EFTA諸国がECに加盟することなく，ECの共通市場（人，物，サービス，資本の自由移動。ただし，農業および漁業の大部分を除く）への参入を可能にする欧州経済領域（EEA）を創設する交渉を1989年12月に開始し，EEA協定は1994年1月に発効した。

　オーストリアは，すでに1989年7月に加盟を申請，スウェーデンは1991年7月，ノルウェーは1991年11月，フィンランドは1992年3月，ノルウェーは同年12月に加盟を申請した。永世中立の伝統を堅持するスイスも，1992年12月に加盟を申請するに至った。

　これらの国々は，ECの一部の国々よりも経済的に発展しており，EC諸国と民主主義的価値を共有していたために加盟に問題はなく，予算にもネット・ペ

---

(3) 欧州憲法条約をめぐり，2005年2月20日に加盟国の中で最初に実施された国民投票は，スペイン国内で対立がなかったために投票率は42.3％と低調だったが，76.7％の高率で可決し，両院の議決により，批准している。

イヤー（ECの予算で，ECから受け取る額よりも分担金が上回る国）として財政に貢献することが期待された。北欧諸国は議会制民主主義が発展しており，一般に，ECよりも高度の環境基準や社会保障政策を持っている。共通市場部分の交渉は，大部分がEEA加盟交渉で扱われていたので，加盟交渉は短期で終結し，1995年1月にオーストリア，スウェーデン，フィンランドがEUに加盟し，加盟国は15カ国になった。この間，欧州連合条約（マーストリヒト条約，1991年12月に仮調印）が1993年11月に発効し，共通外交安全保障政策がEUの政策領域に入ったが，これらの国々の軍事的非同盟の地位とは矛盾しないものと解釈された。

ソ連と約1,400キロの国境を有するフィンランドは，バルト三国や東欧諸国と異なり，第二次大戦中のソ連への編入や，戦後，ソ連圏に組み込まれることを独自外交によって免れ，独立を維持してきた。フィンランドにとって，EUや共通通貨ユーロへの加盟は，この意味での一種の安全保障政策であり（フィンランドの独立にロシアが圧力をかけることは，ロシアがEU全体を相手にすることになり，政治的対価が上がる），歴史の狭間に開いた好機の窓からEUに滑り込んだと言われる。ユーロの加入・不加入にみられるように，フィンランドと，スウェーデンとの差の原因の1つとして，対ロ安全保障の観点があげられよう。

ノルウェーは1994年3月に加盟交渉を終えたが，11月に実施された国民投票で52.2%が加盟に反対したため，再度，加盟を断念した。スイスは，92年12月にEEAの加盟を国民投票にかけたところ，否決されたため，EC加盟交渉が中断された。ノルウェーもスイスも，経済的に豊かであり，それぞれ，特色のある，政治的，文化的，社会的伝統の維持や，総じてECよりも高い基準を世論が支持しているという背景があった。

◆5◆ 第5次拡大

冷戦期は，欧州の歴史の中で，米ソという外部勢力に欧州が支配・分断された特異な時代であった。ベルリンの壁の崩壊に象徴される1989年の東欧のソ連からの解放によって，東欧諸国は「欧州への復帰」を標榜し，その具体的な政策はECおよび北大西洋条約機構（NATO）への加盟とされた。これらの国々にとって，ECは繁栄と富の象徴とみなされ，1994年3月のハンガリーを皮切りに，こぞって加盟申請がなされた。

◆5◆ 第5次拡大

　東独は1990年10月のドイツの統一により，ECに編入されたが，それ以外の国々（ポーランド，ハンガリー，チェコ，スロバキア，ルーマニア，ブルガリア，ソ連から独立したエストニア，ラトビア，リトアニア，旧ユーゴ諸国）は，国内の体制転換（民主化と市場経済化）という，加盟に至る長く厳しい道程を歩むことになった。

　自らの意思に反してソ連圏に組み込まれた国々の欧州への復帰という願望は，東欧の共産化，1956年のハンガリー動乱や1968年プラハの春にみられるソ連による軍事的弾圧を座視せざるをえなかった西欧諸国にとっては，受け入れることが一種の道徳的義務でもあった。とくに，ドイツが東方拡大支援に熱心であった理由は，経済的メリットのほかに，第二次大戦期，ヒトラーによって推進された，生存圏獲得のための膨張政策という「歴史的負い目」もあった。ポーランドは，加盟申請国の中で必ずしも，経済改革が進んでいなかったが，ドイツにとって，ポーランドなき拡大は政治的に受け入れられないものであった。改革の進んでいる国々は，ポーランドが加盟条件を満たすまで，加入を待たされるのではないかという懸念を抱いた。NATOでもEUでも，非加盟国と直接境界を接する「東端」に置かれる国は，安全保障政策上，さらに東への加盟国の拡大を目指してきた。

　過去の拡大は，政治体制も経済面でも同質的な国々への拡大だったが，約50年間，ソビエト型の共産党一党独裁体制の下に置かれ，中央計画経済という資本主義とは異なる経済体制をとっていた異質な国々を十数カ国受け入れることは，欧州統合にとっても大きな挑戦であった。従来の拡大と比して，旧東欧諸国とは大きな経済格差があった。他方，旧東欧諸国にとっても，加盟準備は，ECもしくはEUの制度をすべて受け入れ，国内を改造するという，大改革を断行するものであった。加盟国側は，市場経済化，民主化促進の支援のためにPHAREと言われる技術支援プログラムなどを創設した。

　1993年6月にコペンハーゲンで開催された欧州理事会は，「欧州協定」と呼ばれる中・東欧諸国を対象とする連合協定を締結した国々は，希望すれば加盟できるとし，「コペンハーゲン基準」と呼ばれる，次の加盟基準を明らかにした。
　―政治的基準として，加盟候補国が民主主義，法の支配，人権，マイノリティーの尊重と保護を保障する安定した制度を確立していること。
　―経済的基準：　候補国には，機能する市場経済が存在し，EU内の競争圧力と市場諸力に対応できる能力を有すること。

第 11 章　欧州連合の拡大

――EU の目的を支持することを含め，EU 加盟国の義務を履行する能力を有するとともに，EU の法律を実践的に適用かつ運用できる行政制度を有していること[4]。

　従来の拡大と比して，特徴的であるのは，政治的基準を設定していることである。従来の加盟国は EC の加盟国と同質的な，自由選挙，複数政党制の議会制民主主義に基づく法治国家であった。とくに，コペンハーゲン基準で少数民族の尊重と保護の保障があげられているのは，ルーマニア，スロバキアなどのハンガリー系少数民族の問題，エストニア，ラトビアにおけるロシア系住民の地位の問題などが，平和と安定を脅かす可能性のある問題としてとらえられており，中・東欧諸国間の少数民族問題，国境問題の解決が加盟を認められるうえで必須の条件であることが EU 側によって示され，そのための外交的支援もなされた[5]。これらの国々は NATO への加盟も希望していた。NATO の政策決定機関である北大西洋理事会は，1995 年 12 月に拡大をめぐる指針・原則を採択した。これはコペンハーゲン基準の原則と同様であり，民主主義，個人の自由，法の支配というワシントン条約（北大西洋条約）の原則があげられ，民族対立や領土問題などは OSCE（欧州安全保障協力機構）の原則に従い，平和的に解決されなければならないとした[6]。

　EU に加盟を希望する国々からは加盟交渉を開始したいとする圧力がかけられ，1997 年 7 月に欧州委員会による意見書が出された。その中で，加盟交渉の対象国として，ポーランド，チェコ，ハンガリー，エストニア，スロベニアがあげられた。EU の中の東欧の国々などは，すべての加盟希望国と一斉に加盟交渉を開始するという「レガッタ方式」を提議していたが，同年 12 月のルクセンブルク欧州理事会は，同様の 5 カ国との交渉開始を決定した。同時に，すぐに交渉に入らない国々を阻害しない目的で，(1) すべての加盟申請国と現加盟国を含む，「欧州会議」を設定する，(2) 中・東欧 10 カ国とキプロスおよび現

---

(4)　コペンハーゲン基準の邦訳については，パスカル・フォンテーヌ『EU を知るための 12 章』（駐日欧州委員会代表部広報部訳・加筆・編集，2011 年 7 月）18 頁を参考にした。本冊子は駐日 EU 代表部のホームページ（「メディア」―「出版物一覧」）で入手可能。

(5)　これらの国々の少数民族問題と国境問題を解決するための外交的な枠組みとしての「欧州安定条約」のもとに交渉を実施し，2 国間の基本条約などを締結した。詳細は，植田隆子「欧州連合・共通外交・安全保障政策・共同行動としての欧州安定条約」『日本 EC 学会年報』15 号（1995 年）所収参照。

(6)　NATO への加盟は，加盟申請によらず，NATO 側の招聘による。

150

◆5◆ 第5次拡大

加盟国で1998年3月30日に加盟過程を打ち出す，(3) 同年3月31日より前述の5カ国およびキプロスと交渉を開始する，という三層から成る方式を策定した。(2)の加盟プロセスの第1，第2段階は，アキ・スクリーニング（交渉国の制度と「アキ・コミュノテール」と称されるEUの法体系の総体との比較）がなされ，交渉対象の6カ国については詳細に行われ，ほかの5カ国については，教育的な方法がとられた。6カ国については1998年末までに交渉領域が特定され，実質交渉は1999年から始まることになった。交渉対象とされなかった国々に対しては，毎年，欧州委員会によってレヴューがなされ，報告書が提出されることになった。その中で，準備のできた国から交渉に入ることになった。交渉の第一陣に入れなかった国々からは，外国からの投資が来ないのではないかなど，不安が表明された。

欧州委員会の勧告と欧州議会の意見に基づき，1999年12月のヘルシンキ欧州理事会では，翌年2月から，ルーマニア，スロバキア，ラトビア，リトアニア，ブルガリア，マルタと交渉を開始することを決定した。1987年の加盟申請以来，加盟に向けて何の進展も見られなかったトルコからは，強い不満が表明されていたが，このヘルシンキ欧州理事会で加盟候補国とすることが明言された。トルコについては，人権問題，クルド人問題，経済的な立ち遅れなどが指摘されていた。

加盟候補国10カ国（ポーランド，チェコ，ハンガリー，スロベニア，スロバキア，バルト3国，キプロス，マルタ）との交渉は，2002年12月にコペンハーゲンで終結した。第5次拡大が「コペンハーゲンからコペンハーゲンへ」と呼ばれる所以である。欧州理事会議長国であったデンマークのラスムセン首相は，交渉終結について，「今日，我々は欧州の歴史におけるもっとも血塗られ，暗黒の章の1つを閉じた。今日，我々は新たな章を開いた。……EUにとって真に誇るべき瞬間である。自由と民主主義の勝利である。」と述べた（2002年12月13日）。2002年4月16日には上記10カ国との加盟条約がアテネで調印され，2005年5月1日に加盟した。

旧ソ連圏諸国の中で改革が遅れていたブルガリアとルーマニアは2004年12月に加盟交渉が終結し，2005年4月25日に加盟条約がルクセンブルクで署名され，2007年1月1日に加盟を果たした。

第5次拡大に際しては，新規加盟国が各種補助金の対象となることから，既存の加盟国への財政的負担になるのではないか，あるいは新規加盟国から低賃

151

金で働く労働者が移動するのではないかといった懸念が既加盟国の国民からは出された。加盟条約は，労働移動については，既存の加盟国が合計7年の移行期間を設定することを認めているが，英国などはすべての新規加盟国に対する移行期間を設けなかった。賃金格差のある，南欧への拡大のときにも労働移動が懸念されたが，加盟によって投資が増え，工場などが建設され，雇用が増えたため，大規模な労働移動は起こらなかった。第5次拡大についても，欧州内とはいえ，言語などが異なる国への大規模な労働移動は発生していないが，賃金格差のため，医師や西欧で単位を取得したなどの若年層の流出現象は見られている。

　東方拡大に対しては，EUの専門家からは，EUのもっとも成功した外交政策と評価されている。中・東欧諸国は自らの意思でEU加盟を希望し，EU側が提示した加盟条件に従って，国内制度の抜本的な改革を進めた。その結果，EU領域の東方にEU圏本体と同質的な民主主義国家群が生まれたからである。独裁体制の国家は，独裁者あるいは独裁者集団の恣意によって軍事費の増大や侵略行動が可能であり，その存在自体が，安全保障上の脅威とみられるため，これらの国々の体制転換により，EUの安定と平和が増進された。さらに，歴史的に国境問題や少数民族問題を抱え，欧州の不安定要因であった中・東欧諸国は，EU加盟を目指したことにより，EU側からの加盟条件に従わざるをえず，これらの問題の事前解決がはかられた。ソ連の支配下に置かれていた時期は，階級闘争史観から民族問題の存在自体が強権によって認められておらず，自由化とともに中欧のハンガリー系少数民族をめぐる問題など，伝統的な対立が噴出することが懸念された。EUの東方拡大にはこの抑制効果があった。EU域内ではもはや戦争や武力行使は廃されており，東方拡大により，欧州の平和と安定のゾーンも拡大した。経済面でも，東部の編入は，中・長期的にはEU全体に裨益するとみられており，たとえば，ポーランドの成長は顕著だった。

◆ 6 ◆ 西バルカン諸国

　ユーゴスラビアの民族紛争は，冷戦後の欧州が恐れた事態，すなわち，民族対立が，強権体制のタガが外れることにより，一挙に噴出する危険が現実のものとなった代表的な例である。民族対立の処方箋としては，長期的には欧州統合が究極的な解決策である。すなわち，国境の敷居を下げる，あるいは，国境

◆6◆ 西バルカン諸国

の存在を無意味にすることにより，国境による民族の分断から生じる少数民族問題などを解消できる。さらに，経済統合の推進に伴う経済格差是正により，国家間の重要な対立要因が解消される。

とはいえ，西欧的な民主主義の伝統のない地域においては，民主制度の構築自体，容易ではないとみられ，EU，OSCE，NATO，国際連合などが様々な側面から支援を行っている。

EU諸国には，ユーゴスラビアの紛争では，多数の難民のEU圏への流入などにみられる不安定化が波及してきた。何よりもEU諸国は，20世紀の末の欧州の一角で殺戮が繰り広げられたこと，それにEUが有効に対処できなかったことに大きな衝撃を受けた。EU諸国はこの負の遺産を教訓として，安定化のための統合的な西バルカン（EUの区分では，クロアチア，マケドニア〔正式国名マケドニア旧ユーゴスラビア共和国，FYROM〕，セルビア，モンテネグロ，ボスニア・ヘルツェゴビナ，アルバニア）政策を策定した。

2000年11月のザグレブでの首脳会議で，EUは「安定・連合過程（SAP）」と称される，コペンハーゲン基準に基づく将来の加盟を前提とし，そのための支援プログラムを提供する施策を打ち出した。将来の加盟の展望を与え，改革意欲を引き出す方法は，第5次の東方拡大のときと同様である。紛争がもっとも泥沼化したボスニア・ヘルツェゴビナでも，「デイトン（1994年の和平合意の名称）からブラッセルへ」というスローガンのもとに，ブラッセル，すなわち，EU加盟への道が追求されている。

安定・連合過程の対象国である上記6カ国は，個別に「安定・連合協定」を交渉し，EU側と締結，履行することになった。同協定によってEUは，加盟に向けての改革を支援する。西バルカン諸国向けには，CARDSと呼ばれる欧州委員会の支援プログラムなどが組まれた。

トルコと同時期に加盟交渉が始められたクロアチアは，2004年6月の欧州理事会で加盟候補国としての地位を認められ，加盟交渉は2005年10月に開始された。2011年6月30日にEUはクロアチアとの加盟交渉を終了することを決定した。同年12月1日，欧州議会はクロアチアのEU加盟条約を可決し，同条約は12月9日に署名された。2012年1月22日にクロアチアで国民投票が実施され，EU加盟賛成票は66.27％で加盟が承認された。クロアチアは2013年7月1日に加入した。

2005年12月の欧州理事会では，マケドニアが加盟候補国として認められた

第11章　欧州連合の拡大

が加盟交渉開始時期は明示されていない。モンテネグロは2008年12月15日，アルバニアは2009年4月28日，セルビアは2009年12月22日に加盟を申請した。モンテネグロは2010年12月に加盟候補国の地位を与えられ，2012年6月21日に加盟交渉が開始された。コソボの民族対立をめぐり，NATOによる空爆という事態を迎えたセルビアは，EUへの加盟申請により，「欧州への道」へと政策を大きく転換し，2012年3月に加盟候補国となり，2014年1月に加盟交渉が開始された。国連安保理決議1244号 (1999年) の下におけるコソボについてもEUは潜在的加盟候補国として位置づけ，セルビアとの和解を支援してきた。

2007-2013年の欧州委員会予算では，IPA (Instrument for pre-accession assistance) という加盟のための支援（総額115億ユーロ）が加盟候補国・西バルカンの潜在的加盟候補国（コソボの他に，アルバニア，ボスニア・ヘルツェゴビナ）のために組まれた。IPA II (2014-2020年) の予算は117億ユーロである。

◆ 7 ◆ 続く拡大過程

トルコとの加盟交渉がいつ開始されるかは，トルコにとっても加盟国の側にとっても大きな問題だった。トルコは1999年12月の欧州理事会で加盟候補国の地位を与えられ，コペンハーゲン基準に照らし，国内制度の改革に努めていた。EUも加盟を容易にするための財政上の支援を続けている。トルコの加盟に対する既存の加盟国側の懸念の理由はいくつかあげられようが，トルコからの労働者の受け入れ，トルコの人口は約7,600万で，英国，フランスを越え，ドイツに次ぐ人口を擁する国となり，理事会の過重特定多数決の票数や欧州議会の議席数など，EUの政策決定に大きな影響力が行使されることになること，キプロスとの対立関係，などがある。

他方，トルコの加盟を支持する見解としては，トルコの民主制度を強化する，EU経済を強化する，NATOの一員としての貢献に報いるべき，ムスリムの多数の人口を擁するトルコを加盟させることは，ほかの文明圏に対するEU側の姿勢を示すことになる，などがあげられる。すでにEU圏では，フランス，ベルギー，ドイツなど，多くの国々がムスリムの国民を内側に抱えている。域外国であるが，米国は，EU諸国に対し，同盟国トルコの加盟をたびたび働きかけてきた。トルコの民主化，繁栄は，米国の同盟国の強化につながる。

154

◆7◆ 続く拡大過程

　エネルギー問題との関係も重要である。EU は，石油，天然ガスなどのエネルギー供給源としてのロシアへの依存を多様化する目標があり，トルコの国土は，中央アジア，中東などからの供給の直接の経由地として，パイプライン等の重要な戦略的な位置にある。

　第 5 次拡大以降のさらなる加盟国の拡大には，EU 加盟国の国民世論は，必ずしも好意的ではなかった。この逆風の中で，2005 年 10 月からトルコの加盟交渉が始まった。長期間の交渉になることが予見されている。

　2004 年 5 月のキプロス加盟前の国連のアナン事務総長の仲介による和平交渉が実を結ばなかったこともトルコの加盟交渉を困難にした。EU 側は，アンカラ協定追加議定書の履行，キプロスを含む EU 全加盟国との 2 国間関係の正常化，トルコ EU 関税同盟の遵守を求め，これによりキプロス共和国からの船舶および航空機のトルコへの乗り入れをトルコ側が認めなければならないため，トルコ側の反撥を招いた。2006 年 12 月の欧州理事会では，このため，35 章の中で 8 章の交渉がブロックされた。この問題も相俟って，トルコとの加盟交渉は進展が非常に遅いが，トルコ側の国内改革の進展状況にも連動している。トルコ側の加盟希望には，国内改革に EU 加盟を活用するという政策意図がある。

　2002 年以来の公正発展党の政権下で，エルドアン首相の外交補佐官を経て 2009 年に就任したダーヴトオール外相は，いわば，全方位外交を推進し，アルメニアとの関係を改善，中東，バルカン，コーカサス，黒海方面へのプレゼンスを拡大し，トルコの存在感が増大した。

　2011 年 1 月 27 日，ブリュッセルのシンクタンクでの講演で，トルコのバジス欧州担当大臣（加盟交渉首席交渉官）は，世論調査では 66.3% が加盟支持，しかし，64% は加盟は認められないだろうとみなしていることに言及し，矛盾に満ちた状況を指摘し，交渉の遅滞へのフラストレーションを明らかにした。

　トルコにおける 2013 年 5 月末からの反政府デモによる政情不安に対し，アシュトン EU 外務安全保障政策上級代表は同年 6 月 9 日，懸念を表明した。この声明で，トルコ政府によるコペンハーゲン基準に対するコミットメントを想起し，「表現の自由，集会の自由，宗教・信仰・思想の自由および報道の自由とその積極的行使に対する責任」に触れ，「EU はトルコとこれらの重要な問題に対し対話を強化し，その結果同国の EU 加盟手続のさらなる進展を見出す決意である。」とした。

第 11 章　欧州連合の拡大

　ウクライナやグルジア，モルドバなどの国々は EU への加盟希望を表明しているが，EU 側は，次章で解説する，加盟を前提としない支援策（欧州近隣諸国政策など）の対象としている。

　アイスランドは，漁業水域保全などの観点から EU には未加盟であったが 2008 年からの経済金融危機を契機として 2009 年 7 月 19 日に加盟を申請，2010 年 7 月 27 日から加盟交渉が開始された。国民の加盟支持については見解が分かれている。2013 年 4 月に発足したグンロイグソン政権は，加盟交渉を中止している。

　　＜参考文献・ウェブサイト＞（一般的な入門書を除く）
 1．森井裕一編『国際関係の中の拡大 EU』（信山社，2005 年）
 2．田中宏『EU 加盟と移行の経済学』（ミネルヴァ書房，2005 年）
 3．鈴木輝二『EU への道――中東欧における近代法の形成』（尚学社，2004 年）
 4．植田隆子編『現代ヨーロッパ国際政治』（岩波書店，2003 年）
 5．植田隆子編『21 世紀の欧州とアジア』（勁草書房，2002 年）
 6．植田隆子編『EU スタディーズ 1　対外関係』（勁草書房，2008 年）〔東野篤子，第 3 章「拡大と対外関係」，第 4 章「西バルカン・トルコへの拡大と欧州近隣諸国政策」〕
 7．吉武信彦『国民投票と欧州統合――デンマーク・EU 関係史』（勁草書房，2005 年）
 8．森井裕一編『地域統合とグローバル秩序』（信山社，2010 年）〔東野篤子，第 6 章「第 5 次拡大実現以降の EU 拡大プロセス（2007-2009 年）」〕
 9．H. モウリッツェン＝A. ウィヴェル編（蓮見雄，小林正英，東野篤子訳）『拡大ヨーロッパの地政学』（文眞堂，2011 年）
10．『日本 EU 学会年報』には，鈴木輝二「中東欧諸国の EU 加盟準備過程」18 号（1998 年），東野篤子「EU 東方拡大への道」20 号（2000 年），同「EU 拡大のダイナミズム」および蓮見雄「拡大 EU の中のロシア――カリーニングラード問題」24 号（2004 年），八谷まち子「EU のエネルギー――安全保障とトルコ加盟の展望」29 号（2009 年）など，関係の論文が収録されている。
11．八谷まち子他編『EU 拡大のフロンティア　トルコとの対話』（信山社，2007 年）
12．蓮見雄編『拡大する EU とバルト経済圏の胎動』（昭和堂，2009 年）
13．駐日欧州委員会代表部（現 EU 代表部）広報誌『ヨーロッパ』2003 年冬号，2005 年春号（同代表部の日本語のホームページ http://www.euinjapan.jp/media/magazine で閲覧可）
14．欧州委員会の関連ホームページ（http://ec.europa.eu/enlargement）（英語）

第12章 ◆欧州連合の対外関係◆

植田隆子

◆1◆ はじめに

❶ 国際社会のアクターとしての欧州連合

　欧州連合は，国際社会における，1つの行為主体（アクター）である。EUの加盟国それぞれは対外関係を持っているが，同時に，EUとしての対外関係活動が展開されている。EUの広い意味での対外関係とは，狭義の外交安全保障分野のみならず，貿易などの対外経済関係，開発援助，人道援助などの他に，前章で述べた，拡大対象国との関係も含まれる。

　EU加盟国の中の小国は言うまでもなく，英仏独のような大国でも，国際社会の中で1国で単独で発言しても，ほとんど影響力がなくなってきたことは自ら熟知している。EUとしてまとまって行動することの重要性は，経済危機による財源の縮小や，新興国の台頭という国際秩序の移行期における欧米の影響力の相対的低下によってますます増大してきていることが，EU圏の政策形成者や識者の間では認知されている。日本からは見えにくいが，其々の加盟国にとって重要な問題をいかにEUレベルの問題に乗せ，EUとしての政策を打ち出しうるか，という観点からも加盟国のEU政策が組み立てられることを強調しておかなければならない。この文脈で，EUに加盟している国々の対外政策については，EUとの関係を勘案しなければならない。

　EUは他の対外関係分野に先駆けて，対外経済関係の分野では，域外に対する共通の通商政策を実施する世界最大の共通市場を構築し，通商取引のみならず，WTOなどのルール作りにおいても大きな影響力を持ってきた。EU圏にモノを売りたければ，EU規準を満たさなければ輸出できない。EUが域内で制定したルールや規準が世界的なルール制定に影響を持っていることも指摘できよう。環境面では，EUは高い規準を掲げている。

157

さらに，EU は自らの基本条約に裏打ちされている価値志向を世界に広めるため，たとえば，EU と第三国との関係を律する包括的な基本条約に，人権条項及び大量破壊兵器不拡散条項を組み込んでいる。従来，基本条約の相手国は大部分が途上国であり，これらの遵守が通商関係の優遇措置の条件ともされてきたことも特色として指摘できよう。

開発援助協力の分野では，欧州委員会予算による援助と EU 加盟国の中の OECD（経済協力開発機構）DAC（開発援助委員会）15 カ国それぞれの援助を加えた合計は，OECD の 2012 年の統計資料によれば，支出純額ベースで，世界の政府開発援助（ODA）の約 53.96％（約 81,424 億ドル）で世界第 1 位を占める。開発援助にも上記条件が付けられており，人権を抑圧し，良きガバナンスとかけ離れた独裁国に対して基本的には開発援助はなされず，大規模災害などの場合の人道支援にとどまる[1]。

欧州委員会人道援助・市民保護総局（ECHO）によれば，欧州委員会と EU 加盟国の拠出合計額は，人道支援において世界第 1 位であり，同様に全世界の拠出総額の 5 割を超える。2012 年 2 - 3 月に実施された世論調査では，88 パーセントが EU にとって人道援助の拠出をすることが重要であると回答し，2010 年の調査よりも 9 ％支持が増加，84％は経済危機にあっても EU は拠出を続けるべきと回答している旨，ユーロ・バロメーターが発表していることは，EU の対外関係における人道支援分野の重要性を根拠づけている。ECHO が遂行する人道支援は政治性のない中立性にのっとっていると説明されている。

外交安全保障政策分野は，歴史的には，欧州連合条約（マーストリヒト条約）で導入された「共通外交安全保障政策 CFSP」により，共通化がはかられている。外交安全保障については加盟国が 100％の主権を持っており，加盟国が合意できる範囲での共通化である。とはいえ，共通化された部分については EU 加盟国はそれを遂行する義務があることに留意しなければならない。

❷ 対外関係での特徴

総体としての EU の対外政策の特色は，地理的には近隣諸国の安定を重視しつつも，EU が基盤とする法の支配，民主主義，人権などの価値に基づき，上述のように，グローバルなレベルの国際秩序作りを目指している点である。この

---

[1] 開発援助協力については，本章末尾に掲げた参考文献 12，13 の大隈宏論文や同 32 のコメンタリーが参考になる。

◆1◆ はじめに

点において，国際連合や関係国際組織における活動を極めて重視してきた。

　駐日EC代表部の次席やスイスのEU代表部大使を務めたEU官僚のライテラー大使は，EUの主要外交活動として，① 紛争の防止，安全及び安定の促進，② 効果的な多国間協調主義の強化，③ 人権と法の支配を支えることなどを挙げている[2]。特に，人権については，欧州理事会は「人権と民主主義に関する戦略枠組みおよび行動計画」を2012年に採択し，伝統的な立場に加え，EUにとって重要な国として位置付けられた「戦略パートナー」諸国を含め，人権をあらゆる第三国との関係の中枢に置くとしている。紛争の防止関連では，EUは，信頼醸成措置（ここではアジアで言う，首脳個人の間の「信頼の醸成」ではなく，メカニズムとしての措置を指す），地域の安定を目指すと言う意味での地域主義や地域ガバナンスの増進などを提唱している。

　EUの対外関係で特徴づけられることは，人権問題など，EUが拠って立つ価値に直接かかわらない，領土問題などの国家間対立については，たとえば，EUとして，可能であれば，調停の役割を果たしたいという観点から，立場を取らない傾向がある。これは，EUが「統合EU軍」を持たず，EU領域の防衛はEUの任務としておらず，上記のライテラー大使の説明に加え，EU内に，軍事的非同盟の国々を擁していることも原因となっている可能性がある。次章で詳述するように，EU28加盟国の中で22カ国がNATOに加盟しており，本書冒頭の加盟国図とともに非加盟国はフィンランド，スウェーデン，オーストリア，アイルランド，キプロス，マルタである。NATOとEUは様々な分野で相互補完関係にあるが，対露関係では，たとえば，2008年8月のロシアのグルジア侵攻後，停戦監視などのためにオブザーバーをEUが投入できたのは，ロシアからの合意が取り付けられたためであり，この時点ではロシアが拒否権を持つ国連やOSCEはこの役割を担うことはできなかったし，軍事同盟であるNATOを前面に出すことはできなかった。

　EUは，開発援助や人道援助部門のみならず，国際原子力機関（IAEA）や軍縮関係のさまざまなレジームにも多額の支援を行っており，水面下で世界の安定と平和を支えてきた役割は極めて大きい。ただし，近年では，グローバル・パワーとしてのEUの影響力を広めたいという戦略的側面の重要性が表出している。

---

(2) ミカエル・ライテラー（梅澤華子訳）「第1章 EUの対外政策」（安江則子編著『EVとグローバルガバナンス』〔法律文化社，2013年〕所収）参照。なお原文の英文も参照した。

159

EUは外部の紛争や危機に対し，次章で言及するようにEUの活動をより首尾一貫させ，効果的かつ戦略的なものにするため，「包括的アプローチ comprehensive approach」を組むことを追求している。包括的アプローチは，EUの持つ外交，安全保障，経済，貿易，開発援助，人道援助などの手段を組み合わせ，加盟国の持つ手段も活用し，外部のパートナーとして位置づけられる国際機関や第三国とも連携する。包括的アプローチの例としては，後述する，アフリカの角やサヘル，ギニア湾に対する政策が挙げられる。

　本章では，歴史的背景，リスボン条約の関連規定，同条約によって新設された機関，EUが極めて重視している近隣諸国に対する政策（欧州近隣諸国政策，ENP），EUにとっての主要国（米国，ロシア，中国）との関係などを概説する。第三国との関係は，経済通商関係などを含むため，CFSPを超えた関係になることに留意する必要がある。

　本章執筆時点では，EUの外務省にあたる欧州対外活動庁（EEAS）のホームページでは，危機対応，不拡散・軍縮政策，紛争の防止・平和構築，サイバー問題などは「外交政策」の項に入っており，文民や軍人を展開する作戦を伴う「共通安全保障防衛政策（CSDP　旧略称ESDP）」を別項に入れている。EUの対外関係を扱う学術文献でもこの分類を踏襲しているものが多いが，本書では，次章でEUの安全保障防衛政策として，CSDP分野での活動とともに大量破壊兵器やテロ対策も含めてCSDPとともに解説する。

◆ 2 ◆ 歴史的背景

◆ 1 欧州防衛共同体（EDC）構想の挫折

　欧州の統合過程は，欧州では「欧州の建設」とも呼ばれ，欧州統合論者の夢は「欧州合衆国」の建設である。したがって，経済面での統合のみならず，外交，安全保障の分野にも統合を広げることが目標となる。

　第二次世界大戦直後の外交安全保障分野の試みは，欧州で厳しい東西対立が進行する中で，西ドイツの再軍備問題との関係から「欧州防衛共同体EDC構想」として登場した。西ドイツの国軍を復活させず，欧州軍の中に西ドイツ軍を編入するという欧州防衛共同体（ベネルクス3国，フランス，西ドイツ，イタリアが参加）構想は，石炭・鉄鉱の分野から出発した欧州統合が一挙に防衛面という，主権の統合体への委譲が最も困難な分野にまで発展するかと思われた。し

かしながら，これを提案したフランスによって葬り去られ，欧州防衛共同体条約は発効せず，安全保障防衛分野を欧州統合に組み込んだのは，その約40年後の1993年になってからであった。

❷ 欧州政治協力（EPC, European Political Co-operation）

経済面での統合が深化してゆくと，加盟国間の対外関係全般での政策調整の必要性が浮上してきた。さらに，米国のベトナム介入や米ソ間の戦略核兵器削減交渉（SALT）の開始（1969年11月）は，欧州諸国間に政治協力の必要性という認識を高めた。1969年12月のハーグ首脳会議では，ブラント西独外相が政治統合のための戦略を検討することを提議し，1970年10月に発表されたダヴィニョン報告書は，可能な場合，EEC加盟国が国際問題をめぐり，1つの声で外に向かって話すことができるように，定期外相会議，外務省高官による定期会議の開催を提案した。この報告書は関係国によって採択され，「欧州政治協力」と呼ばれる欧州経済共同体加盟国間の非公式な外交政策調整が1970年11月から始まった[3]。EPCは，1960年代に提案され，流産に終わった政治統合をめざすフーシェ・プランの流れを汲んでいる。EPCが直面していたのは，欧州安全保障協力会議（CSCE, 1975年発足）設立をめぐる問題と，中東問題であった。CSCE（1995年1月1に欧州安全保障協力機構OSCEと名称変更，現在の加盟国については，本書冒頭の加盟国図を参照）については，今日に至るまで，EUあるいはその前身の組織は，政策や立場を多くの場合，統一し，1つの声で発言している。

当初は，欧州経済共同体の条約の枠外で発足したEPCは，1987年7月に発効した単一欧州議定書（SEA）第30条に規定され，条約上の基礎を持つことになった。30条の主要規定は以下のとおりである。「締約国は，政策調整，立場の集約化，共同行動の実施を通じて，結集された影響力が可能な限り効果的に行使され得るように，一般的な関心事項に関する外交政策について相互に通報し協議するものとする。」とはいえ，EPC発足以来の，外交政策の緩い調整という実態に大きな変化はみられなかった。

---

[3] Simon Duke, *The Elusive Quest for European Security*, London, 2000, pp.156-158.

③ 共通外交安全保障政策（CFSP）の導入へ

　欧州統合は外圧によってしばしば深化してきた。1989年の東欧の共産党一党独裁体制の崩壊に続く東西ドイツ統一の機運，および冷戦期の東側の軍事同盟であったワルシャワ条約機構の瓦解は，共通外交安全保障政策を含む，政治統合部門（1993年11月に発効したマーストリヒト条約においては，第2の柱である共通外交安全保障政策と，第3の柱である司法内務協力を指す）を組み込むという，未曾有の変革をもたらした。ただし，政治統合部門は，第1の柱と異なり，加盟国は主権の一部を統合体に委譲せず，あくまで政府間の協力によって実施されてきた。

　欧州の中央に強力な中央集権国家が君臨することは，それが膨張し，隣接国あるいは欧州全体の平和を危うくするという欧州に伝統的な地政学的な見方があった。強固に見えた東側の体制が，1989年秋以降，次々と崩壊し，両独の統一の可能性が現実のものとなってくると，強大なドイツの再登場に英国のサッチャー首相もフランスのミッテラン大統領も懸念を抱いた。他方，西独のコール首相は，悲願であるドイツの統一を迅速かつ円滑に進めるために，この稀有の歴史的機会をとらえ，両独の統一を欧州統合に埋め込むという方針を打ち出した。すなわち，欧州の国々の懸念を払拭するために，さらなる欧州統合への統一ドイツの強いコミットメントを掲げたのであった。共通通貨ユーロに向けてのプロジェクトはドイツの統一が日程に上る以前から進められてきたが，統一ドイツを欧州中央銀行によって他の参加国がコントロールするという政治的意義を持つことになった。

　すでに経済通貨統合を議題とする政府間会議（IGC：基本条約改正会議）開催は決定されていたが，ベルギーや，フランスと西ドイツ（共同提案）は政治統合のための政府間会議の開催を提案した。ここで，政治統合は，「共通の外交政策と安全保障政策を策定し，実施する」とされた。英国は当初，政治統合を議題とする政府間会議開催にも安全保障政策の導入にも強く反対していた。

　1990年8月のイラクのクウェート侵攻に端を発する湾岸危機は，EC諸国に共通の外交安全保障政策の必要性をさらに認識させる動因となった。2つの政府間会議は1990年12月にローマで開幕された。政治統合をめぐっては，非常に消極的な英国と，これを推進するドイツ，フランス，ベルギーなどの立場に開きがあり，難交渉の末に，1991年12月，ドイツ，ベルギーとの国境地域にある，オランダの小都市マーストリヒトにおいて条約草案がまとめられた。同月，

ソ連が崩壊し、欧州の「西の統合、東の分裂」が際立った。マーストリヒト条約の発効（1993年11月）により、共通外交安全保障政策は実施の段階に入った。

◆3◆ リスボン条約の対外行動に関する一般規定および共通外交安全保障政策をめぐる特別規定

共通外交安全保障政策をめぐる条約規定は、その後の政府間会議によって改定されてきた。（マーストリヒト条約を改正したアムステルダム条約は1997年10月調印1999年5月発効、アムステルダム条約を改正したニース条約は2001年2月調印2003年2月発効、ニース条約を改正したリスボン条約は、2007年12月調印2009年12月発効）。本章では、現行のリスボン条約の主要規定を紹介しておくこととする。

同条約第1篇共通規定第3条第5項では、EUと世界の関係について、EUが基礎を置く価値（同2条には、人の尊厳、自由、民主主義、平等、法の支配の尊重、少数者に属する人々の権利を含む人権の尊重が掲げられている）と利益をより広い世界との関係において主張、促進し、EUの市民の保護に貢献するとし、「平和、安全、地球の持続可能な発展、人々の連帯と相互の尊重、自由で公正な貿易、貧困の根絶及び人権とりわけ児童の権利の保護に寄与し、国連憲章の原則の尊重を含む国際法の厳格な遵守と発展にも寄与する。」と規定している。つまり、人権、民主主義、法の支配を世界大に広げていくことを追求することを掲げている。

これを踏まえ、第5篇で、対外行動に関する一般規定および共通外交安全保障政策に関する特別規定を定めている。

リスボン条約では、開発援助や国際貿易、災害救難などを含む、対外行動に関する一般規定をとくに設け、理事会と委員会が、外務安全保障政策上級代表（欧州委員会副委員長と兼任）の補佐を受けて、政策の一貫性を確保・協力することを規定している。（「第21条3項」。分野によっては欧州委員会が所掌しており、EU予算を用いるからである。たとえば、欧州対外活動庁（政策決定権限は加盟国にある）には、通常の国の外務省内に置かれる「経済局」も開発援助などを担当する「国際協力局」も内部に設置されず、欧州委員会の中に貿易総局や開発援助総局があり、中立的な災害救難・人道支援についても欧州委員会の人道援助・市民保護総局（ECHO）が、EUの加盟国の拡大については、欧州委員会内に拡大総局が置かれているという事情がある。

第12章　欧州連合の対外関係

　一般規定として，第21条第2項では，より具体的な共通の政策と行動を策定・追及する目的を列挙している。

① EUの価値，基本的利益，安全，独立及び一体性の擁護
② 民主主義，法の支配，人権及び国際法の原則の強化と支援
③ 域外国境に関する原則を含む，国連憲章の目的と原則，ヘルシンキ最終議定書の原則およびパリ憲章の目標に従う，平和の維持，紛争の予防および国際的安全保障の強化
④ 貧困の根絶を主要な目的とする，途上国の持続可能な経済，社会，及び環境の進展の促進
⑤ 国際貿易に関する制限の漸進的撤廃などを通じた，すべての国家の世界経済への統合の奨励
⑥ 持続可能な開発を確保するために，環境の質及び地球全体の天然資源の持続可能な管理を維持し，かつ改善するための国際的措置を発展させることの促進
⑦ 天災または人災に直面する人々，国家および地域への支援
⑧ より強固な多国間協力と良きグローバル・ガバナンスに基づく国際体制の促進

　次に，共通外交安全保障政策に関する特別規定の中で，根幹をなす，第24条の抜粋を記す。

　（第1項）共通外交安全保障政策事項におけるEUの権能は，共同防衛にいたる可能性のある共通防衛政策の漸進的策定を含む，外交政策のすべての領域およびEUの安全保障に関するすべての問題を包含する。（後略）

　（第2項）対外行動の原則と目標の枠組みの中で，EUは，加盟国間における相互の政治的連帯の発展，一般的利益を持つ問題の明確化及び加盟国の行動の収斂度の絶えざる増進の達成に基づき，共通外交安全保障政策を遂行，策定および実施する。

　（第3項）加盟国は，忠誠と相互の連帯の精神に則り，積極的かつ無条件にEUの対外政策及び安全保障政策を支持し，また本領域におけるEUの行動に従う。

　加盟国は，相互的な政治的連帯を高め，発展させるために協力して活動する。加盟国は，EUの利益に反する，または国際関係における結合した努力としてのEUの効果を損なうおそれのある行動を差し控える。

◆4◆ リスボン条約による外交関連機構などの改革

理事会と上級代表は，これらの原則が遵守されることを確保する。

◆4◆ リスボン条約による外交関連機構などの改革[4]

発効はしなかったが，欧州憲法条約においては，対外関係をめぐり，多くの改革がなされ，ほぼ，リスボン条約に踏襲された。

◆ 欧州理事会常任議長職と外務安全保障政策上級代表職の設置

リスボン条約では，欧州理事会の常任議長職が創設され，いわゆるサミットの議事を恒常的に執ることになったが，外務安全保障政策上級代表の権限を侵害しない限りにおいて，共通外交安全保障政策に関する問題について，その地位と能力にふさわしいように，EUの対外的代表を務めると規定されている。（以下，関連の条文は省略）。共通外交安全保障政策を超える，対外関係全般に関し，たとえば，第三国との首脳級協議で，EUを代表するのは理事会議長と欧州委員長であり，輪番制議長国の首脳の役割はなくなった。過去には，半年毎に交代する議長国では，人的継続性を維持することが困難だった。政策自体も，本来はコーディネーターである議長国の関心事や優先事項に左右される傾向があった。

初代のファン＝ロンパイ欧州理事会議長は，2010年9月に，EUの戦略パートナー（後述）を議題とする欧州理事会を開催し，欧州理事会の外交に関する関心を示した。

リスボン条約において最も関心を集めた改革は，外務安全保障政策上級代表職の創設で，このポストは欧州委員会副委員長との兼任になっている。歴史的には，アムステルダム条約で創設された共通外交安全保障政策上級代表は，理事会事務総長との兼任で，欧州委員会とは何ら組織的つながりはなかった。アムステルダム条約による代表職発足時からリスボン条約の発効によって同職が改組されるまでの約10年間，スペイン外相やNATO事務総長を歴任したソラナ氏が活躍し，EUの可視性を向上させた。

新ポストが欧州委員会副委員長と兼職となった理由は，開発援助など，欧州委員会が持つ「資源」を外交に活用できるようにする目的があった。ソラナ代

---

[4] 2011年前半までの詳細については、植田・参考文献24を参照。

表が用いることができた資源は，加盟国が提供する軍隊や警官などの要員だった。リスボン条約発効前は，欧州委員会には対外関係担当欧州委員（最後の委員はフェレロ＝ワルトナー・元オーストリア外相）が置かれ，理事会（加盟国）をソラナ氏が代表しており，これが1つのポストにまとめられた。

初代の外務安全保障政策上級代表には国際貿易担当欧州委員だった英国労働党の政治家であるアシュトン氏が就任した。初代の欧州理事会議長にはファン＝ロンパイ・ベルギー首相が就任し，両名とも世界的にはほとんど無名であった。欧州委員会委員長を含むこれらの要職は，欧州議会選挙結果の第1の政治勢力（保守系か社会党系かなど），出身国，ジェンダーなどのバランスが考慮される。ファン＝ロンパイ理事長は手堅い調整手法で高い評価を得るようになった。

アシュトン外務安全保障政策上級代表の主要任務は，自らを支える役所を設置することだったが，そのほか，任期の末期にセルビア＝コソボ間の対話やイランの非核化の交渉を進めた。

外務安全保障政策上級代表は条約上は特定多数決により，欧州委員会委員長の合意を得て任命される。主要任務は，①共通外交安全保障政策を主導する，②自らの提案によって共通外交安全保障政策の展開に貢献し，理事会により委任された内容に従い，同政策を実施（①，②については共通安全保障防衛政策についても同様），③共通外交安全保障政策に関し，EUを代表し，第三国との政治対話を行い，国際組織や国際会議でEUの立場を表明，④外務理事会の議事を執る（旧来は半年毎の輪番制議長国の外相の任務だった），⑤欧州委員として，委員会に課せられている対外関係の責務などとの関係で，EUの対外行動の一貫性を確保する，⑥欧州議会に対し，定期的に諮問し，政策の展開について通知する。同代表は欧州議会の意見が正当に考慮されることを確保する，などである。アシュトン代表は欧州理事会に出席するが，制度の改革により，EU加盟国の外相は特別な場合を除き，欧州理事会に出席できなくなった。欧州理事会議長職と同様，外務理事会の議長は議長国外相による輪番制が廃止され（貿易を議題とする場合を除く），上級代表が議事を執ることになった。第三国外相との会合などについても，外務安全保障上級代表による継続性が保たれることになった。

上級代表は欧州対外活動庁（EEAS）やEUの在外代表部に対し，強大な人事権を持っている。

◆4◆　リスボン条約による外交関連機構などの改革

❷ 欧州対外活動庁の設置

　新上級代表を補佐する機関として，欧州対外活動庁が2011年1月1日に創設された。欧州委員会対外関係総局，欧州理事会事務局の対外関係関連部局から職員を異動させるとともに，職員の3分の1を目安に，EU加盟国から外交官を採用することになった。新組織の立ち上げや採用人事には時間を要し，アシュトン代表は，自身の任期5年間をかけて欧州対外活動庁を稼動させるとの意向だった。職員の執務室は，シャルルマーニュと呼ばれているビルの中にあった欧州委員会旧対外関係総局やリップスと略称される建物の中の理事会事務局などに分散していたが，軍事関連部署を除き，2012年秋までに順次，シューマン広場に面した新庁舎に移った。

　2013年7月時点でのEEASの職員総数は3,417名，内約1,457名がブリュッセルの本部勤務，約1,960名が在外勤務（在外代表部数139）である。在外代表部にはこのほか，欧州委員会開発援助総局や貿易総局に籍を置く出向者が約3,500名勤務している。EEAS専属の職員の中で，管理職は約900名（うち538名が本省，365名が在外），その他は，652名のアシスタント，363名の加盟国から出向した専門家（national expert），322名の契約職員，1,137名の在外の現地職員である。

　在外代表部は，リスボン条約発効前は欧州委員会の代表部であったが，同条約発効により，EU全体を代表することになり，政務担当が増員されている。在外代表部も大使をはじめとして館員は，EU加盟国からも公募している。過去には途上国には開発援助分野を中心とした職員が，先進国には通商関係を念頭に置いた職員が欧州委員会から配置されていた。

　本部機構も，発足後も部局は改編が続けられている。2014年1月時点では，アジア・太平洋，アフリカ，欧州・中央アジア，北アフリカ・中東・アラビア半島・イラン・イラク，米州から成る，地域を扱う5総局と，グローバルおよび多国間問題を扱う1総局，及び危機対応および作戦（operation）調整を所掌する総局，共通安全保障防衛政策のもとで展開されるミッションなど軍事部門も含む部署，政策企画，インテリジェンス，会計・人事，あるいは法務，広報などの部署，欧州委員会副委員長を兼任するアシュトン代表に直結し，欧州委員会が管理する予算を所掌する欧州委員会の出先（FPI）もEEAS内に置かれている。

　EEASはアシュトン代表に直属するヴィモン事務総長（前職はフランスの駐米

167

大使），同様に事務総長格として，アシュトン代表が欧州委員会国際貿易担当委員だったときに総局長として支えていたオサリバン氏（アイルランド出身，欧州委員会事務総長などを歴任）が官房事項や一部の地域を担当（日本を含む）する「チーフ・オペレーティング・オフィサー」に就任した。EUの加盟国であれば政務局長という外務省の要のポストにあたる事務次長にはドイツ外務省出身のシュミット氏（前職は理事会事務局の局長），もう1人の事務次長にはポーランド外務省出身のポポウスキ氏（前職は，ブゼック欧州議会議長期の官房長やポーランドEU代表部の政治安全保障委員会大使など）が就任し，共通安全保障防衛政策などを担当している。

　欧州委員会の対外関係総局の時代は，同総局は地理的には，ACP諸国，EUの拡大対象諸国は所掌していなかった（前者は開発援助総局，後者は拡大総局が担当）のに対し，欧州対外活動庁は全世界をカバーしている。ただし，開発援助については，多年度のプロジェクトのプログラミングを欧州対外活動庁が，実施は開発援助総局が担い，拡大については加盟交渉などは拡大総局が所掌している。

　欧州対外活動庁は，アシュトン上級代表のみならず，ファン＝ロンパイ欧州理事会議長やバローゾ欧州委員長が対外活動を行う場合などの補佐も担当している。

　欧州対外活動庁は，内部の編成の再編や増設が，2014年秋に任命される同代表の後任の下で，今後も継続されるものとみられる。フル稼働までに時間がかかる理由は機構の問題のみならず，集められた職員は，欧州委員会，欧州理事会事務局，加盟国の外務省などの省庁が出身であり，それぞれの仕事の仕方や組織文化は大きく異なっており，収れんに時間を要する。さらに，欧州委員会内に対外関係総局が置かれていたときと異なり，別組織として扱われ，案件によっては欧州委員会との権限争いも観察され，組織間の調整がなされている。

　2013年7月に，発足時に織り込まれていた欧州対外活動庁のレビュー（短期的，中期的勧告を含む）がアシュトン上級代表により提出された。基本的には，基本条約改正にまでは至らない改善案が含まれている。発足直後から問題になっていたのは，アシュトン上級代表を代理する職員を置いていないことだった。

　上級代表職は過去，3人に分かれていた職務（上級代表，欧州委員会副委員長，外務理事会議長）が1人に集中し，ブリュッセル外への出張も多数あるため，

アド・ホックの解決策として，EEASの上級幹部や加盟国の外相などに職務を委任していた。

　欧州統合という観点から見れば，欧州対外活動庁を創設した起草者の期待は，加盟国出身の外交官が欧州対外活動庁に勤務（4年間の本省勤務，4年間の在外勤務が1セットであるが，片方のみのパターンもある）し，同庁でEUとしての観点から仕事をした経験を出身国の外務省に持ち帰ることを繰り返すことによって，EUとしての対外政策が収れんすることである。このため，この事業は数年間で成果が顕在化するものではない。
　とはいえ，すでに欧州対外活動庁が発足する以前の時点でも，ユーゴにおける戦争をめぐりEUとして期待される役割を担えなかった苦い経験からも，たとえば，西バルカン対する政策は，はるかに収れんしてきていることが指摘されている。

◆5◆ 政策形成と履行

　EUの対外関係にかかわる主要機関は，欧州理事会，閣僚理事会，常駐代表委員会，政治安全保障委員会，作業部会である。いずれも加盟国の代表が出席する。

❶ 欧州理事会・閣僚理事会・政治安全保障委員会・作業部会

　加盟国首脳から成る欧州理事会が最高の政策決定機関である。欧州理事会がEUの戦略的利益と目的を決定する。閣僚理事会はこれを履行するための決定，あるいは欧州理事会に対する勧告などを行う。条約上は閣僚理事会では特定多数決による議決が認められる場合があるが，慣行として実際には，コンセンサス・ビルディングによる決定が行われている。軍事的な意味合いのある問題は全会一致で決定される。
　通常，総務理事会及び外務理事会には加盟国の外務大臣が出席するが，欧州担当大臣や貿易担当大臣が出席する場合もある。総務理事会は，EUの拡大に例示されるように，1つ以上の政策領域を含む議題，予算や組織，行政管理上の問題を扱う。外務理事会の所掌は，外交政策，防衛（ただし，EUで扱われる防衛は，領域防衛ではなく，次章で述べるように，いわゆるPKO関連など），貿易，開

発援助協力，人道支援などである。従って，議題により，防衛大臣や開発担当あるいは人道支援担当の大臣が出席する。閣僚理事会は8月を除き定例会合は月1回である。外務理事会については，「ギムニッヒ」と呼ばれる非公式会合が年2回，開催される。

　常駐代表委員会（コレペール，COREPER）は理事会の準備をする。コレペール1は域内市場，雇用，エネルギーなどの個別の専門・技術的性格を有する議題を，コレペール2は，政治的意味合いのある問題，総務，政務（司法内務関連を含む），通商，経済，国際問題などを所掌する。双方とも，通常，週1回定例開催されるが，それ以外にも頻繁に会合している。

　政治安全保障委員会（PSCもしくはフランス語の略語COPS）は，ブラッセルに置かれ，外交，安全保障にかかわる問題に関し，日常的に情勢をフォローし，外務理事会の準備を行い，共通安全保障防衛政策の実施に関し，日常的な決定を実施している。ブラッセルのEU加盟国の代表部に政治安全保障委員会担当大使が置かれ，週2回定例会合があるが，通常はほとんど，連日のように召集されている。

　閣僚理事会にはCFSP関連の作業部会が置かれ，政治安全保障委員会や理事会に勧告を行う。政策形成は必ずしも作業部会からのボトムアップのみではなく，一例として，政治安全保障委員会から作業部会に検討を依頼することもある。地域割りの作業部会（たとえば，アフリカ，アジア，西バルカン，東欧・OSCEなど）と問題別の作業部会（国連，軍縮，不拡散，人権，など）が置かれている。

　欧州委員会には共通外交安全保障分野では単独の発議権はなく，欧州議会も立法権限がない。欧州議会は予算権限を通じて共通外交安全保障政策をコントロールすることは可能である。第3国との連合協定や枠組協定，貿易協定などは欧州議会の同意を必要とする。このため，一例として，日本は，欧州議会の国際貿易委員会等と意思疎通をはかってきた。EU司法裁判所は共通外交安全保障政策分野には原則として管轄権を持たない。

2　EUの在外代表部，EU加盟国のEU代表部
①　EUの在外代表部

　前項で述べたように，EUが世界中に置いている在外代表部は前身が欧州委員会の代表部だったために，先進国では貿易，途上国では開発援助が活動の中心だった。欧州委員会の時代には，通常は，欧州委員会の高官が大使に任命さ

◆ 5 ◆ 政策形成と履行

れてきた。この人事方式は大きく変わり，EU 加盟国が大使や職員を EU の在外代表部に送り込めるようになった。

　外務理事会を上級代表が主宰するようになったのに伴い，在外代表部でもこの分野においては議長国の役割は減じ，第三国における EU 加盟国間の大使級，や政務，経済などの分野別コーディネーション会合も EU 代表部が仕切ることになり，代表部の役割も大きく変わった。国際機関に対する代表部の役割については，国際機関によっては EU と加盟国との権限関係が複雑であり，一応の整理がなされてきた[5]。

　EU 加盟国である中小国は，全世界に大使館を置くことができず，あるいは大使館を置いている国でも大使と書記官 1 人のような小規模な公館の場合があり，当該国の政治経済情勢の分析をする余裕がない場合が多い。したがって，EU 代表部が収集した情報や分析を共有できることはこれらの国々にはプラスになっている。

　他に取りうる方法として，自国の大使館を置いていない第三国の EU 代表部に，自国の外交官を EU 職員として送る国もある。施設についても，EU 代表部の建物の中に，加盟国が自国を代表する外交官を常駐させ，警備やインフラの負担を軽減する国も出てきている。領事業務を EU 代表部の任務とすることを期待する EU 加盟国もあるが，英国は強く反対してきた。

② **EU 加盟国の EU 代表部**

　日本国内では知られていないが，ブラッセルに置かれている EU 加盟国の代表部は，加盟国の在外公館の中で通常，最大規模であり，国にもよるが本官 100 名以上の場合が多く，議長国を務める時期は 200 名規模に増員される。加盟国代表部は欧州理事会事務局やベルレモンと呼ばれる欧州委員会の拠点が置かれるシューマン広場近辺のビル 1 棟を占めていることが多い。なお，EU は所掌する上で極めて専門的な知識を必要とするため，加盟国の外務省では，本省の EU 局とブラッセルの EU 代表部を行き来する人事がなされる事が多い。代表部の編成としては，外務省よりも経済官庁やほかの関連官庁からの出向者数が多い。

　通常，加盟国の EU 代表部では大使は 3 人制で，コレペール 2 の大使が加盟国の EU 代表部の常駐代表として館長を務める。ブラッセルで重大な国益がか

---

[5] 国連総会における代表性の問題については，本書 14 章 II 4 ①参照。

かる交渉や決定が日常的に行われるため、EU代表部の常駐代表は加盟国の外務省の中では通常、最高位のポストの1つであり、閣僚級が勤めることもある。コレペール1の大使は次席であり、経済官庁などの出身者が多い。政治安全保障委員会担当大使は加盟国の外交安全保障政策の中枢である政務局長経験者か、任期終了後に政務局長で帰任する、あるいは主要国の大使に栄転するか、EUの重要な在外代表部の大使に転出するなどの人事が多くみられる。

加盟国の外務省には「欧州連絡官」が置かれ、コンタクト・ポイントになっている。加盟国の外務省、EUの関係機関などの間にはコルー（COREU）と呼ばれる暗号化された通信ネットワークがはりめぐらされており、絶え間なく、提案やコメントが送受信されている。緊急の国際問題に対し、声明を発出する場合は、会議の開催によらず、このネットワークを用いて連絡、承認されることが多い。加盟国の外務省の中でEUを扱う部局は、ブラッセルに置いている常駐代表部とともに、総じて規模が大きく、優秀な外交官を配置している。

EU加盟国はEU関係の交渉はブラッセルで実施し、その中でNATO加盟国は防衛問題もブラッセルで扱うため、加盟国内に相互に置く大使館は概して小規模であり、主要任務は文化交流であると言われる。経済危機も相俟って、EU域内の大使館を廃止してアフリカの国などに増設するEU加盟国もある。

日本のような第三国とEU加盟国との交流において常に留意しなければならないことは、EU加盟国はEUのルールや共通化された政策に拘束されていることである。日本とEU加盟国の1国の交流ですれ違いが起こり、議論が噛み合わない理由の1つは、外交安全保障問題に限らず、他の分野においても、日本側が先方のEUによる縛りを意識していないと言う問題が多く作用しているためとみられる。この問題は、NATO加盟国との防衛問題の対話においても生じている。

◆6◆ 欧州近隣諸国政策と対アフリカ政策

◆1 欧州近隣諸国政策（ENP）

欧州連合は、2004年5月の大規模な拡大によって、ウクライナやベラルーシなど、経済格差が大きく開いた国々と接することになった。国内政治や経済情勢が不安定な国々から、不法移民や組織犯罪が波及してくることは、EU内部

の不安定化につながる。すでに1995年の拡大でフィンランドが加盟したことにより，EUはロシアと隣接した。フィンランドは，ロシアの北西部の安定化を念頭に置いて，「北部ダイメンション」と呼ばれる環境面などの地域協力を提案し，EU全体の施策に組み込んだ。

地中海南岸の国々からはEU圏への入境を目指す不法移民が後を絶たず，2013年10月，イタリアのランペドゥーサ島沖での海難事故で，イタリアへの不法入国を目指す366名もの人命が失われ，EUは対策強化に乗り出した。

1998年当時はまだEUに未加盟であったが，ポーランドはEUの東部の隣接地域の安定化策である「東部ダイメンション」を提案していた。2003年12月には，欧州委員会が「ワイダー・ヨーロッパ」と称される東方拡大後の隣接地域に対する施策を提議した。この施策の検討過程でウクライナ，ベラルーシ，モルドバのみならず，従来の「欧州—地中海パートナーシップ」あるいは，バルセロナ・プロセスと称されるEUの南地中海諸国に対する地域政策の対象国も含まれることになった。当初の構想では，ロシアも入っていたが，ロシア側が関心を示さなかったことにより，対象からはずれている。隣接国に対する地域政策は欧州近隣諸国政策と呼ばれることになった。

執筆時点では，アルジェリア，アルメニア，アゼルバイジャン，ベラルーシ，エジプト，グルジア，イスラエル，ヨルダン，レバノン，リビア，モルドバ，モロッコ，パレスチナ，シリア，チュニジア，ウクライナが対象であるが，ベラルーシ，シリアはENPの枠組みの大部分の協力から除外され，アルジェリアとは行動計画を交渉中，リビアは緊急に必要な分野で支援を受けている。

① ENPの特徴

ENPは，加盟を前提とせず，民主主義と人権，法の支配，良きガバナンス，市場経済の原則および持続可能な発展という，EUとの共通の価値の上に，EUと対象国の2者間ベースで，特権的な関係をEU側が提供すると説明されている。ENPの中核は，①政治的な連携，②より深い経済統合，③（人の）移動とコンタクトの増大である。実施プログラム（行動計画）はEU側が一方的に策定するものではなく，対象国のオーナーシップと意欲が重視されている。毎年，EUは行動計画履行の進捗に関する報告書を発表している。

EU側が提供する施策は，①財政支援，②EUの共通市場への経済統合，③EU圏への入境を容易にする。特に，勉学のための学生，④技術的な政策支援としては，雇用，社会政策，産業や競争政策，農業や農村の発展，気候変動，

173

環境，エネルギー安全保障，運輸，研究開発，健康問題，教育，青少年交流など，広範である。EUと対象国との間で，対象国をEUに接近させるための優先事項が決定される。主要領域としては，政治対話および改革，貿易およびEUの域内市場で徐々に利益を得る準備のための措置，司法内務協力，エネルギー・運輸，情報社会，環境および研究開発，社会政策，市民の交流などがあげられている。

グルジア，モルドバ，ウクライナはEUへの加盟希望を明らかにしているが，加盟基準には全く到達していない。本書11章で詳述したように，EUはNATOなどと異なり，加盟には一般に長期を要する。

EUとENPの対象国はEUと其々の関係の法的基礎であるパートナーシップ協力協定（PCA）ないしは連合協定の上に，ENPの行動計画（アルジェリアとは策定中）を対象国とともに作り，その実施の進捗状況をEUがモニター，報告書を作成してきた。ENPは，東方パートナーシップ，地中海のための連合，黒海シナジーと称される協力枠組みによって補完されているとEUは説明している。

② 東方パートナーシップ

東方の隣接諸国については，ポーランドとスウェーデンが「東方パートナーシップ」と称する，さらに強化された協力枠組みを2008年に共同提案し，2009年5月にEU加盟国と関係国（アルメニア，アゼルバイジャン，グルジア，ベラルーシ，モルドバ，ウクライナ）でプラハにおいて首脳級で打ち出された。エネルギー安全保障，移民問題，さらに，対象国間の面としての地域協力の促進などが盛り込まれた。EUは対象国が個別に線でEUと結びつくことのみならず，対象国間の地域協力を重視している。ENPでは2年ごとの首脳会議，毎年の外相級会合などが開催され，市民社会フォーラムやビジネス・フォーラムも開かれてきた。

首脳級の会合は2011年9月にEU議長国の首都ワルシャワ，2013年11月にこれもEU議長国の首都ビリニュスで開催された。ワルシャワでは，別途，ベラルーシの人権状況の懸念に関する声明も発出された。2013年11月28日の首脳級会合は，折しもウクライナ政府がEUとの連合協定の署名延期を発表した直後になり，ウクライナでEUとの連携を望む，欧州旗を手にした多数の市民の抗議活動の時期と重なった。ロシアは，ウクライナや旧ソ連圏の国々と関税同盟を組むなどの手段を用い，自らの勢力圏の中に置く政策を追求しており，

6 欧州近隣諸国政策と対アフリカ政策

東方パートナーシップなどの施策を通じてこの地域の安定化,民主化を支援するEUとの対立がある。

　ドイツがポーランドのEU加盟を望んだように,自国がEUの東端の場合は,東側の隣接国がEUと同質的な民主的で安定した国になることが重要な安全保障政策になる。このため,EU全体が必ずしも,ロシアと競合して,EUとロシアとの間の地域を対象とした勢力圏争いをしていたのではない。ウクライナの人口規模や国内経済の破綻,重度の腐敗は,西バルカンの小国の場合と異なり,短期間でEUが抱え込める規模をはるかに超えていた。さらに,EUの対ロシア政策は,対決ではなく,関与策を追求していた。

　キエフでは反政府行動は流血の惨事となり,2014年2月22日にヤヌコーヴィチ大統領が逃亡,同23日に暫定政権が成立した。この事態は結果的にロシアによるクリミア編入を招き,ウクライナ情勢は,急速に不安定化している。

　EUは,ウクライナの経済的破綻を防ぐために110億ユーロの支援を発表し,3月17日の外相理事会では,クリミア自治共和国の政治家も制裁対象とした。さらに,ウクライナに対する関税を臨時に撤廃する措置をとった。このような局面下で,ウクライナのヤツェニュク暫定首相は,同年3月21日,EUとの連合協定の政治条項部分に署名した。暫定政権は,FTA部分については,5月の大統領選挙で選ばれる政権に判断を委ねる方針であり,EU内部にも,ロシアを刺激するEUへのウクライナの近接には消極的な加盟国があり,将来の加盟に道を開く原因を作ることにはフランスが反対であるなどの事情があった。

　EUと東方パートナーシップの国々との連合協定は,ベラルーシ以外の国々とのパートナーシップ協力協定(PCA)を更新するものであり,① 政治対話を通じた外交安全保障政策面での協力,② 司法内務協力,③ 経済及びセクター毎の協力,④ 自由貿易協定(モノ,サーヴィスのみならず,EUの関係法制に近接させる)から成る包括的な内容を含む。FTA(正式にはDCFTAと呼ばれる)の交渉は別途,実施され,WTOに加盟していることが前提である。パートナー側は,EU圏への査証免除を求めており,査証手続簡素化などの措置が段階的に執られてきた。2013年11月の上記首脳級協議の折に,モルドバ,グルジアとの間では連合協定が仮署名された。2014年3月20-21日の欧州理事会では,クリミア危機を受け,EUは,両国との同協定の調印を6月に早める方針を揚げた。2014年4月1日に,欧州委員会は,ウクライナ,グルジア,モルドバ支援に関し,国際金融機関と合意したことを発表し,さらに,3億5,500万ユー

ロのウクライナに対する無償援助を準備しているとした。

③　バルセロナ・プロセスと地中海のための連合

　EU の南地中海諸国との協力枠組みであるバルセロナ・プロセス（EU 地中海パートナーシップの別称）は 1995 年 11 月，当時の EU15 加盟国とアルジェリア，エジプト，キプロス，イスラエル，ヨルダン，レバノン，マルタ，モロッコ，シリア，チュニジア，トルコ，パレスチナが参加していた。外相級で，持続的な開発，法の支配，民主主義と人権を基礎とする平和と安定の共通の地域創設を目指す① 政治・安全保障面での対話，② 経済・財政面でのパートナーシップ（目標としての EU との自由貿易地域の創設），③ 社会，文化，人的交流面など広範な協力を作業プログラムとともに，打ち出した。中東和平問題とは切り離して協力を進める意図があったが意図通りに進まず，停滞していた。

　2004 年の ENP の創設以降は，ENP を補完する，対話と協力のフォーラムとしては，以下の「地中海のための連合（UfM）」により活性化が目指された。

　2007 年 11 月，サルコジ・フランス大統領が地中海諸国との連合案を提案した。この構想は，当初，上記バルセロナ・プロセスとの連関がなかったため調整がなされた。バルセロナ・プロセスを継続して再生させるプロジェクトとして，地中海のための連合がフランスの EU 議長国の 2008 年 7 月，パリで首脳級で打ち出された。

　目的はバルセロナ・プロセスと同様である。2010 年 3 月にバルセロナに事務局が設置され，地中海の汚染対策，海運交通，エネルギー分野などのプロジェクトが実施されている。加盟国は全 EU 加盟国と 15 の地中海沿岸諸国（アルバニア，ボスニア・ヘルツェゴビナ，モナコ，モーリタニア，モンテネグロが新たに参加，シリアについては停止）であり，アラブ連盟はパートナーとしての地位を持ち，あらゆるレベルの会合に参加できることになっている。サルコジ大統領とエジプトのムバラク大統領が共同議長を務めていたため，両者の辞任によって生じた停滞は克服されつつあるが，依然として中東和平を巡る国際政治情勢と切り離して進めることには困難がある。

　アラブの春と呼ばれる，2010 年 12 月にチュニジアから始まった民主化を要求する波については，EU はこれらの国々に対し，民主化の改革を遂行すればするほど支援を増大させるという，現地のインセンチブに訴える方針に切り替えた。

　エジプトの政治的混乱やシリアの内戦は，EU にとっても対処すべき最重要

176

課題となっている。シリア難民に対する人道支援を実施し，ガダフィ政権崩壊後のリビアの混乱に対しては，次章で言及するCSDPミッションを派遣している。

　ENPのプログラムやプロジェクトは，主として，EUのENPIと呼ばれる予算枠組が用いられ，対象国との共同出資方式もとられてきた。この予算の対象にはENPに入っていないロシア支援も含まれている。2007－2013年の間の予算は111億8100万ユーロだったが，年度途中での増額も実施されてきた。EUは，ENPIをより機動的に使いやすく，かつ民主化推進に積極的な国を差別化して優遇するなどのために2014－2020年の予算ではENIという名称の予算枠組に改善し，154億3300万ユーロが配分されている。ただし，原子力の安全や教育などに関連する予算は，ENIとは別の費目に含まれている。EU加盟国，域外国，欧州復興開発銀行（EBRD），欧州投資銀行（EIB）などもENPを支援している。

　移民問題については，本書第8章でも解説しているが，EUの政策枠組みである，第三国との関係における「移民と移動に関するグローバルなアプローチ（GAMM）」の履行手段としての「移動パートナーシップ」（対話・協力枠組みで，合法移民，移民と開発，不法移民対策を対象とする）をENP関係国の中では，モルドバ，グルジア，アルメニア，モロッコとの間で履行している。

❷ 対アフリカ政策

　EC・EUの対アフリカ政策は，1975年のロメ協定を更新し，2002年に発効したコトヌ協定を基礎としているが，EUはアフリカ全体に対する政策を策定している。2007年12月の第2回EUアフリカ首脳会議でEUとアフリカの80カ国で平等のパートナーシップのもとに，「EUアフリカ戦略」と呼ばれる長期のビジョンを打ち出し，①平和と安全，②民主的ガバナンスと人権，③地域経済統合，貿易及びインフラ，④ミレニアム開発目標，⑤気候変動と環境，⑥エネルギー，⑦移民・移動及び雇用，⑧科学・情報社会及び宇宙を含む行動計画（2008－2010年）を採択した。2010年にトリポリで開催されたサミットでは第2次行動計画（2011－2013年）が採択され，2014年4月には第4回サミットがブラッセルで開催された。60カ国以上のアフリカの首脳が参加し，2014-2017年のロードマップが採択された。これは，①平和と安全保障，②民主主義，良

き統治，人権，③ 人間開発，④ 持続的包括的開発と成長及び大陸の統合，⑤ グローバルかつ生起しつつある諸問題（気候変動，環境，兵器の拡散など）を双方の優先課題とし，これらを履行する手段を特定した。

　EU の加盟国にはアフリカの国々の旧宗主国が含まれ，歴史的，経済的，社会的繋がりが深く，既述のように，EU 圏の安定と安全にもアフリカ情勢は大きな影響を与えるようになっている。EU は，アフリカ連合などアフリカの地域協力機構との交流や協力も深めてきた。中国の近年のアフリカでの活動については，その大きな影響力が EU を凌駕しているとする懸念や，EU 側が付している人権や良きガバナンスなどの条件なしに中国が独裁政権を支援しているとする批判があり，EU は中国とのアフリカとの協力をめぐる対話を実施し，EU，中国，アフリカの三者間の対話枠組みを提議している。

　以下においては，① 国際的な海上交通の問題ともかかわるアフリカの角地域 ② テロの脅威が EU 域内に及ぶ危険性が指摘され，これを予防するための施策が必要なサヘル地域，及び③ 麻薬などの組織犯罪，海賊，不法採油，漁業の違法操業による現地関連産業の衰退による欧州への移民圧力などの問題のあるギニア湾（西アフリカ）に対する包括的地域政策を取り上げる。

①　アフリカの角地域

　次章で述べるように，ソマリアの内政が紛争により不安定であり，海賊を出す温床ともなっており，EU は 2008 年からソマリア沖海賊対策のための CSDP 作戦を開始し，治安の問題からウガンダにおいてソマリア政府軍の訓練を実施する CSDP 作戦も 2010 年から遂行している。2012 年 7 月には，ジブチ，ケニア，ソマリア，セイシェル，タンザニアを対象とし，沿岸警備隊や警察の能力強化，発展などを支援している。2012 年 6 月— 2014 年 1 月の間，南スーダンのジュバ国際空港の安全強化に貢献した。

　このような CSDP の取り組みに加え，海賊やテロリストを出す土壌そのものを改革するため，EU は 2011 年 11 月にアフリカの角に対する包括的な戦略を採択した。対象とする国々は，ジブチ，エリトリア，エチオピア，ケニア，ソマリア，スーダン，南スーダン，ウガンダである。2012 年にはアフリカの角地域に対する EU 特別代表が任命された。同戦略は，EU の活動領域として，① 人々が正当な政治的希望を表明し，基本的人権と自由が尊重される，堅固で責任ある政治構造の構築，② 紛争解決及び防止への貢献，③ 同地域から発する安全保障上の脅威の緩和，④ 経済発展，⑤ 地域の経済協力の支援，を挙げている。

◆6◆ 欧州近隣諸国政策と対アフリカ政策

海賊のみならず，移民問題もEU側の懸念事項となっている。この政策の対象は，東アフリカの地域協力機構である政府間開発機構（IGAD）加盟国であり，現地の地域協力体との協力も重視され，現地側のオーナーシップの重要性が指摘されている。

② **サヘル地域**

サヘル地域（EUの主対象はニジェール，マリ，モーリタニアで，ブルキナファソ，チャドも含む）は，食糧問題，不安定な国内情勢，貧困などを抱えており，リビアのカダフィ政権崩壊以前から，AQIM（イスラム・マグレブ諸国のアルカイダ）の温床となっていた。EUは，サヘル地域に隣接するマグレブ諸国からのEU圏に対するテロを懸念している。リビアの内戦による武器や兵士の流出なども事態を悪化させた。マリの北部地域はAQIMを含む反政府武装勢力の支配下に置かれるようになり，2013年1月にはフランスはマリ政府の要請により軍事介入し，西アフリカ諸国軍も参加し，北部地域などを奪還した。

これにさかのぼる2011年3月に，EUは，サヘル地域に対する統合的な「安全保障及び開発戦略」を打ち出し，EUの特別代表も任命した。同戦略は，①開発，良きガバナンス，紛争解決，②政治・安全保障・開発分野での国際社会のコーディネーション，③安全保障と法の支配，④暴力的な過激主義と急進化に対抗することを含んでいる。

EUは食糧援助などの緊急人道支援や開発援助などのほかに，ニジェール政府の要請により，CSDPミッションを，テロと組織犯罪に対する能力強化のために2012年8月から同国に派遣し，マリとモーリタニアにも要員を配置した。2013年2月には，マリ政府の要請などにより，同政府軍の訓練のための作戦を開始した。以上の活動については，次章においても言及する。

③ **ギニア湾**

EUは，2014年3月，アフリカのギニア湾地域に対する戦略を採択した。同戦略は，アフリカの西部および東部を対象とし，カーボヴェルデ，サントメ・プリンシペの島嶼を含む，セネガルからアンゴラまでの6000キロの海岸線をカバーする。

この地域の海賊などによる海上の不安全や，数々の組織犯罪は，EUにとっても増大する脅威であり，アフリカの国々や地域的機関をEUは，包括的アプローチによって支援する。

以下の4点が目標として挙げられている。(1)脅威の規模及びその対処の必

第12章 欧州連合の対外関係

要性についての共通の理解を醸成，(2)当該地域の政府が，安全と法の支配を確保するための制度と能力を構築することを支援，(3)沿岸国の経済の繁栄を支援，(4)当該地域の国家間で，海と陸の境界で，効果的な能力を確保するよう，協力のための組織を強化する。

組織犯罪には，麻薬のほかに，人身売買，武器やダイヤモンド原石の不法取引，偽物の薬品，不法投棄，サイバー犯罪，資金洗浄などがある。ほかに，特に，ナイジェリアでは不法採油問題があり，環境汚染や漁業，農業にも悪影響を与えている。このほか，漁業の不法操業が，現地経済に打撃を与え，EU圏などへの移民圧力になっているとの指摘がある。

◆7◆ 主要戦略パートナー国およびアジアに対する政策

EUは，EUにとって重要である国々を「戦略パートナー」と呼んでおり，本稿執筆時点では，米国，ロシア，日本，中国，インド，韓国，カナダ，ブラジル，メキシコ，南アフリカが戦略パートナーである。これらの国々とは，定期的に首脳会議（EU側の代表は，欧州理事会常任議長と欧州委員長）を開催している。韓国との首脳会議は，たとえば，2012年3月，核セキュリティー・サミットのときに開催されたように，単独開催はしなかったが，2013年11月，両者の関係樹立50年目に，朴大統領がブラッセルを訪問して単独で実施された。

本節においては，EUにとって重要であり，かつ日本の関心事項でもあるEUの対米関係，対露関係および対アジア関係（ASEAN及び中国）を取り上げる。

◆ 対米関係
① 歴史的背景

EUは米国を別格に重要な国として位置付けてきた。

米国は，第二次大戦後の西欧の復興を支え，NATOを通じて，欧州の国々と同盟関係にある。歴代の米国の政権は，欧州を起源とする世界大戦に2度も大西洋を越えて参戦を余儀なくされた歴史的経緯などから，欧州の統合を支持してきた。しかしながら，国際社会の中のアクターとしてのECを認知することについては，長らく極めて消極的だった[6]。

---

(6) 参考文献17参照。

◆7◆ 主要戦略パートナー国およびアジアに対する政策

　中国や新興国の台頭，経済危機による欧米の相対的な影響力の低下，経済力の低下によって米EUともに使えるリソースが縮小しているなどの事情により，もとより，民主主義，人権など価値を共有しているEUを活用する政策に米国は転じた。EUは，通商，開発援助，人道支援などの幅広い手段を対外関係において有している。NATOが使える手段は軍事的な手段に究極的には限られるが，EUには軍事的手段が必ずしも有効ではない，テロ，サイバーなどの安全保障問題に対応しうる特色があり，米国の対外政策を遂行する上でのEUの重要性が増大している。

　欧州における東西対立の終結直後は，EUがその政策領域に安全保障を取り込んだために，EUとNATOの間に一種の競合関係が生じ，米国はEUの安全保障面での発展を警戒した。しかしながら，米国は，ブッシュ政権の2期目からはEUに対する政策を変化させ，EUの安全保障や開発協力分野での活動を活用し始めた。サルコジ政権下で，フランスがNATOの統合軍事機構に2009年に復帰したことも，この流れに肯定的に働いた。

　歴史的には，欧州における新時代の到来を背景として，1990年11月に米国とECおよびその加盟国は宣言文書を発出し，経済，教育・科学・文化面などでの幅広い協力を打ち出した。既存の協議枠組みである，年2回の首脳会議，年2回の外相級協議などを活用し，これを強化することになった。しかしながら，この宣言の目標は必ずしも十分に達成されなかった。

　クリントン政権期の1995年12月のEUと米国のサミットで，新たな協力関係の枠組み文書（NTA：New Transatlantic Agenda）が署名された。主要な柱は，(1)世界の平和と安定，民主主義，発展の増進，(2)グローバルな挑戦（開発と人権，環境，感染症）への対応，(3)世界貿易の拡大と緊密な経済関係への貢献，(4)大西洋をまたぐ，さまざまなコミュニティー間で協力の橋を築く（例として，議員，ビジネスマン，科学者，教育者などの交流）である。NTAとともに行動計画文書が発出され，約150もの具体的な協力項目が挙げられている。

　ブッシュ政権の1期目には，イラク問題をめぐる対米関係でEU内部に大きな足並みの乱れが生じた。京都議定書，国際刑事裁判所，全面的核実験禁止条約などをめぐり，欧州の国々と米国の政策の相違も目立った。米仏関係や米独関係は悪化した。ブッシュ政権は，「新しい欧州」と「古い欧州」という比喩に示されるように，米国の政策を支持する国と不支持の国の間で，欧州の分断する政策をとったとして，欧州における欧州統合論者の反撥を招いた。しかしな

がら，米国と欧州は，ともに，経済関係のみならず，国際関係におけるきわめて重要なパートナーあることに変わりはなく，再選されたブッシュ大統領は2005年2月，最初の外国訪問先に欧州を選んで関係の修復に乗り出した。ブリュッセルでNATO本部を訪問した後，同大統領は米国の大統領としては初めて公式にEUの本部機構を訪問した。この訪欧の際に，同大統領は米国と欧州諸国が自由，民主主義という価値を共有していることを強調し，欧州の統合，強いEUを通商上の利益という観点からも支持していることを明らかにした。米国と欧州との対話の場としては，NATOとEUの双方を挙げた。

② **経済関係と環大西洋貿易投資パートナーシップ（TTIP）交渉の開始**

2013年のデータでは，米国は，EUの対内および対外直接投資残高ともに1位（それぞれ11.9％，13.3％）で2位のスイス（5.2％，4.6％）を大きく引き離し，EUの最大輸出相手国（17.3％，2位の中国は8.5％，輸入は中国，ロシアに続き，3位で11.5％）である。米国とEUの貿易は世界の約31％を占め，両者のGDPは世界の約49％超である。

このような大きな経済関係を持つ両者は，NTAの枠内で，環大西洋経済パートナーシップ（TEP）文書を1998年に発出し，2007年には環大西洋経済理事会（TEC，閣僚級）を設置した。TECでは，規制問題，知財，関税，金融市場，イノベーション，投資などの協力が対象となっている。

2013年6月にはEUと米国は，成長と雇用の増大を目ざす環大西洋貿易投資パートナーシップ協定交渉の開始を打ち出し，短期での合意を目指している。関税，規制緩和など多分野が対象とされている。関税はすでに低率になっているが，貿易量が多いため，多少なりとも下がれば裨益するところが大きいとEU側はみなしている。遺伝子組み換え作物の扱いなど，根本的な相違をどのように解決するのかという問題はあるが，協定によって経済問題の低迷から脱するのみならず，双方にとっての高度に政治的な目標は，新興国の台頭によって崩される危険性のある西側の優位性をルール作りにおいても維持することである。

③ **アジア太平洋における協力を含む，多分野での協力**

オバマ大統領は米国よりもEU圏で高い支持があり，ジョージ・W.ブッシュ政権1期目の単独行動主義に対置される，多国間協調主義の色彩を持つ政策が評価されてきた。2009年11月にプラハで初顔合わせの性格の強いEUとのサミットが行われ，閣僚級のエネルギー理事会を発足させ，双方が関心を持つ戦

◆7◆ 主要戦略パートナー国およびアジアに対する政策

略的なエネルギー問題やエネルギー政策での協力促進，持続可能かつクリーンなエネルギーの開発などの協力が掲げられた。同年の首脳会議では，開発援助対話を再活性化することでも合意し，不拡散・軍縮に関する宣言も発出された。2011年11月の米EUサミットの共同声明では，TECに雇用と成長に関する作業部会（貿易担当欧州委員と米通商代表が共同議長）を設置し，2012年末までに，報告することとした。2013年2月の最終報告に基づき，EUの理事会はTTIP交渉の指令を2013年6月に採択した。

EUと米国との協力は多方面にわたっており，司法内務協力分野では，テロをめぐる協力や移民・難民問題，査証問題などが対象となっている。テロ対策などのために，米国がEUに求めた旅客個人情報の米国への提供については，個人情報保護の観点から欧州議会が2010年5月にこのための協定を一旦拒否した。再交渉の結果，同協定は2012年7月に発効した。個人情報の扱いについては米国と欧州の国々の考え方が異なっており，米国国家安全保障局の情報収集を暴露した「スノーデン事件」は，ドイツなどの国々の懸念を招いた。

このほか，米国の査証政策ではEUの加盟国を個別に審査し，シェンゲン領域を一括して扱わず，たとえば，ポーランド国民に査証を求めていることにEU側の不満がある。

対外政策をめぐっては，米EU間では政策調整や協力のための政策企画協議，関係責任者間の協議・連絡が頻繁に行われている。この中には，開発援助や人道援助に関する協議も含まれている。

EUのCSDPミッションについては，米国は文民のみを派遣する政策で，2011年5月に第三国参加枠組み協定にクリントン国務長官が署名した。すでに，コンゴ及びコソボのミッションに文民を派遣してきたし，ウガンダにおけるソマリア兵の訓練のミッションについては，輸送，器材や給与の支給を行った。サイバー安全保障をめぐるタスクフォースも活動している。

アジアとの関係で特筆すべきは，2011年11月のワシントンでの米EUサミットで，アジア太平洋地域の平和，安定，繁栄増進のために，政治，経済，安全保障，人権についての協力を強化する戦略的関心を持ち，対話を増強，永続的なハイレベルのコミットメントを誇示し，地域統合を推奨することになった。この合意に基づき，2012年7月には，アジア太平洋をめぐる包括的な協力をめぐる声明を，プノンペンでクリントン国務長官とアシュトン代表が発出している。協力分野は，①平和・安全保障，②持続的な開発，③貿易・経済と多

183

岐にわたっている。欧州の国々は米国のアジア・シフトを懸念しているが、この声明は米国が提案したものであり、米国はEUとともにアジア太平洋への関与を強めるという考え方をしている。EUの持つ様々なリソースの活用も米国にとってのプラスになる。EU側には、アジア地域で米国の「傀儡」に見られないように留意しつつ、米国との協力を進める意向がある。

米国とEUのフル・サミットは2012年、13年には開催されなかったが、2014年3月26日にブラッセルで首脳会議が実施された。TTIPの交渉は2014年3月にすでに4ラウンドを終えており、上記サミットでは成果のレビューと今後の推進のコミットがなされた。ウクライナ問題に関する協力が強調され、TTIPとも関連する、米国からEU圏への天然ガスの輸出については、バローゾ委員長はその見通しを歓迎した。国際問題では、このほか、イラン、中東和平、シリア問題などが議題となった。同年4月2日にブラッセルで開催されたエネルギー理事会でも対ウクライナ協力、米国のガスのEU圏への輸出の可能性が打ち出された。

❷ 対ロ関係

冷戦期、ソ連は国際関係のアクターとしてのECの存在を認めようとしなかったが、東西対立終了後、ロシアにとってEUは最大の貿易相手になり、同様に外国からの最高額の直接投資の源（EUの対外直接投資は2013年のデータではロシアは9位で0.5％、EUへの対内直接投資は5位で1.4％）である。EUにとってはロシアは第3の貿易相手（2013年のデータではEUの対ロ輸出は4位で7.3％、輸入は2位で11.9％）である。EUにとってエネルギー資源はロシアが第1の輸入元であり、2011年のデータではEUはロシアから天然ガスの30％、原油の35％、固形燃料の26％を輸入しており、それぞれに経済的な重要性を占めている[7]。

二者間の関係の基礎は、1997年12月に発効した、パートナーシップ・協力協定（PCA）にある。同協定の目的は、国際の平和と安全の増進、民主的規範、政治および経済的自由の支持である。PCAは政治対話、貿易、投資、科学技術、教育、エネルギー、原子力および宇宙面での協力、環境、運輸、文化など、幅広い政策領域を含んでいる。

---

(7) EU Energy in Figures 2013, p. 24. http://ec.europa.eu/energy/publications/doc/2013_pocketbook.pdf

◆7◆ 主要戦略パートナー国およびアジアに対する政策

　PCAは，EUとロシアの間のあらゆるレベルの定期的な対話を制度化している。年2回の首脳会議，特定の問題を議題とする閣僚レベルの対話（外相，法相，エネルギー相など），高級事務レベルおよび専門家レベルがこれにあたる。2005年，定期人権協議が発足し，1997年のPCA発効とともに欧州議会とロシア国会との「協力委員会」も組織されている。

　2003年のEU＝ロシア・サンクトペテルスブルグ首脳会議では，協力強化のためにPCAの枠内で4つの「共通空間」を創設することになった。第1は，共通の経済空間，第2は共通の自由・安全・司法空間，第3は対外関係分野での共通空間，第4は教育，文化面の共通空間である。2005年の首脳会議はそのための「ロードマップ」を採択した。ロードマップは，具体的な行動計画にあたる。

　EUとロシア間のサミットはほぼ，年2回，2000年以来，開催されている。PCAは，2008年6月のハンティー・マンシースク（ロシア・チュメニ州）で開催された首脳会議で改訂交渉を行うことになり，同年7月4日に第1ラウンドが開始されたが，ロシアの2008年8月のグルジア軍事侵攻により，同年9月に交渉は中断された。同交渉は，リトアニアの強い反対を押し切って同年12月に再開された。

　2010年5月31日-6月1日にロストフ・ナ・ドヌで開催された第25回EUロシア首脳会議では，メドヴェージェフ大統領との間で「近代化パートナーシップ」を打ち出した。これは，2008年にドイツのシュタインマイヤー外相が独露二国間で執ったイニシアチブをEUレベルでも取り入れたものである。EUの狙いは経済協力によってロシアの政治改革を進めることであった。

　具体的な活動を伴う作業計画には，①低炭素経済，②貿易自由化，③イノベーション・研究開発（宇宙，原子力を含む），④法の支配，⑤人と人のリンク（ロシア側が求める査証免除問題を含む）・市民社会との対話の増進が含まれている。

　近代化パートナーシップは，発足当初から，EU側が法の支配や人権などの国内改革を近代化に不可欠とし，ロシア側はEU圏からのハイテクの導入などを求めていたなど，双方の立場の相違があった。

　2008年8月のロシアのグルジア侵攻の際に，EUの議長国だったサルコジ大統領が速やかにモスクワを訪問して停戦合意を進め，国際監視のためにEUのCSDPミッションを短期間で派遣した。

　エネルギー問題については，ロシアとウクライナ間の天然ガス供給・ウクラ

イナ側の支払い問題の影響を受け、たとえば、2009年1月にはロシア側が供給を停止し、パイプラインでつながっているブルガリアやギリシアなどにも到達しなくなった。EUは、ウクライナを経由しないパイプラインの建設や、ロシアへの依存度を下げるなどの政策をとってきた。ロシアのクリミア編入に直面し、EU首脳は2014年3月20‐21日のサミットで、欧州委員会に、同年6月までにEUのエネルギー依存削減に対する検討を要請した。ファン=ロンパイ議長は、64年前の石炭鉄鋼共同体を想起し、「エネルギー連合」の必要性にこのサミットで言及した。

加盟国それぞれの対露政策は、対中政策などと比較して相対的に相違が大きく、EU内の旧ソ連圏の国々は警戒的である。とくに、リトアニアやポーランドは厳しい態度をとっていたが、ポーランドについては、2010年4月のスモレンスクにおけるカチンスキ大統領機の墜落事故以降、両国間の関係は改善していた。これらの国々は、EU加盟により、EUの対露政策を決定する上で小国でもブロックすることが可能であることもあり、二国間関係でロシアと対等な関係を持てるようになったと認識している。EU加盟国の中でドイツは、EUとロシアが良好な関係を築くようにEU内で努力を傾注してきた。

プーチン大統領の2012年復帰の後は、ロシアの民主化に対するEU側の期待が下がり、他方、EUの経済危機によってロシア側に対するEUの影響力の低下が指摘されている[8]。

ロシアによるウクライナのクリミア自治共和国に対する軍事力を含む強い影響力の行使に対し、EU首脳は2013年3月6日に臨時首脳会議を開催し、ウクライナの領土の一体性に対する侵害を強く非難し、クリミア自治共和国による住民投票も違法とした。EUはロシアに対し、ウクライナとの対話を求めた。この段階で、EUはロシアとの査証に関する交渉と新投資協定交渉を中断し、6月にロシアで開催されるG8への不参加を表明した。事態が改善しない場合の制裁第2段階として、査証発給停止と資産凍結、EUとロシアの首脳会議の中断、第3段階として経済制裁に言及した。

クリミア自治共和国で住民投票が断行されたため、同月17日に、前述のクリミア自治共和国を含む、21人の制裁を発表した。プーチン大統領は、クリミアを編入する手続きを21日に完了した。20‐21日に開催された欧州理事会は、

---

(8) Bindi・参考文献2所収の以下を参照。Serena Giusti and Tomislava Penkova, "7. The European Union and Russia: Engaged in Building a Strategic Partnership."

「21世紀の欧州に，力の行使と強制で国境を変えることができる場所はない」と強く批判し，さらに12名を追加制裁し，EUとEU加盟国はロシアとの定期サミットを中断するとした。EUは，経済制裁の準備に着手している。

EU加盟国のロシアとの経済関係やエネルギーの輸入はそれぞれ異なるが，EUの対ロ制裁が米国ほど強硬でない理由は，経済的利害のみではなく，EUとして，ロシアとの対話のパイプをつないでおきたい，あるいはウクライナとロシアとの仲介ができないかという，紛争に対するEU特有のアプローチがある。対ロ制裁に早急に踏み込むよりも，対ウクライナ支援を強化するのはこの政策オリエンテーションを示している。当面，EUも投入を強く支持した，危機低減のためのOSCEのウクライナ監視ミッションに要員派遣などで強力に支援している。

EUはG8のメンバー（ファン＝ロンパイ議長とバローゾ委員長が出席，他にEU加盟国から英仏独伊が参加）であり，2014年3月24日にハーグの核セキュリティー・サミットの折にロシアを除くG7が会合した。G7は，ウクライナの領土保全と独立の支持，ロシアに対する強い批判を打ち出し，ロシアが事態をさらにエスカレートさせればロシア経済に深刻な影響を与える制裁を強化するとし，同年6月に予定されていたソチのG8サミットに参加せず（意味のある議論ができるようになるまでG8へのロシアの参加を停止），同時期にブラッセルでG7として会合するとした。

軍事力を背景とした，ロシアのクリミア編入は，ソ連崩壊以来，EUが追求してきたロシアに対する関与策が奏功しなかったことを示した。すでに言及したエネルギー安全保障の見直し（輸入先のさらなる多様化）や東方パートナーシップの改良がなされるであろうし，安全保障防衛政策にとっても転換点となろう。

❸ 対アジア関係

EUの政策上の地理的区分としての「東アジア」には，日本，中国，朝鮮半島のほかにASEAN諸国が含まれていることに留意する必要がある。日本については本書第14章で取り上げており，本項では，ASEAN及び中国に対する政策を概観する。

EUにとって長らくアジアは通商相手としての位置づけだったが，アジアの経済成長や中国の台頭，米国のアジア・シフトにより，経済のみならず，同地域における政治・安全保障面での影響力を求めるようになった。

第12章 欧州連合の対外関係

　2012年6月には，EUは2007年12月に採択した東アジアにおける外交安全保障政策指針を改訂した。増補された改訂版では，貿易・投資・FTAに対するより大きな関心が示され，安全保障上のリスク・アセスメントとしては，両岸関係（中台関係），及び北朝鮮の核・ミサイル開発計画を一層警戒するようになり，南シナ海の緊張が加えられた。いずれも直接，EU圏に軍事的脅威を与えるものではないが，大量破壊兵器やミサイル技術の拡散，航行の自由（EU加盟国のアジア貿易の観点からは重要）にかかわる問題である。同指針は，国際的なシステムへの中国の信頼および関与を構築することに裨益する，透明性があり且つ，ルールに基づく国際的なアプローチをEUは継続的に増進すべき，としている。

① **ASEAN**

　EUは，伝統的に，地域協力体であるASEANとの関係を重視してきた。ASEAN事務局の支援や，ASEAN加盟国内の災害などの際にASEAN加盟国と国際機関との人道支援をめぐる協力や調整を行うAHAセンター（2011年設立）の支援などにみられる，ASEAN内の協力を強化するASEANの施策を重視して援助してきた。2007年に発出されたニュルンベルグ宣言（EUとASEANの関係樹立30周年，ASEAN設立40周年，ローマ条約署名50周年）によって，対話と協力を増強した。

　EUとASEANは，閣僚級から事務レベルに至るまで，様々な分野での定期対話を実施している。2012年4月には，政治・安全保障，経済・貿易，社会・文化分野を対象とする行動計画を策定した。この行動計画は，ASEANの地域協力や機構強化支援を含んでいる。同行動計画は，日EU間の2001年の行動計画をモデルにした。

　EUはミャンマーの軍事政権に制裁を科していたが，民主化の進展により，武器禁輸以外の制裁措置を2013年4月に解除した。これにより，EUとASEAN全体の交流もさらに容易になった。

　ASEAN諸国とは，開発援助協力のみならず，FTA締結が進められており，シンガポールとのFTAは2013年9月に仮署名され，マレーシア，ベトナム，タイとは交渉中である。EUにとってASEANは2011年のデータでは米国と中国に次ぐ貿易相手であり，ASEANにとってEUは中国に次ぐ貿易相手で，EU圏から最大の直接投資を受けている。

　EUの大部分の加盟国はASEAN大使を任命しており，EUのインドネシア

188

◆7◆ 主要戦略パートナー国およびアジアに対する政策

代表部大使がASEAN大使を兼任している。アシュトン上級代表は，東南アジア友好協力条約に2012年7月に署名した。

ARFにはEUとして正加盟しており，EASへの加盟も希望している。このほか，EUはアジア欧州会議（ASEM）には，執筆時点ではEUに新規加盟したクロアチアを除く全加盟国とEUとして参加し，アジアとの対話の重要な機会として位置づけてきた。

なお，安全保障分野でEUが実施した極めて具体的な協力としては，フィンランドのアハティサーリ大統領の仲介で実現したインドネシアの反政府武装集団アチェ自由運動とインドネシア政府の和平合意（2005年8月）の履行のために，武装解除や停戦監視などを任務とするESDPミッションをEUがインドネシア政府の招聘によって2005年9月から翌年12月まで派遣した。アチェは，停戦合意の1つの契機ともなった2004年末のインド洋の大津波の被災地域であり，この非軍事ミッションは，同地域の安定に貢献した。

② 中　国

中国とEUとの関係は日本，米国，カナダ，豪州などとの関係と異なり，価値を共有しないため，総じて，共通の土壌（common ground）を模索した上での協力が組み立てられている。

EUは中国と1975年に関係を樹立し，1985年のEC中国貿易・協力協定が関係の基礎となっている。同協定を包括的なパートナーシップ協力協定（PCA）に改訂する交渉は2007年1月に開始された。

2010年には2003年の「包括的戦略パートナーシップ」を強化し，外交安全保障，気候変動などのグローバルな挑戦，グローバルな経済ガバナンスなどを協力対象に含んでいる。

2012年2月のEU中国首脳会議以後，ハイレベルで戦略・経済・貿易，人と人との交流の3分野から成る制度化された対話・協力がなされている。年次首脳会議，閣僚級の対話，産業政策，教育，税関，社会問題，原子力エネルギー，消費者保護，農業・農村開発などの50以上のセクター毎の対話が置かれている。

安全保障分野については，前職が国際貿易担当の欧州委員だったアシュトン代表は中国人脈が豊富であり，頻繁に中国を訪問した成果として，戦略対話を開始した。人権は定期政治対話とともに1995年以来，年2回開催されている人権対話で議論されている。サイバー・タスクフォース，宇宙技術協力対話（ESA，欧州宇宙機関も参加）も開始され，防災については，「EU中国緊急マネジ

189

メント機関」の設置が2012年の首脳会議で合意されている。大洋のマネジメントに関する統合的アプローチをめぐるハイレベル対話も実施されている。

i）経済関係

EUは中国にとっての最大の貿易相手（輸出16.3％，輸入11.7％）であり，EUにとっては米国に次ぐ第2位の貿易相手（輸入16.2％，輸出8.5％以上，2013年のデータ）になっている。その中で，ドイツは中国とEUの貿易の約3割，投資の約4分の1，技術移転の約4割を概算で占めている。リスボン条約発効後の新制度の下でのEUの初代中国代表部大使は，ドイツ外務省の政策企画局長から転出した。

最近のケースとして，欧州委員会は，2013年6月，問題となった中国産の太陽光発電パネルおよび関連器材の不当廉売に対する暫定措置の発動を決定した。中国側はEU産のワインの不当廉売調査などを持ち出すなどして反発し，EU加盟国に強い働きかけを行っていた。太陽光パネルの不当廉売による被害対象の多くはドイツ企業であったが，ドイツを含むEU15カ国は貿易摩擦の悪化を恐れるなどの理由で制裁措置に反対と報じられた。EUと中国は協議を実施し，同年7月下旬に和解に達した。

経済関係では，知的所有権や市場アクセスなど，日本などが対中貿易で抱える共通の問題がEUと中国の間にもある。中国のWTO加盟は2001年12月に発効しており，中国側にとっての「法の支配」は，たとえば，ビジネスの透明性や商取引など，経済関係に限定されており，EUの立場との間に大きな相違がある。

中国の著しい経済成長やEU圏との貿易の増大に伴い，欧州委員などの中国訪問が飛躍的に増え，2010年以降，年次首脳会議の際に，ビジネス・サミットも開催されるようになった。2012年5月には，バローゾ欧州委員長と李中国副首相は都市化パートナーシップに関する共同宣言を発出し，都市化に関する以下の分野に焦点をあてている。①戦略的な政策，②空間の配分，③都市の産業経済の持続的発展，④公共サービス部門，⑤インフラ投資とその融資，⑥住宅供給，⑦エネルギー供給，⑧都市交通，⑨環境対応の建造物，⑩生態系・環境保護，⑪歴史的・文化的特色の保護と景観造り，⑫都市ガバナンス，⑬都市と農村の統合的な開発，⑭都市開発をめぐる交流・訓練。2013年の首脳協議の折には，都市化パートナーシップ・フォーラムが開催され，2000名もの専門家が参加した。EU諸国，とくにドイツにとっては，中国の都市化プロジェクトは，

◆ 7 ◆ 主要戦略パートナー国およびアジアに対する政策

中・小企業にも裨益する重要な輸出振興策である。

ⅱ）安全保障・人権

EU は，中国との経済関係の発展を期待するとともに，中国が国際社会のルールを守る責任ある大国として行動することを重視している。前述のように，航行の自由は，ルールの遵守という側面のみならず，アジア諸国の貿易において，EU にとっての死活的利益である。2013 年 11 月の首脳協議後，ファン＝ロンパイ議長は，アジア，アフリカへの海洋ルートの安全を，世界経済・世界の平和と安全保障にとって極めて重視していると強調している。

東シナ海における中国の行動に関し，中国における反日デモが暴徒化した時期の 2012 年 9 月 25 日に，アシュトン上級代表は，EU を代表して声明を発出し，懸念を表明し，国連海洋法条約等に従って平和的解決を追求し，各々の主張の根拠を明らかにすることを促した。中国の東シナ海をめぐる防空識別圏の設定については，2013 年 11 月 28 日に同代表は EU を代表して批判を表明し，関係国に自制と国際法に基づく外交的解決を求めた。

中国に対する天安門事件以来の EU の武器禁輸は本書第 14 章で検討している。

中国が国連安全保障理事会の常任理事国であり，EU は国連を重視しているため，シリアやイラン，中東，アフリカ，軍縮などにかかわる問題に関し，中国と協議してきた。

EU が拠って立つ価値である人権と基本的自由の保護については，EU のあらゆるパートナーとの交流の重要部分とし，2013 年 11 月の首脳協議でも，EU 側は少数者の保護やとくに人権擁護者の表現の自由の問題を取り上げた。商業的利害の観点から，個別の加盟国は，中国の人権問題について，強い態度を控える傾向があるが，EU レベルでは問題を提議し，懸念や批判を表明してきた。

ⅲ）「EU 中国 2020」文書

2013 年 11 月，日本と EU の首脳協議の直後に開催された EU と中国の新体制との最初の首脳協議には，李首相，EU 側からは欧州理事会議長，欧州委員長のほかに，運輸担当欧州副委員長，貿易担当委員，地域政策担当委員，エネルギー担当委員が参加した。この首脳会議は EU 中国間の戦略パートナーシップ 10 周年の記念の年に，EU の成長戦略である EU2020，中国側の第 12 次 5 カ年計画を念頭に置き，中・長期的な協力アジェンダとしての「EU 中国 2020　協力のための戦略的アジェンダ」文書を打ち出した。

EUにとっての，同首脳会議の最大の成果は，両者間の投資協定締結合意だった。交渉は2014年1月に開始された。EU圏から中国への投資はEUの外国への投資総額の約2％，中国からの投資は域外からEUへの投資総額の約1.5％と低率である。同協定は，投資の保護や市場アクセスが含まれ，EU加盟国と中国との間の二者間の投資協定に替わる協定となる。

「EU中国2020」文書は，法の支配，人権など，両者の態度が根本的に異なるために，交渉は難航した。同文書は，①平和と安全保障，②繁栄，③持続可能な開発，④人の交流から成っており，すでに進行中の様々な活動も含め，非常に広範な分野における対話と協力を描いている。

上述の都市化フォーラム，ビジネス・サミットに加え，2013年の首脳会議の折には，前年の首脳会議で合意されたイノベーション協力対話に基づき，第1回の会合が閣僚級で開催され，共同声明も発出され，食糧・農業・バイオテクノロジーの分野での研究協力に関する書簡（欧州委員会と中国農業科学アカデミー）が交換された。他に，知的所有権の協力に関する行政取極，エネルギー安全保障に関する共同宣言が署名された。

中国の習国家主席は2014年3月末に就任後初めてブラッセルを訪問し，EU側と会合し，経済，国際問題，グローバル・イッシューなどを含む声明を発出した。

iv）「統合体」としてのEUのスタンス

統合体としてのEUは総じて，加盟国内で意見の相違がある問題についても，第三国が統合を弱める動きをすることに極めて批判的であり，中国の加盟国に対する強い働きかけを分断策としてとらえている。

太陽光発電パネルをめぐる経済摩擦の際にも中国はEU加盟国を分断する行動に出たが，70年代-80年代にかけての日本とECとの経済摩擦の時には，日本の対応は欧州委員会に対する法律的議論に傾斜していたと当時のEU関係者は認識していた。

EUとして公に批判していないが，中国がEU加盟国を含む中・東欧，バルカン，旧ソ連圏諸国16カ国と形成している16＋1と呼ばれる首脳レベルの活動をEU加盟国の分断策ではないかという観点から警戒している。2012年にワルシャワで首脳レベルの会合が開催され，2013年11月26日にはブカレストで2回目の首脳級会合が持たれた。

EU域内で戦略的に重要なインフラや関連事業（港湾施設，電力関連など）を

◆7◆ 主要戦略パートナー国およびアジアに対する政策

買収するなどの中国の活動についても一部で懸念が持たれている。

他方，中国側は，EU に対し，市場経済の地位と，1989 年の天安門事件によって科された制裁である対中武器輸出禁輸解除を要求してきた。中国は，米国による一極支配の国際秩序を好まず，EU が多極構造の一極を担うことを期待していたが，価値を共有する米国と EU の関係を根底から分断することはできないことに気付くようになった。

EU 圏には現代中国に知見のある専門家が，其々の外務省内においても学界においても，ロシアに対する知識や分析の蓄積と比較して圧倒的に数少ない。現代中国研究は EU 圏では今後，発展がなされる分野である。EU は，中国における EU 研究を増進するために各種補助金も投入し，EU の基本条約を初めて中国語訳した研究者を，EU 域外では政策広報の手段でもあるジャンモネ・チェアーとして表彰するなどの政策的な支援を行っている。より，実務的には，EU は，中国・欧州・国際ビジネス・スクール（CEIBS，中国語名は中欧国際工商学院，1994 年 11 月設立）や法科大学院（中国語名は，中欧法学院，中国政法大学に設置，2008 年 10 月開設時の式典にはバローゾ委員長と李副首相が出席）を支援してきた。EU 加盟国も同様の大学や研究機関の交流を増大させている。他方，中国は欧州における様々な政策広報活動を極めて活発に展開している。

　＊本章は，基本データとしては，欧州対外活動庁や欧州委員会貿易総局のホームページなどに掲載されている資料を用いているが，これらのホームページなど（本書の日 EU 関係の章の末尾に主要関連サイトを掲載）で検索が容易であるので，とくに必要がない場合には，注は付していない。参考文献に挙げる拙稿と重複している部分があることをお断りしておく。

　＊＊本章執筆にあたっては，1989 年以降，EC/EU の関係機関，EU 加盟国の代表部などで 1989 年以来，実施してきた調査を活用している。時間を割いてくださった方々に御礼を申し上げる。なお，1990-1993 年，2008-2011 年の間は外務省在ベルギー大使館（当時は欧州政治協力を大使館が所掌），欧州連合日本政府代表部にそれぞれ勤務していたが，本章の叙述は筆者個人の見解である。

　2008-2011 年の時期は，リスボン条約が発効し，欧州理事会議長，外務安全保障政策上級代表が職務を始め，欧州対外活動庁が立ち上げられて稼働が始まった時期であり，日々，これらの動きを現場で観察することなくしては運用実態について，到底，正確に理解することが困難だった。実際に所掌している関係者や，以下の参考文献に上げたピリス氏やファン・ミデラー氏等の意見交換の機会に恵まれたことに感謝している。

第 12 章　欧州連合の対外関係

＜参考文献＞（一般的な入門書は除き，同種の邦語文献については刊行年の新しい研究を含む）

1．Jean-Claude Piris, *The Lisbon Treaty: A Legal and Political Analysis*, Cambridge, 2010.
2．Federiga Bindi, et al., eds., *The Foreign Policy of the European Union*, Washington, D.C., 2012.
3．Thomas Christiansen, et al., eds., *The Palgrave Handbook of EU – Asia Relations*, Hampshire, 2013.
4．Luuk Van Middelaar (Translated by Liz Waters), *The Passage to Europe*, New Heaven, 2013.
5．Bart Van Vooren, et al., eds., *The EU's Role in Global Governance: The Legal Dimension*, Oxford, 2013.
6．C. グラント（伴野文男訳）『EU を創った男──ドロール時代十年の秘録』（日本放送出版協会，1995 年）
7．村田良平編著『EU──21 世紀の政治課題』（勁草書房，1999 年）
8．辰巳浅嗣『EU の外交安全保障政策』（成文堂，2001 年）
9．植田隆子編著『21 世紀の欧州とアジア』（勁草書房，2002 年）
10．植田隆子編著『現代ヨーロッパ国際政治』（岩波書店，2003 年）
11．森井裕一編『国際関係の中の拡大 EU』（信山社，2005 年）
12．植田隆子共編著『EU スタディーズ 1 対外関係』（勁草書房，2008 年）
13．森井裕一編『地域統合とグローバル秩序』（信山社，2010 年）
14．遠藤乾他編『EU の規制力』（日本経済評論社，2012 年）
15．安江則子編著『EU とグローバル・ガバナンス』（法律文化社，2013 年）
16．中西優美子『EU 権限の法構造』（信山社，2013 年）
17．ヴィクトール＝イヴ・ゲバリ「EC と CSCE プロセス」百瀬宏＝植田隆子編著『欧州安全保障協力会議（CSCE）』（日本国際問題研究所，1992 年）
18．植田隆子「欧州統合をめぐる安全保障問題」『国際問題』409 号（1994 年）
19．植田隆子「欧州連合・共通外交・安全保障政策・共同行動としての欧州安定条約」『日本 EC 学会年報』15 号（1995 年）
20．ハビエル・ニーニョ＝ペレス「紛争予防－欧州連合の政策と活動，国際連合との協力関係」国際基督教大学社会科学研究所・上智大学社会正義研究所共編『平和・安全・共生－新たなグランドセオリーを求めて』（有信堂，2005 年〔執筆者は 2012 年より駐ハイチ EU 代表部大使〕）
21．東野篤子「EU の対グルジア政策　1990 年代からグルジア紛争まで」『ロシア・ユーラシア 経済』920 号（2009 年）
22．蓮見雄編著『拡大する EU とバルト経済圏の胎動』（昭和堂，2009 年）
23．東野篤子「ウクライナの EU・NATO 加盟問題」『法学研究（慶應義塾大学）』

◆ 7 ◆ 主要戦略パートナー国およびアジアに対する政策

84 巻 1 号（2011 年）
24. 植田隆子「リスボン条約と EU の対外関係（2009 年 12 月 - 2011 年 1 月）」『日本 EU 学会年報』31 号（2011 年）
25. 蓮見雄「EU の対外エネルギー安全保障政策とロシア」『ERINA REPORT』No.106（環日本海経済研究所）（2012 年）
26. 蓮見雄「ロシアの WTO 加盟と対 EU 関係」『ロシア NIS 調査月報』57 巻 4 号（2012 年）
27. 植田隆子「欧州連合（EU）による市民の保護──欧州委員会人道援助・市民保護総局（ECHO）と欧州対外活動庁（EEAS）の役割と活動」国際法学会『国際法外交雑誌』111 巻 2 号（2012 年）
28. Takako Ueta, "EU Policy toward Asia and the Pacific," ISPSW (Institut für Strategie-Politik-Sicherheits- und Wirtschaftsberatung) Strategy Series: Focus on Defense and International Security, No.250, September 2013, Berlin. http://www.isn.ethz.ch/Digital-Library/Publications/Detail/?id=169796 (European University Institute, Robert Schuman Centre for Advanced Studies での講演に基づく EUI Working Paper 2013/15, 2013 年 3 月刊の更新版)
29. 植田隆子「ユーロ危機の時期の EU の対外関係」『日本 EU 学会年報』34 号（2014 年近刊）

＜時評・コメンタリー＞
30. 植田隆子「イラク戦争を巡る欧州国際政治」（上，中，下）『世界週報』2003 年 5 月 20 日号，27 日号，6 月 3 日号
31. 植田隆子「米欧関係の修復と大西洋同盟の将来」『世界週報』2005 年 4 月 19 日号
32. 山本愛一郎「ブラッセル援助事情」1 号（2012 年 7 月）-22 号（2014 年 3 月）http://www.grips.ac.jp/forum/brussels/index.htm
33. 植田隆子「EU の価値外交とグローバル・パワー・シフト」『神奈川大学評論』72 号（2012 年）

＊本稿脱稿後に Stephan Keukeleire 氏が共著者である *The Foreign Policy of the European Union* の第 2 版が Palgrave 社より 2014 年に刊行された。共著者は Tom Delreux 氏に変更がある。同書は、EU 本体の機構や政策形成等の概説部分は優れているが，米国，中国，国連等の部分については，植田が現場で接していた実態としての EU の政策というよりも米，中，国連等に関する著者の見解が記されているという印象を受ける。

第13章
◆ 欧州連合の安全保障・防衛政策と人道援助 ◆

植田 隆子

◆1◆ EUにおける安全保障・防衛政策の発展と関連機関

　EUが加盟国の領域防衛をも任務とすべきかどうかについては，歴史的には加盟国間で見解に相違がある問題の1つであり，軍隊を展開して領域を防衛するという意味での「共通防衛」は，EUレベルでは実現していない。1990年代から2000年代の前半に高揚したEUの安全保障防衛アイデンティティー（ESDI）は，その後，経済危機とも相まって，積極的に具体化を目指す動きが見られず，域外での日本で言うPKOの作戦（EU用語では，危機管理 crisis management）のために，軍事能力をいかに維持するかが，2010年代のEUの課題となっている。欧州統合史上，EUが軍隊を展開する決定及びその軍事作戦の実動があまりに画期的であったため，この点が注目されたが，EUは，発火した紛争への対処よりも，コストの面からも紛争の防止を極めて重視した活動や不拡散・軍縮レジーム作り及びその多額の拠出を伴う支援，総じて国連の活動の支援を実施していることを強調しておく必要がある[1]。

　前章で述べたように，外交・安全保障分野では政策決定においても国家が100％の主権を維持しており，統合欧州軍は創設されていない。領域防衛ではなく，EUは，加盟国の軍事力を用いて，域外で危機管理を2003年12月から開始し，警官などを主体とする非軍事的な危機管理は，これに先立ち，2003年1月から実施してきた。

　他方，EU圏が直面する安全保障上の脅威（大量破壊兵器の拡散，テロ，地域紛争，破綻国家，組織犯罪，サイバー犯罪，エネルギー安全保障など）は，軍事以外の手段を広く用いなければならない性格の脅威であり，危機管理分野においても，

---

(1) EUの紛争予防の理念，国連との協力については，参考文献1及び19参照。

◆ 1 ◆ EU における安全保障・防衛政策の発展と関連機関

EU 及び加盟国が持つ，経済，貿易，開発援助，人道援助などの多様な手段を組み合わせて用いる政策（包括的アプローチ）が執られることになった。以下においては，EU における安全保障・防衛をめぐる議論の歴史的背景及び政策の発展，それに伴う関係機関の設置や役割を概観し，欧州委員会の活動である緊急人道支援にも言及する。

① 基本的な考え方と NATO との関係

EU における「防衛」をめぐる加盟国間の見解の対立は，欧州連合の大部分の加盟国が加盟している NATO において領域防衛を実施しているので，EU は領域防衛に踏み込むべきではないという，いわば，NATO を中心とする英国などにみられる考え方と，欧州統合には防衛も含むべきであるとする，フランスなどの主張の相違にある。1991 年のマーストリヒト条約起草の交渉（この時点での加盟国は 12 カ国）では，先鋭な対立がみられた。この対立は，サルコジ・フランス大統領の下で 2009 年にフランスが NATO の統合軍事機構に復帰したことや，当時の欧州における領域防衛の必要性の低下，あるいは欧州の経済危機などにより緩和された。後述するように，リスボン条約では，相互援助規定が導入されたが，将来の目標としての象徴的な条項であり，その履行のための具体的措置は執筆時点では執られていない。

防衛領域が統合の他の分野と決定的に異なるのは，第 1 に，加盟国の多くが NATO という，EU の外にある確立した軍事同盟に組み込まれていること（NATO などの加盟国については本書冒頭の加盟国図を参照），第 2 に，NATO は EU にとって極めて重要な対米関係と結びついていることが挙げられる。第 1 点目については，NATO は「統合軍事機構 (integrated military structure)」（ただし，主権の委譲は全く意味していない）を有しており，同盟としての戦力計画策定，インフラへの共同出資，作戦計画策定，多国籍の部隊と司令部の設置，指揮命令系統の取り決め，統合的な防空体制，同盟国間の任務と役割の策定，装備調達・訓練・兵站の共通の基準および手続きの共有，共同の軍事ドクトリンと演習などを重ねてきたので，それぞれの国軍は NATO に深く，埋め込まれている。

第 2 点目については，EU が独自の共通防衛を実施するとすれば，EU 内での NATO の加盟国の国軍は，NATO に対する義務をすでに果たしており，EU が NATO と並行して，恒常的な軍事司令部組織や計画能力を持つことは，欧州における先鋭な軍事対立の終結後は，軍事支出や経済的低迷との関係でも現実に取りうる施策とはみなされない。NATO を弱める結果になることも米国や

197

第13章 欧州連合の安全保障・防衛政策と人道援助

EU内のNATO重視の国々は懸念してきた。ソ連に組み込まれたバルト3国などは，具体的な軍事的脅威見積もりがなかったにせよ，心理的に，米国の同盟であるNATOの特別な重要性を認識している。クリミアに対する2014年3月のロシアの軍事行動は，バルト3国やポーランドにとって，軍事的脅威の再興とみなされているため，NATOでは対ロ安全保障強化の議論がなされている。

　米国は負担の分担という観点からブッシュ政権の末期からは，EU諸国の軍事能力向上や以下で述べる危機管理の遂行を歓迎するようになったが，NATOと別個の，恒常的な司令部組織をEUが持つことについては懸念し，EU内では英国は強固に反対してきた。他方，フランスはド＝ゴール大統領の時代の1966年にNATOの統合軍事機構から脱退し，欧州における米国の主導的影響力に異を唱えてきた背景があり，この文脈でEUの安全保障・防衛面での強化をはかってきたが，上記のように，サルコジ大統領期に対NATO政策が転換され，オランド大統領下でも，旧来の政策への強い回帰は見られない。

　冷戦期にはソ連による軍事的脅威に対し，欧州を守るためには米国の軍事力が必要であり，NATOの集団防衛の意義はここにあったが，先鋭な東西軍事対立の解消により，米国に対する軍事的依存の必要性が低減し，フランスなどが掲げる欧州が欧州の防衛により大きな発言権を持つとする「欧州安全保障防衛アイデンティティー（ESDI）」が1990年代から2000年代初めにかけて昂揚した。EUの基本条約の関連条項は，マーストリヒト条約以来，リスボン条約に至るまで，上記の2つの立場の対立の妥協の産物である。以下に述べるように，リスボン条約では，第42条7項にEU加盟国の領域に対する武力攻撃の場合の相互援助規定が挿入されているが，軍事的非同盟の国々の政策と抵触せず，NATO加盟国のNATOによる義務とは矛盾しないとしている。

　EUとNATOの防衛をめぐる機構上の重複を避ける合理的な解決策として，EUが危機管理作戦を実施する上で，NATOが構築してきた能力とアセットをEUが使える仕組みは合意されている。最初は西欧同盟（WEU）の任務だったペータースブルグ任務（人道や救難，平和維持，戦闘部隊を含む平和創造の任務：平和創造は強制行動を含む）を遂行するためにWEUはNATOとの協力枠組みを交渉してほぼ策定したが，EUとWEUは加盟国が異なるので，EUに移管するために，同様の枠組みを再交渉した。1999年のNATO首脳会議コミュニケ第9項でNATOが全体として軍事的に関与しない場合，EUが単独で軍事行動

◆1◆ EUにおける安全保障・防衛政策の発展と関連機関

をとることを認めており，同10項では，NATOの計画能力へのEUのアクセスを保障し，EU主導の作戦の場合，事前に特定したNATOの能力などをEUに提供する可能性を認めるなどを明らかにしていた。これを基礎とした，ベルリン・プラスと呼ばれるEU・NATO間の協力枠組みは2003年3月に合意された。この枠組みは，EUの2003年のマケドニアにおけるコンコルディア作戦及び2004年に開始されたボスニアにおけるアルテア作戦で用いられたが，NATO加盟国のトルコがEUに未加盟であり，EU加盟国のキプロスあるいはギリシャと対立関係にあるため，EUとNATOとの協力の深化は両組織の課題である。

② 安全保障・防衛政策の発展と関係機関

以上の背景を踏まえ，マーストリヒト条約で打ち出された政策の発展を跡付けると，1999年5月に発効したアムステルダム条約は，1995年6月から1997年6月の条約交渉の時点では，EUは軍事的な手段を一切持っていなかったので，WEUのペータースベルグ任務をWEUを用いてEUが実施することを新たに規定した。ペータースベルグ任務を指す，危機管理という表現がEUでは用いられてきた。同条約では，欧州理事会の決定によるWEUのEUへの統合の方向性も規定している。

NATO，OSCE，EUといった欧州の安全保障組織は，東西軍事対立の終結によって，地域紛争の防止や平定化，紛争終結後の平和構築といった新たな任務に乗り出しているが，その動因は，ユーゴ，とくに，泥沼化したボスニア・ヘルツェゴビナの紛争にあった。EUにおいては，この紛争に対する試行錯誤の対処の結果，何ら有効な解決策をもたらすことができなかったという負の遺産が欧州安全保障防衛政策ESDPを生み出すことになった。

英国は，一貫してEUが軍隊を展開することに反対してきたのでEUが直接，危機管理を実施することは不可能だった。ところが，1998年10月の非公式欧州理事会でブレア首相が，欧州連合が危機管理のための防衛能力を有すべきという提案をなしたことを契機として，危機管理面には急速な進展がみられた。EUが軍事的危機管理を実施する上では，EU内で域外展開能力を持つ英国とフランスの足並みが揃う必要がある。ブレア首相のイニシアチブの後，1998年12月のサン・マローにおける英仏首脳会談を経て，翌年6月のケルン欧州理事会で，EUが軍事的危機管理能力を持つことで加盟国の合意が成った。

2000年11月に，WEU加盟国は，WEUのペータースベルグ任務を含む

199

WEUの能力や機能をEUに移管することを決定したため[2]，同任務はCFSPの枠内に置かれ，その手段としてのESDPが急速に発展する契機となった。2002年1月に衛星センター（スペイン）及び安全保障研究所（パリ）がEUに移管された。

　上記の英国の政策転換は，軍事力に裏打ちされない外交の限界というボスニアでの経験を踏まえており，この観点はEU加盟国に共有されている。この背景にはデイトン和平合意が，軍事力において他を圧倒する米国主導によって始めて可能になったことがある。さらに，英国は，米国の欧州に対する関与を今後も続けさせるためには，欧州側が欧州の問題については負担を分担しなければならないとみなしたことも政策転換の要因に挙げている。コソボ問題の解決をほぼ，全面的に米国の軍事能力に依存したことも，EUの国々の更なる反省点となった。2011年のリビア危機をめぐり，EUには軍事的役割が全くなかったことも，ひき続き，課題としてEU内で認識されている。

　1998年の上記ケルン欧州理事会では，具体的な実施に向けて，政治安全保障委員会，軍事委員会，軍事参謀本部を設置することになった。政治安全保障委員会は，前章で述べた任務の他，危機に際しては，EUによる作戦に政治的統制と戦略的指針を与えることになっている。軍事委員会は加盟国の参謀総長で構成され，ブラッセルに駐在する軍事代表が通常の定期会合に出席する。ESDPのあらゆる軍事的側面について助言と勧告を政治安全保障委員会に発出する。軍事委員会はEU軍事幕僚部の支援を受ける。軍事幕僚部は(1)早期警戒，(2)状況のアセスメント，(3)EUの作戦のための戦略計画立案を主要任務とし，軍事能力面の目標の設定，評価，訓練，レビューなどに貢献する。軍事作戦のみならず，例えば，輸送などの軍事的要素を含む非軍事ミッション（EUは文民には「作戦〔operation〕」という用語を用いていない）も任務に含む。リスボン条約下では，これらの組織は欧州対外活動庁の一部となり，軍部は外務安全保障政策上級代表に直属している。

　1999年12月のヘルシンキ欧州理事会では，5-6万の兵力を60日以内に展開，少なくとも1年間は維持しうるというヘッドライン・ゴールと称される軍事能力目標が設定された。

　EU加盟国の中の軍事的非同盟諸国は，EUの危機管理が軍事活動のみに傾

---

(2) WEU加盟国の合意により，WEUはその活動を2011年6月30日に終えた。

◆1◆ EUにおける安全保障・防衛政策の発展と関連機関

斜することを懸念し，上記ヘルシンキ欧州理事会では，軍事的危機管理と並行して非軍事的危機管理メカニズムを設置することで合意，2000年6月のフェイラ欧州理事会では，その優先分野として，(1) 警察，(2) 法の支配の強化，(3) 民生行政の強化，(4) 市民の保護（ESDPミッションはEU域外のみに展開されるため，域内における市民保護活動は別の枠組み），が特定された。文民警官に関しては2003年までに5000名の警官を紛争防止及び危機管理作戦のために準備し，30日以内に1000名まで警官を展開可能にするという目標が掲げられた。軍民ともにヘッドライン・ゴールは以後，要員数よりも質的あるいは作戦上の観点から，たとえば，軍事部門では緊急展開のためのバトル・グループの設置にみられるように更新されているが，履行は必ずしも順調ではない。

　文民による危機管理には，たとえば，武装解除任務で軍人が平服で要員として参加する場合も含まれる。関係の機関としては，文民危機管理委員会（CIVCOM）が設置され，政治安全保障委員会に情報，勧告案や助言を与える。同委員会は文民危機管理を計画し，進行状況を監視し，危機状況にある地域あるいは国をめぐり，ミッションの派遣の企画や選択肢を策定する。加盟国の代表により構成され，通常，毎週，会合を持つ。政治安全保障委員会と同様，議長は欧州対外活動庁の職員である。CMPD（危機管理計画局）は，文民ミッションと軍事作戦の政治的戦略レベルの計画を作成し，包括的アプローチの一部として，一貫性と効率を確保しつつ，EU内の能力の向上，域外のパートナー（第三国，国連など）との協力を発展させるなどの任務である。

　CPCC（文民計画局，Civilian Conduct Planning Capability）は，政治安全保障委員会の下で，文民危機管理の運用レベルでの活動に恒常的に責任を持つ局であり，ミッションを計画し，支援する。端的には，文民ミッションの常設の「司令部」にあたる。

　EUの軍事作戦については，EUの独自の作戦か，あるいはベルリン・プラスを用いてのNATOの協力による作戦かに分かれ，前者は，加盟国が作戦司令部を提供しない場合，EUがアド・ホックの作戦司令部を編成する方法がとられる。EUは，軍事・非軍事の要素が入った危機管理を統合的に策定・実施するところに特色があり，このような危機管理は，EUのアド・ホックの作戦司令部を使うことが想定されている。この司令部はオペレーション・センターと呼ばれ，EUの軍事参謀本部がブラッセルにこのためのインフラを整備し，4名のコア・グループから成り，必要な場合に，前もって任命された軍事参謀本部や

201

CMPD，CPCC などの要員によって短期間で編成・増強される。オペレーション・センターは2007年に運用可能になっていたが，2012年3月に，アフリカの角地域の3つの作戦・ミッションのコーディネーションなどのために，統合的な司令部としての任務は付されずに実動させる決定が出された。

政治安全保障委員会や文民危機管理委員会を含む，以上の諸機関は，リスボン条約の発効により，欧州対外活動庁に移された。

すでに言及した衛星センター，安全保障研究所の他に，加盟国の関連機関のネットワークから成る欧州安全保障・防衛大学（ESDC）が2005年に，デンマークを除く（デンマークはCSDPの軍事関連分野を適用除外しているため）EU加盟国間の装備協力やプロジェクトの推進を任務とする欧州防衛庁（EDA）が2004年に設置された。リスボン条約の下では，アシュトン外務安全保障政策上級代表がEDA長官を兼任している。衛星センターは，主要任務として，衛星画像の分析などを通じて，CFSPや，危機管理分野を含むCSDPに貢献している。欧州対外活動庁には，インテリジェンス部門として，分析・報告を主要任務とする状況監視センター（Situation Centre）が置かれている。

◆2◆ リスボン条約の主要関連規定

リスボン条約では，ESDPはCSDPと改称された。憲法条約を起草した2002―2003年の時期は，ESDP強化という上げ潮の時期であり，リスボン条約の関連規定は，ほぼ，憲法条約を踏襲している。

改訂された主要点は，第1に，危機管理の任務が明確にされた。同条約第43条1項では，共同武装解除，人道及び救難，軍事的助言及び支援，紛争予防及び平和維持，平和創造及び紛争後の安定化を含む危機管理における戦闘任務であり，これら任務のすべては，テロと戦う第三国の領域内における第三国の支援を含むテロに対する闘いに貢献しうる，と規定している。

第42条7項は，相互援助条項であり，加盟国の領域に対する武力攻撃の場合，他の加盟国は，攻撃を受けた加盟国に対し，国連憲章第51条に従って，可能な限り一切の援助及び支援を行わなければならないとされている。前述のように，軍事的非同盟・中立国の場合，その安全保障・防衛政策に抵触せず，この分野における義務や協力は，NATO加盟国がNATOの枠内で引き受けた義務と矛盾しない，と規定されている。

◆2◆ リスボン条約の主要関連規定

　同条第2項では，共通安全保障防衛政策は，EU の共通防衛政策の漸進的な形成を含み，欧州理事会が全会一致で決定した場合，共通防衛に至ると規定し，欧州理事会は，加盟国に対し，各国の憲法規定に従って，かかる決定を採択するように勧告するとしている。この場合も，中立や，NATO による義務は侵害されないと規定している。

　前述のように上記の相互援助条項については，履行のための具体的な手続きは執筆時点では取られていない。

　次に注目された条項は，運営条約の第 222 条の「連帯条項」と称される規定である。同条第1項は，いずれかの加盟国がテロ攻撃，自然災害または人為的災害にみまわれたときに，EU は，加盟国が提供する軍事的手段を含むあらゆる手段を用いる。その目的は，加盟国領域におけるテロの脅威を防ぎ，テロ攻撃から民主主義的制度と市民を防護し，加盟国の政治的機関の要請により，その領域内で支援するためである。

　理事会事務局法務局長を務めたピリス氏は著書の中で，2004 年 3 月のマドリッドにおける列車爆破事件及び 2005 年 7 月のロンドン地下鉄爆破事件以後，本条項の重要性は明白であると論じている[3]。

　2013 年 11 月の外務理事会では，連帯条項の履行のための理事会決定の採択を要請している。

　防衛分野の政策決定で関心を集めたのは，相互援助を規定した上記第 42 条の中の第 6 項，運営条約第 46 条並びに第 10 議定書の「恒常的構造協力 (permanent structured cooperation)」である。これは，「防衛のシェンゲン」ないしは「防衛のユーロ圏」と呼ばれ[4]，軍事能力に関し，最も要求の高い使命に鑑み，非常に高い基準を満たし，さらなる拘束力のある誓約をなす加盟諸国は，EU の枠内で構造的協力を設立する，としている。構造協力は，軍事力の可用性，相互運用能力，柔軟性，展開可能性，持続可能性などを向上させる具体的な措置を執るためになされ，すべての EU 加盟国に開放されている。

　構造協力を組むためには，関係国による通報の3カ月以内に，理事会は，構造協力の設置及び参加国のリストを，外務安全保障政策上級代表に諮問の後，過重特定多数決で決定することになっている。

---

(3) Jean-Claude Piris, *The Lisbon Treaty, A Legal and Political Analysis*, Cambridge, 2010, p. 276.

(4) *Ibid.*

この決定方式は，リスボン条約の CFSP や CSDP 分野における強化協力（enhanced cooperation）に関する決定が，最低 9 カ国を要し，全会一致によることと比較すると，迅速かつ簡素な決定が可能であるとピリス氏は指摘している[5]。構造協力は，執筆時点では履行の具体的準備は進んでいない。基準を高くすると多くの国々が参加できないなど，運用上の様々な問題がある。

◆3◆ 基本戦略とアプローチ

◆ 欧州安全保障戦略文書

　欧州連合の安全保障政策の基盤となっているのは，2003 年 12 月の欧州理事会が採択した，「よりよい世界における安全な欧州」と題される安全保障戦略文書[6]であり，EU として最初の安全保障戦略として，画期的な意義を有する。安全保障戦略文書をソラナ上級代表がとりまとめることになった背景としては，（1）米国の安全保障戦略文書に匹敵する文書を EU が持つ必要性があったこと，および，（2）2003 年 3 月に開戦された対イラク戦争に至る過程で対米関係をめぐり，EU 加盟国間に亀裂が生じており，これを修復し，統合的な施策を打ち出すための何らかの措置が必要だったこと，を指摘できよう。本文書は加盟国政府間の交渉によらない方式で策定された。ソラナ代表が理事会事務局などの補佐を得て起案し，これに加盟国および安全保障問題の専門家からのコメントを勘案して最終案をまとめた。

　序論部分では，いかなる国も今日の複雑な安全保障問題に単独で立ち向かうことはできないとする認識がまず示され，4 億 5 千万の人口を有し，世界の GNP の 4 分の 1 を算出する EU は，世界における「グローバル・プレーヤー」であり，よりよい世界を建設する上で責任を共有すべき，と表明されている。

　EU の安全に対する挑戦と主要な脅威として，第 1 にテロリズム，第 2 に大量破壊兵器（WMD　核兵器，生物・化学兵器）の拡散，第 3 に地域紛争，第 4 に破綻国家，第 5 に組織犯罪が挙げられている。組織犯罪は統治機構の弱い国家ないしは破綻国家と結びついていることが指摘され，欧州に入ってくるヘロインの 90％はアフガニスタンからであり，その収益は私兵のために用いられてい

---

(5) *Ibid.*, p. 277.
(6) A Secure Europe in a Better World, European Security Strategy, Brussels, 12 December 2003.

◆3◆ 基本戦略とアプローチ

ること，バルカンの犯罪ネットワークはヘロインの流入や婦女子の人身売買に責任があることなどが指摘されている。

　EUが直面しているのは，冷戦期に想定されたような軍事侵略による脅威ではなく，純軍事的な性格を持たない「新しい脅威」であるとされる。このための防衛の最前線は外国にあることが多いこと，これには軍事的手段のみならず，非軍事的な手段（インテリジェンス，警察力，経済的手段，人道的手段など）の組み合わせによって対処しなければならず，EUは多様な手段を持っている利点があること，が挙げられている。

　とはいえ，地理的に隣接する地域の紛争や組織犯罪，社会問題，人口爆発などは欧州に問題をもたらすとし，EUの東部と地中海をはさむ境界沿いに良き統治のなされた「国々の輪」を作ることを促進することがEUの任務とされている。このために，アラブ＝イスラエル紛争の解決を優先事項とし，さらに地中海地域に対する関与が強調されている。

　同文書は，EUの安全と繁栄は，効果的な多元システムに依拠しているとし，このための基本的な枠組みとして国連憲章を挙げている。EUが多元主義や国連の重要性を提議する背景には，米国のブッシュ政権の単独行動主義に対する批判がある。しかしながら反撥のみならず，国際システム全体の中核的な要素は米国と欧州との関係であるとし，NATOの重要性も指摘している。地域的国際組織については，EUとしてはOSCEと欧州評議会の重要性にも言及している。

　EUが国際社会の平和と安定に貢献するためには，迅速かつ強靭な介入実施のための「戦略文化の発展」が必要であり，軍事，外交面などでの能力向上，様々な手段を結集させて用いること，などが強調されている。

　2003年の安全保障戦略文書をめぐり，2008年12月に履行報告書が外務理事会にソラナ上級代表によって提出された[7]。同報告書は，2003年の戦略を代替することなく，運用実態に照らし，履行を強化するものであると同代表は説明し，「この5年間のうちに，脅威は消滅せず，一層，重大かつ複雑化し，グローバライゼーションがパワー・シフトを加速し，価値の相違を可視化している」との説明がなされた。同履行報告書の分析を2008年12月の欧州理事会で加盟

---

(7) Report on the Implementation of the European Security Strategy-Providing Security in a Changing World, Brussels, 11 December 2008.

第 13 章　欧州連合の安全保障・防衛政策と人道援助

国首脳は共有した。

　同報告書では，主要な脅威として，大量破壊兵器の拡散，テロ及び組織犯罪に加えて，サイバー安全保障，エネルギー安全保障，気候変動を取り上げている。テロ及び組織犯罪への対処については，EU 内の司法内務協力分野との協力が進んできたが，EU レベルとともに加盟国内においても，域内治安と対外安全保障関係機関のコーディネーションの改善を訴えている。

　異なる政策領域のリンクについては，安全保障と開発に関し，安定なくして発展はなく，貧困の除去なくしては持続的な平和はないと言う指摘がなされ，次項で述べる包括的アプローチにつながる問題意識が示されている。

　すでに，安全保障戦略文書改訂の是非についての議論は EU 加盟国内で出ているが，2014 年秋に就任する新外務安全保障政策上級代表の下で，検討がなされよう。

❷ 包括的アプローチ

　EU は，域外の紛争と危機に対し，包括的アプローチという方針をもって臨んでいる[8]。包括的アプローチの意義として，域外の紛争・危機及びその他の安全保障上の脅威を予防し，備え，対処し，回復を助けることが EU にとっての死活的利益であると指摘している。EU は，紛争のサイクル（早期警戒，紛争発火の防止，危機管理，早期の回復，長期的観点からの安定化・平和構築）の全過程を対象とする。

　EU は，このために，外交，安全保障，防衛，財政，貿易，開発協力，人道援助などの分野における手段を広く用いる。EU は貿易面では世界最大のブロックであり，開発援助と人道援助では，全加盟国と EU の拠出を合わせると，世界最大のドナーである。過去には，EU 機関の官僚機構の所掌する分野を有効に糾合することがなされていなかった。さらに，加盟国が持つリソースや国際機関，第三国との協力も，包括的アプローチを活用する方針である。

　すでに，アフリカの角地域，サヘル，シリア，ギニア湾に対する戦略では，前章で述べたように包括的アプローチが執られている[9]。

---

[8] European Commission and High Representative of the European Union for Foreign Affairs and Security Policy, Joint Communication to the European Parliament and the Council, The EU's comprehensive approach to external conflict and crises, Brussels, 11. 12. 2013

❸ 域内治安と対外安全保障の連結

　域外からの軍事攻撃の脅威見積もりが非常に低かったEU圏では、すでに欧州安全保障戦略文書で指摘された、域内治安問題が脅威となっていた。一般に、具体例として、テロ、組織犯罪、薬物取引、サイバー犯罪、婦女子を含む人身売買、経済犯罪、腐敗、武器の不法取引、越境犯罪、不法移民、若者などによる暴力・急進化、自然災害・人為的災害などが挙げられる。これらの脅威に対処するためには、域内治安の対外的側面が注目されるようになった。域外の近隣諸国やパートナー国、関連の国際機関との協力も重視され、EUと域外が接する境界の管理の強化もはかられてきた。

　司法内務協力分野のロードマップであるストックホルム・プログラム(2010-2014年)を踏まえ、2010年2月に採択された「域内治安戦略[10]」では、法執行機関や司法内務関係の機関が、紛争解決に役割を演じることができるように、非軍事的危機管理のあらゆる段階に参加することを強化することが非常に重要としている。さらに、統治機構が弱体化した国や破綻国家に対しては、テロや組織犯罪の拠点にならないよう、特別な注意が必要であると指摘している。

　EUが域外に展開するCSDP作戦やミッションも、サヘル地域のように域内治安維持の観点から展開されるようになってきた。域内治安問題を扱う常設委員会COSI (Standing Committee on Operational Cooperation on Internal Security) と、政治安全保障委員会の合同会議も開催されている。

❹ 分野別の戦略・指針

① 不拡散・軍縮

　欧州安全保障戦略は、大量破壊兵器の不拡散をEUにとっての第一の脅威に挙げているが、マーストリヒト条約以前の1981年に、欧州政治協力の枠組みの中で、「核不拡散作業部会」が設置された。1990年のNPT（核不拡散条約）運用検討会議では、欧州政治協力の政策調整会合が正式に開かれた（当時、NPT未加盟のフランスは会議オブザーバー[11]）。

　1995年のNPTの無期限延長については共同行動が、2000年、2005年のNPT運用検討会議では共通の立場が採択された。リスボン条約では、共通の

---

(9) 詳細は、植田・参考文献27参照。
(10) Internal Security Strategy for the European Union: "Towards a European Security Model," February 2010.

立場や共同行動に代わり，「決定」という立法措置に変更され，2010年の運用検討会議に向けて，同年3月29日に加盟国の立場を拘束する決定が理事会で採択された。生物・毒素兵器禁止条約（BTWC）のレビューの際にも同様の連携がなされてきた[12]。

マーストリヒト条約の発効により，外交安全保障政策がEUの政策領域に加えられ，加盟国の実務レベルの代表から成る，不拡散作業部会（CONOP）およびグローバルな軍縮と軍備管理作業部会（CODUN）が設置され，2009年のリスボン条約の発効により，欧州対外活動庁の職員が恒常的に議長を務めている。なお，不拡散関連では，ほかに，通常兵器輸出管理作業部会（COARM）も置かれている。

2013年には，EUを代表する不拡散・軍縮特使（ポーランド外務省出身で前職がNATO WMDセンター長のビリカ大使）が任命され，活動している。

不拡散・軍縮面では，国連やジュネーヴ軍縮会議において，EU加盟国は立場を調整する会合を常に開催し，必要に応じてEUとしての声明などを出してきた。

リスボン条約発効後，EUのニューヨーク，ジュネーヴ，ウィーンに置かれている国際機関等に対する代表部は増強されており，ジュネーヴでは，WTOを所掌する代表部とジュネーヴの国連機関等に対する代表部を分離して大使をそれぞれ置いている。NPT運用検討会議準備委員会，国際原子力機関（IAEA）理事会，包括的核実験禁止条約実施機関（CTBTO）作業部会，核テロリズムに対抗するグローバル・イニシアチブ（GICNT）総会などでも同様のコーディネーションがなされてきた。

EUは，既存の軍縮レジームの履行などに関し，国際機関や関係国に多額の拠出を含む支援を行ってきた。例示すると，国連，生物・毒素兵器禁止条約，包括的核実験禁止条約（CTBT）及び包括的核実験禁止条約実施機関暫定技術事務局関連，核不拡散条約（NPT），国際原子力機関，化学兵器禁止機関（OPCW），弾道ミサイルの拡散に立ち向かうためのハーグ行動規範（HCOC，略称ハーグ行動規範），国連安保理決議第1540号，特定通常兵器禁止制限条約（CCW），小型

---

[11] Harald Muller, "Europe and the Proliferation of Weapons of Mass Destruction," in P. Foradori, et al, eds., *Managing a Multilevel Foreign Policy*, Lexington Books, Lanham, 2007, pp.182-183.

[12] *Ibid.*, p.183.

◆ 3 ◆ 基本戦略とアプローチ

武器（2005年12月にEUとしての戦略策定），対人地雷，クラスター爆弾，G8グローバル・パートナーシップ，バイオ・セーフティーおよびバイオ・セキュリティーに関する世界保健機関（WHO）支援，国際科学技術センター（ISTC, 旧ソ連支援），朝鮮半島エネルギー開発機構（KEDO），拡散に対抗する安全保障構想（PSI）などが対象となってきた。

これらの条約やレジームを策定する上でも，たとえば，武器貿易条約（ATT）は2005年からEUとして推進し，2013年4月に国連総会で採択された。宇宙に関する行動規範はEUが後述するように主導している。

EUは，安全保障戦略文書策定とともに，2003年12月に大量破壊兵器不拡散戦略文書[13]を採択した。WMD不拡散の分野では，従来EUは，加盟国，欧州委員会などの権限関係もあり，EUとして一貫してまとまった活動をしておらず，他方，2002年のHCOCのケースのように，グループとして活動すると，肯定的な結果を出せるため，立場の共通化を図る必要性が認められた。さらに，外的要因としては，米国に対する9.11テロの大規模な破壊は大量破壊兵器を用いなかったにせよ，テロとの将来の関連性を想起させたことが指摘されている[14]。

EUとしての優先事項は，①不拡散をめぐる国際体制の強化，②多数国間協定の普遍化を追求，③これらの協定の厳格な履行と遵守の強化，④主要パートナーとの緊密な協力，⑤第三国支援である。

大量破壊兵器不拡散戦略文書は，緒言において安保戦略文書の関連部分を再録し，「我々の目的は，世界的な懸念である拡散計画を予防し，阻止し，可能であれば除去することである」としている。同戦略文書は，2006年以降，履行措置が強化され，優先事項の更新も行われてきた。

2004年6月を初回として，6カ月毎に履行の進捗状況報告書が出されており，最新版は2013年前半の報告である。報告書はEU官報に掲載され，巻末には，CBRN（化学，生物，放射性物質，核）センター・オブ・エクサレンスCOEど，進行中の多数のプロジェクト一覧が掲載されている。プロジェクトの履行機関として，IAEAやUNICRI（国連地域間犯罪司法研究所）などが挙げられて

---

[13] Fight against the Proliferation of Weapons of Mass Destruction - EU Strategy against Proliferation of Weapons of Mass Destruction, December 2003.

[14] この文書の採択の背景については，C. Ahlstrom, "The EU Strategy against Proliferation of Weapons of Mass Destruction," in S. N. Kile, ed., *Europe and Iran, Perspectives on Non-Proliferation*, Oxford Univ. Press, 2005, pp.29-34参照。

第 13 章　欧州連合の安全保障・防衛政策と人道援助

いる[15]。

　2009年11月，EUの司法・内務理事会（加盟国の法務大臣・内務大臣の会合）は，CBRNに対する安全保障強化を決定し，CBRN行動計画文書を採択した[16]。この決定では，理事会は，CBRNによる脅威とリスク（たとえば，テロや化学物質や放射性物質の生産，輸送中などの事故），に対し，予防・探知・対応策を強化するために欧州委員会と加盟国がCBRN行動計画を履行することを招請した。

　EUは，安全化基金と呼ばれる予算枠を用いて，全世界を対象として，安保理決議1540履行支援，能力強化や法整備などを国連やパートナー国とともに支援するネットワークである，CBRNセンター・オブ・エクサレンス（COE）が組織された[17]。拠点となる地域事務所は，① 南東欧・南コーカサス・モルドバ・ウクライナ（トビリシ），② 南東アジア（マニラ），③ 北アフリカ（アルジェ），④ アフリカの大西洋岸（ラバト），⑤ 中東（アンマン），⑥ サブ・サハラ・アフリカ（ナイロビ）に設置され，活動を開始し，中央アジア（タシケントが候補）及び湾岸協力会議（GCC）諸国（アブダビ）に開設中である。

　2013年上半期の時点で，すでに契約された33のプロジェクトは総額約2600万ユーロであり，1000万ユーロが充てられている新規プロジェクトは契約中である。

　プロジェクトは，概括すれば，支援対象は① 対象国の法制度・規制，② ベスト・プラクティス（経験・共有），③ 要員のトレーニング及び関連物質にアクセスのある要員のセキュリティ・クリアランス，④ ホリゾンタル・イッシュー（国境管理など），⑤ 事故発生時の最初の対応，危機対応，回復などである。

　EUは，不拡散を推進するため，2003年11月の総務理事会決定に基づき，あらゆる第三国と締結する協定には，「大量破壊兵器不拡散条項」を挿入することになっている。同条項の類似の例としては，「人権条項」を挙げられよう。

　同条項は，既存の不拡散および軍縮分野の義務の順守，関連の国際合意に未加入の国は加入し，輸出，WMD関連の物品のトランジット（汎用技術のエンド・

---

(15) Six-monthly Progress Report on the implementation of the EU Strategy against the proliferation of weapons of mass destruction (2013/I), *Official Journal of the European Union*, 2013/C 228, 7. 8. 2013.
(16) Council Conclusions on Strengthening Chemical, Biological, Radiological and Nuclear (CBRN) in the European Union — An EU CBRN Action Plan, 12 November 2009, REV 1.
(17) CBRN COEのホームページは以下のとおり。http://www.cbrn-coe.eu/

210

◆ 3 ◆ 基本戦略とアプローチ

ユーズの管理を含む）を管理し，違反の場合の効果的な制裁を含む，実効性のある輸出管理制度を確立する誓約を含む。

　EU は，大量破壊兵器の他に，小型武器及びその弾薬に関する不法な集積及び取引に対する闘いの戦略を 2005 年に理事会が採択した[18]。同戦略は 1998 年の共同行動（2002 年に改訂）の枠組みを踏まえており，具体的な活動は，アフリカ，アジア，ラテンアメリカ，バルカン，ウクライナなどで実施され，OSCE や南アジア地域協力連合などの地域的組織とも協力してきた。上記戦略は，半年毎に進捗状況報告書[19]が作成されている。

　大量破壊兵器不拡散条項と同様，第三国との関係を律する基本条約に小型武器に関する条項を挿入することを EU は追及しており，2010 年に署名された韓国との枠組み協定（FTA とセットになっている）にも入っている。

　輸出規制面では，武器輸出条約の採択を主導してきたことについては言及したが，EU は，本書の日 EU 関係に関する第 14 章でも触れているように，1998 年に採択した武器輸出に関する行動規範を 2008 年 12 月に軍事技術と装備の輸出規制に関する共通のルールとして法制化した[20]。輸出管理は加盟国の権限であるが，輸出を許可する場合の以下 8 項目の規準が制定されている。① 国連安保理や EU による制裁など，国際的な約束や義務の尊重，② 最終仕向け国での人権や国際人道法の尊重，③ 最終仕向け国での緊張または武力紛争の存在，④ 地域の平和・安全・安定の維持，⑤ テロとの関係などでの購入国の行動，その同盟国の性格，国際法の尊重，⑥ 加盟国，友好国，同盟国の国家安全保障，⑦ 購入国内での第三者への移転，再輸出の危険性，⑧ 受領する国の正当な安全保障・防衛の必要性に鑑みて，その国の技術力，経済力との両立。このルールによって，EU 加盟国が輸出を不許可にした場合の事後の通報や同様の問題が生じた時の事前の協議制度も制定されている。加盟国による輸出は公表されてきた[21]。EU は，自らの基準を近隣諸国が共有するため，あるいは輸出管理の能力

---

[18]　EU Strategy to combat illicit accumulation and trafficking of SALW and their ammunition, Brussels, 13 January 2006.

[19]　Fourteenth progress report on the implementation of the EU Strategy to combat illicit accumulation and trafficking of SALW and their ammunition (2012/II), *Official Journal of the European Union*, C138, 17. 5. 2013.

[20]　Council Common Position 2008/944/CFSP of 8 December 2008 defining common rules governing control of exports of military technology and equipment, *Official Journal of the European Union*, L335, 13. 12. 2008.

211

第13章　欧州連合の安全保障・防衛政策と人道援助

強化などに関するアウトリーチ・セミナーを開催してきた。

輸出の仲介（ブローカリング）についても，EU 加盟国が国内法制を通じて履行すべき事項を EU 加盟国は決定しており，ブローカー活動を相互に通報することになっている。

EU は，汎用品（製品，ソフトウエア，技術）については，EU の共通の管理のルール，履行のための共通の規制リスト，及び調和された政策を示す，汎用品の輸出，移転，ブローカリング，トランジットの管理のための共同体規則を2009年5月に制定した[22]。

規制対象となるリストは，国際的な管理体制であるオーストラリア・グループ，原子力供給国グループ（NSG），ワッセナー・アレンジメント，ミサイル技術管理レジームの決定を基礎としており，リストされていないものについては，キャッチオール条項によって管理される。EU 加盟国経由のブローカリング及びトランジット，あるいは特別なケースとして北朝鮮，イラン，シリアに対するEU の制裁が対象になる。経済成長，雇用，防衛産業基盤の確保などの観点から，欧州委員会は上記規則改訂の検討及び提案のイニシアチブをとっている。

EU は北朝鮮の非核化も人権問題とともに重要問題として行動してきたが，EU にとって，深刻な脅威とされているイランの核開発については，EU が E3/EU + 3（英仏独 EU に加えて米中露を指す。P5 + 1 という表現では EU の役割が脱落する）の枠組みの中での取りまとめや，対イラン交渉を実施してきた。

歴史的には，2003年10月21日，英仏独の外相がテヘランを訪問し，いわゆるテヘラン宣言が発出された。その概要としては，イラン政府側から IAEA との協力を進め，IAEA の追加議定書に署名し，批准手続きに着手する，イランは原子力エネルギーの平和利用を進める権利はあるが，自発的にウラン濃縮と再処理活動を中止するとし，英仏独は，イランの決定の履行が IAEA によって確認されれば，平和利用に協力し，国連の目的に従って，中東非核地帯を含む，

---

[21] Fifteenth Annual Report According to Article 8 (2) of Council Common Position 2008/944 CFSP Defining Common Rules Governing Control of Exports of Military Technology and Equipment, *Official Journal of the European Union*, C18, 21. 1. 14.輸出データは 2012 年分。

[22] Council Regulation (EC) No.428/2009 of 5 May 2009 Setting up a Community regime for the control of exports, transfer, brokering and transit of dual-use items. *Official Journal of the European Union*, L134, 29. 5. 2009.

3 ◆ 基本戦略とアプローチ

地域の安全と安定増進に協力するとした。

2004年10月に、EU加盟国の外相の間で、ソラナ上級代表を加えることで合意ができ、ソラナ上級代表はEUを代表する職であったため、E3＋EUのフォーマットになった。このため、2004年11月15日のパリ協定では、以下のように記されている。「イラン政府および英独仏の政府は、EU上級代表の支援を得て（E3/EU）、2003年10月21日のテヘラン宣言での誓約を再確認し、この合意の上に、前進することを決定した。」

しかしながら、事態は動かず、米国がEUに接近し、2006年以後は、E3/EU＋3の形態で対イラン交渉にあたることになった。

ソラナ上級代表のマンデートの根拠は、対イラン制裁の国連安保理決議1737（2006年12月23日）の中に、政治的外交的努力の重要性を述べる一節があり、パリ協定を踏襲して「EUの上級代表の支援を得て、交渉による解決を求める中国、フランス、ドイツ、ロシア、英国、米国の誓約を歓迎する」としている。

実質的には、ソラナ上級代表は、関係6カ国をコーディネートする役割を持ち、当時は、理事会事務局が、高級事務レベルでの接触を含め、イラン側との日程調整やソラナ上級代表の支援を行っていた。この中に入っていないEUの国々に対しては、交渉の状況をめぐるブリーフィングや意見交換が実施されてきた。

リスボン条約下で、アシュトン外務安保政策上級代表が就任してソラナ上級代表を引き継ぎ、アシュトン上級代表のマンデートは国連安保理決議1929（2010年6月9日）に記されている。第33パラグラフでは、「EUの外務安全保障政策上級代表が、イランとのコミュニケーションを続けることを奨励し」とされている。欧州対外活動庁発足後は、同庁がアシュトン上級代表を支援している。

EUの方針は、制裁という圧力をかけつつ、対話のパイプを切らないことを追求することであった。かつてはイランにとっての重要な貿易相手だったEU加盟国による踏み込んだ制裁は、無論、制裁を実施する側にも損失を与えるが、EU側は効果が出ていると認識していた。英仏独3国のいずれかがEUをとりまとめて対イラン交渉の矢面に立つことは相互関係からも不可能であり、制裁面での経済的なレバレッジを持つが、ハード・パワーではないEUが6カ国をコーディネートする方式が生み出されたことは興味深い。EUは、イランの人権状況についても批判してきた。

213

第13章　欧州連合の安全保障・防衛政策と人道援助

　2013年6月のイランの政権交代により，イラン側と同年11月ジュネーヴで交渉が行われ，イラン核問題の最終的解決に向けた第1段階の合意がなされた。翌年1月20日，国際原子力機関がイランの5％以上の高濃縮ウラン製造停止の実行を確認したため，EUは対イラン制裁の一部を6か月間解除することを外相理事会で決定した。対イラン交渉はE3/EU＋3のフォーマットで実施されている。アシュトン上級代表はそれに備え，1月31日，3月8-9日にもイラン外相との協議を実施した。

　② 　テロ，サイバー，宇宙，北極，海洋安全保障

　軍縮・不拡散分野と同様に，EUレベルで，テロについては，2005年11月に戦略が採択されている[23]。テロ対策はテロリストに資金が流れることを監視するなども含み，多分野にまたがる。戦略は，予防（急進化やテロリストのリクルートとの闘い），防護（テロ攻撃の対象の脆弱性を減じること。具体的には域外との境界の管理強化，重要なインフラの防護など），追跡（国境を越えてのテロリストの追跡及びそのネットワークやテロ資金を絶つ），対処（テロ攻撃の場合，被害の限定，EUの市民保護メカニズムなどの活用）の柱から成り，行動計画を伴う。2007年に就任したEUのテロ対策調整官の役割は理事会の調整や戦略の履行のモニター，第3国との交流などであり，リスボン条約発効後も欧州対外活動庁には異動していない。

　サイバーについては，2013年2月，アシュトン上級代表と欧州委員会は合同で政策提言文書を発出した[24]。サイバー問題は，域内市場，司法・内務分野，外交安全保障分野などが関係している。EUの政策は，EUの基本的価値である人権や表現の自由にのっとりつつ，たとえば，オンラインによる商品の購入による経済成長を目指し，安全なサイバー空間を国際協力も推進しつつ構築するものである。2013年12月の防衛問題を主要議題とする欧州理事会では，EUのサイバー防衛政策枠組みを2014年に，策定することとした。

---

[23] The European Union Counter-Terrorism Strategy, November 2005.

[24] European Commission and High Representative of the European Union for Foreign Affairs and Security Policy, Joint Communication to the European Parliament, the Council, the European Economic and Social Committee and the Committee of the Regions, Cyber Security Strategy of the European Union: An Open, Safe and Secure Cyberspace, Brussels, 7. 2. 2013

◆3◆ 基本戦略とアプローチ

　宇宙空間については，EU は欧州宇宙機関（ESA）と協力しつつ，欧州版 GPS であるガリレオ計画（2014 年末あるいは 2015 年初めに運用開始予定）及びコペルニクス計画（地球観測計画，2012 年より初期運用開始）を進めてきた。EU は，2008 年 12 月に「宇宙に関する国際行動規範」案を提案し，採択のための多国間国際交渉を推進している。同規範の目的は，軍民双方を対象とし，事故や衝突の防止，宇宙ゴミの発生を抑えるために，宇宙物体の破壊を差し控えるなどが盛り込まれている。
　2009 年に発効した運営条約第 189 条で初めて宇宙に関する具体的な規定がなされ，科学技術の進歩，産業の競争力及び関連政策の実施の促進のために，欧州宇宙政策を策定するとされ，研究・技術開発も促進される[25]。
　CSDP との関係では，2013 年 11 月の CSDP に関する外務理事会の結論文書では，上記行動規範採択促進の他に，EU は宇宙システムの統合性，可用性及びその安全を確保するとしており，組織としての EU は宇宙システムを防護する手段を持っていないため，同システムに対する脅威がある場合の対処も検討課題となる。同年 12 月の欧州理事会では，加盟国間と欧州委員会及び ESA による次世代の衛星通信を巡る協力に関し，2014 年にユーザー・グループを設置すべきことが歓迎された。

　EU の中で，デンマーク（グリーンランド及びフェロー諸島を含む），スウェーデン，フィンランドが北極地域に位置する。環境問題，資源，航路（スエズ運河経由の横浜—ロンドン間が 11447 海里に対し，北極海経由で北海に抜ける航路は 7474 海里。ただし，目下は試験航行段階で，恒常的な商業ルート化には未だ時間を要する）などの観点から，北極地域の重要性の高まりに伴い，欧州委員会は 2008 年 11 月に EU として最初の北極地域に対する政策提言文書を発出した。これを歓迎する 2008 年 12 月の総務理事会結論文書を踏まえ，2009 年 12 月の外務理事会では，①国際社会による気候変動の緩和，②関係の国際協定や枠組みの履行を通じての多国間ガバナンスの強化，③国連海洋法条約などの重要性，④エコシステム，生物多様性，及び北極地域の特に先住民の権利を尊重する EU の政策の形成と履行，⑤気候変動を原因とする解氷による運輸，天然資源採取，その

---

[25]　リスボン条約 4 条 3 項も合わせて参照のこと。

他の企業活動の新たな可能性に鑑み,北極地域の平和と安定,とくに責任ある,持続可能な,注意深い行動の必要性を強調し,欧州委員会にさらなる報告を求めた。理事会は,欧州委員会が提案した,以下の政策目標を是認した。① 住民との一致のもとに北極地域を保護・保全する,② 天然資源の持続可能な使用を促進する,③ 関係の協定や枠組みの履行を通じての北極地域のガバナンスの強化に貢献する。これを受け,欧州委員会は 2012 年 6 月に,上級代表と共同で,多分野にわたる詳細な政策提言文書を発出した[26]。EU は,北極評議会（上記 3 カ国は加盟国）に常任オブザーバーを申請し,2013 年 5 月のキルナでの閣僚会議では,全加盟国のコンセンサスが得られず,調整がなされている[27]。

欧州委員会は,2007 年 10 月に「統合海事政策」を打ち出し,同政策は持続可能な発展のために,海運,海に関するビジネスの競争力,海事関連の雇用,研究,海の環境保護など広範な分野を対象としている。安全保障分野では,NATO は 2011 年 3 月に「同盟の海洋戦略」を策定しており,EU も,2014 年 6 月までに海洋安全保障戦略を採択することを前年 12 月の欧州理事会が要請した。

◆ 4 ◆ CSDP 作戦・ミッション,国連や地域的機関との協力

EU は 2003 年から非軍事ミッション及び軍事作戦を展開してきた。2013 年末の時点では,16 のミッション（内軍事 4,文民 12）が活動し,展開されている要員は約 7000 名とされる。

EU の活動の特色は,問題が発生している国の要請に基づく展開や国連及び地域的機関との協力,軍事作戦の場合は,EU の作戦に対する直接的な言及がなくとも,国連の安保理決議を基盤としてきた。

歴史的には,約 30 の活動（モルドバ及びウクライナの国境管理支援ミッション

---

[26] European Commission and High Representative of the European Union for Foreign Affairs and Security Policy, Joint Communication to the European Parliament and the Council, Developing a European Union Policy towards the Arctic Region: progress since 2008 and next steps, Brussels, 26. 6. 2012

[27] Christian Le Miere and Jeffrey Mazo, *Arctic Opening, Insecurity and Opportunity*, Oxon, 2013, p. 135.

◆ 4 ◆ CSDP 作戦・ミッション，国連や地域的機関との協力

を 2 と数えており，計画のみに終わったリビアへの軍事作戦は入れていない）がなされ，その中で，軍事作戦は 9 である。展開された地域は，圧倒的にアフリカが多く，バルカンが次ぎ，中東，グルジア，アフガニスタンに投入され，アジアではインドネシアのアチェ（2005 年 9 月 - 2006 年 12 月，反政府武装勢力の武装解除及び社会への再統合支援，ASEAN と共に実施）のみである。

　非軍事ミッションの任務は，警察改革や刑事司法改革・能力強化（ボスニア，コソボ，マケドニア，コンゴ民主共和国，パレスチナ，イラク，アフガニスタンなど），国境・境界管理支援・能力強化（ウクライナ＝モルドバ，ガザ＝エジプトのラファハ検問所，停戦合意に基づく監視活動（グルジア），組織犯罪対策（警察支援の他，複合的なミッションにも含まれるが，一例としてギニア＝ビサウの麻薬）などに大別できる。

　軍事作戦としては，国連や地域的組織による平和維持活動が増強されるまでの間の，橋渡しの役割を担ってきた。2003 年 6 - 9 月にコンゴ民主共和国で難民や空港の安全確保などを任務とするアルテミス作戦は国連コンゴ民主共和国ミッション（MONUC）が増強されるまでの間，活動し，NATO による協力を含まない独自作戦だった。2014 年 2 月に中央アフリカに展開された作戦も住民の防護などを担う橋渡しの任務で，国連やアフリカ連合（AU）の支援（2008 年 1 月 - 2009 年 3 月のチャドにおける軍事作戦），和平合意の履行確保と安定化（NATO の安定化部隊を引き継いだボスニアでの 2004 年 12 月開始されたアルテア作戦），海賊対策及び海賊活動の原因となる弱体な政府軍などの訓練（前者は 2008 年 12 月以降のソマリア沖海賊対策の CSDP 最初の海軍の作戦，後者は統治機構が機能していないことから，ソマリアが海賊やテロリストの温床となっているため，2010 年 4 月以降のソマリア兵の訓練）などに分類できよう。

　現在，稼働している主要な作戦やミッションは，軍事作戦としては，① ボスニアのアルテア作戦（ベルリン・プラスにより NATO の司令部を用いる），② 上述のソマリア沖の海賊対策作戦（作戦司令部は英国がノースウッドの司令部を提供。海賊対策のための多国籍艦隊 CTF-151 や NATO の作戦 Ocean Shield と比して，EU の作戦 EU NAVFOR Somalia は参加している艦船が多く，海賊対策の主力），③ ソマリア兵の訓練（EUTM，ソマリア）④ 以下で言及しているマリにおける訓練である。上記のように，騒乱状態にある中央アフリカで，住民を防護するなどの目的で軍事作戦を展開することになり，作戦司令部はギリシャのラリサ基地に置かれ，国連安保理決議 2134（2014）に基づき，兵員 1000 名規模の作戦が打ち出

第 13 章　欧州連合の安全保障・防衛政策と人道援助

された。

　海賊対策については，拿捕した海賊を収監して裁判にかけ続ける能力に限界が当初からあった。上記 EUTM に加え，アフリカの角方面の海賊を周辺国が取り締る能力の向上のために，2012 年 7 月 16 日に EU CAP NESTOR (Regional Maritime Capacity Building Mission in the Horn of Africa and the Western Indian Ocean) を開始し，海賊対策や海洋ガバナンスについてこれらの国々が持続的な能力を維持するための支援を実施している。対象国はジブチ，ケニア，ソマリア，セイシェル，タンザニアである。

　域内治安と対外安全保障の連結や，包括的アプローチは，2012 年以降の CSDP 作戦・ミッションの派遣に色濃く反映されてくる。

　EU の域内治安対策との関係からは，リビアのカダフィ政権崩壊によって，リビアから大量に武器や外国人傭兵などが流出したとみられ，2012 年にはマリの北部がアルカイダ系を含む反政府勢力に支配されるなどの事態により，テロリストの温床になることが懸念された。EU は，ニジェール政府の要請を受け，サヘル地域におけるテロ対策や組織犯罪対策をめぐる現地政府の能力強化支援ミッション（EUCAP SAHEL NIGER）を 2012 年 8 月 8 日に開始した。同ミッションは，モーリタニアおよびマリも対象とした。

　マリにはフランスが 2013 年 1 月に軍事介入し，マリの政府軍とともに，アルカイダ系勢力などの掃討に乗り出した。EU は，2013 年 2 月 18 日には，マリ政府が憲法に基づく民主的秩序を維持することを支援し，組織犯罪やテロの脅威を撲滅するために，同国政府軍の訓練のための軍事作戦を遂行することになった。この作戦を補完する文民ミッションの派遣も計画されている。

　リビアについては，2010 年の終わり頃から，危機的状況に対し，CSDP 軍事作戦の検討はなされたが，EU に役割はなく，有志国によって開始された軍事作戦は 2011 年 3 月 28 日に NATO が引き継いだ。2013 年 5 月 22 日に EU は，リビアの国境管理要員の訓練のためのミッションを設置した。

　2012 年 6 月より 2014 年 1 月まで，南スーダンの空港の安全対策支援のための小規模なミッションが投入されたが，域内治安との直接的な関係からは説明されていない。

　前述の中央アフリカの人道援助活動を確保し，現地の人々の安全を確保するための軍事作戦は，人道危機対策としての性格を持つ。中央アフリカは，先駆

◆4◆ CSDP作戦・ミッション，国連や地域的機関との協力

けて単独で軍事介入を実施したフランスは負担が大きいとし，EUの支援を取り付けた。

　情勢がまだ不安定とみられる①コソボ（EULEX Kosovo 2008年2月より）や，②アフガニスタンの警察支援（EUPOL Afghanistan 2007年6月より），あるいは，③グルジアへのロシアの軍事侵攻をめぐり，ロシアが組織の一員であるOSCEや国連などが活動できず，リスボン条約発効前で議長国制度があった時期にサルコジ仏大統領の迅速な動きで可能となった停戦合意の監視や安定化などを支援するグルジア・ミッション（EUMM Georgia 2008年9月より）などの任務は今後も重要であろう。コソボについては，NATOのKFORをEUが引き継ぐ可能性が検討されている。

　NATOとの協力についてはすでに言及したが，EUの国連重視姿勢からも，国連側の期待と要請からも，EUのCSDP活動と国連との協力は進んでいる[28]。2003年9月24日，アナン国連事務総長とEU議長のベルルスコーニ首相の間で，ニューヨークにおいて，国連とEUの危機管理における協力に関する共同宣言が発出された。両者間で，計画分野での協力や要員の訓練，相互の連絡の強化などで合意がなされた。2007年6月には，議長国のドイツのシュタインマイヤー外相と潘事務総長が，広範な危機管理をめぐる双方の高級事務レベルの定期会合などを含む，協力強化に関する共同声明に署名し，実施に移された。国連PKOに対するEUの貢献を求める国連の強い要請に対し，EU側は，次のような協力を対象としている。

① EUは，EU加盟国の軍事および非軍事の貢献のリストを作成するクリアリング・ハウスの役割を果たす。
② モジュラー・アプローチとして，EUが国連のPKOの構成要素を提供

---

[28] 共同宣言については，植田・参考文献18，108頁。EUの国連PKOに対する貢献などについては，参考文献1の他，以下を参照。Jan Wouters and Tom Ruys, "Chapter 12 UN-EU cooperation in crisis management: partnership or rhetoric?" in Steven Blockmans, ed., *The European Union and Crisis Management*, The Hague, pp.215-232; Jan Wouters and Tom Ruys, "13. UN-EU cooperation on crisis management," Jim Cloos, "EU-UN Cooperation on Crisis Management-Putting Effective Multilateralism into Practice," in Jan Wouters, et al, eds., *The United Nations and the European Union: An Ever Stronger Partnership*, The Hague, 2006, pp. 229-258, pp. 259-265.

する。
③ 国連側が計画段階にあるときに国連を支援するため，EU は独自に文民及び軍人を先だって展開する。
④ AU や他の地域機関あるいは下位地域機関に対する EU の支援を強化する。
⑤ 国連が展開する文民の訓練等の能力強化に貢献する。

上記のように，アフリカにおいては，現地の地域的機関，とくに，AU との協力が，AU の要員の能力強化や EU による兵員などの輸送協力面でなされてきた。たとえば，AMI II と呼ばれるミッションは，2005 年のスーダンのダルフール危機に際し，輸送協力のほか軍事顧問団や監視団も派遣し，作戦計画策定支援も実施した。

◆5◆ 欧州委員会による緊急人道支援・防災活動

以上，概観してきた CSDP の軍事作戦や非軍事のミッションは，外交安全保障政策として投入されるが，欧州委員会の人道援助・市民保護総局（ECHO）は，災害や戦争，内戦などで被災した人々に対する，人道性・中立性・公平性・独立性を掲げる人道援助を実施してきた。リスボン条約では，人道援助・市民保護について，新しい条項を加え，第 21 条では，自然災害や人災に直面している人々や国々，地域を支援するとする目的を掲げている。運営条約では，市民保護（第 196 条）及び人道援助（第 214 条）について詳細に規定している[29]。前章冒頭で言及したように，人道援助は，EU 市民の強い支持を得ている政策である。

人道援助を直接，掲げた CSDP 作戦やミッションは策定されておらず，欧州対外活動庁は，人道援助の要素は含まれていると説明する。他方，ECHO は，中央アフリカの CSDP 作戦は，現地住民の防護とみなしており，人道援助として定義せず，人道援助を遂行するのは ECHO のみであるとする。ECHO の任務は「in and out」と称されるように，緊急に展開され，人道支援や救難の活動が終わり次第撤収することで，紛争後の平和構築まで含む CSDP との相違を指摘している。

---

[29] Boin・参考文献 3 及び植田・参考文献 24 を参照。

◆5◆ 欧州委員会による緊急人道支援・防災活動

　ECHO の主要任務は，要請ベースの人道援助活動のコーディネーションで，人道援助は EU 域内及び域外の双方にわたり，域外においては，EU 市民以外も支援は実施される。コーディネーションのために，MIC と呼ばれる災害時の緊急支援調整メカニズムが設置され，EU28 カ国に加え，マケドニア，アイスランド，リヒテンシュタイン，ノルウェーが参加している。MIC は被災国あるいは国際機関による要請で発動され，貢献する国々が提供する物資，要員，輸送機などを調整する。

　2012 年の予算 13 億 4436 万ユーロの中で，51％はアフリカ，20％は中東・地中海，15％はアジア太平洋，5％はラ米・カリブ地域に用いられ，全世界での能力構築・技術支援は 6％を占める。シリア危機（1 億 5,573 万ユーロ），サヘル地域への支援（1 億 4,150 万ユーロ。別途，マリ，ニジェール，モーリタニアには 1,250 万ユーロを拠出）が突出し，アフリカではソマリア（6,080 万ユーロ）が最高額になっており，これを含む，アフリカの角地域全体では，1 億 6,200 万ユーロを拠出した。

　2012 年に市民保護メカニズムが発動されたのは，域外ではヨルダン及びトルコにおけるシリア難民，コンゴ共和国の弾薬爆発事故，コモロ諸島の洪水，アルバニアの積雪・低温及び山火事，モンテネグロの雪嵐及び山火事，ボスニアの山火事であり，早期警戒状態にあったのは，域外ではメキシコの地震，パキスタンの地滑り，インドネシアの地震・津波，グアテマラの地震，フィリピンのサイクロン（Bopha）であった。

　2012 年の ECHO のブラッセルの本部の職員数は 302 名，世界 38 カ国に置かれている現地事務所では 145 名の専門家と 293 名の現地職員が勤務している[30]。任務として，災害直後に専門家が必要性の査定を行い，EU の人道援助プロジェクトの履行もモニターする。履行は，ECHO ではなく，国際機関や NGO などが実施する。

　2011 年の東日本大震災の時には MIC を発動して 400 トンの支援物資を届け，EU 域外の被災に際しては最大級の要員を投入した。3 月 13 日にはインドネシアからリエゾン・オフィサーが到着し，輸送を含む調整にあたった。欧州の商業航空会社 3 社が支援物資輸送のために 4 便を無料で提供，欧州委員会は

---

[30] Report from the Commission to the European Parliament and to the Council, Annual Report on the European Union's Humanitarian Aid and Civil Protection Policies and their Implementation in 2012, Brussels, 25. 9. 2013.

国際赤十字・赤新月社連盟に対し，1,700万ユーロを輸送などのために供与した。2011年のリビア危機では，騒乱状態によるEU加盟国市民の退避およびチュニジア人の帰還のために発動された。

2013年5月には24時間体制で世界中の災害状況をモニターするセンター（緊急対応センターERC）が増強されて始動し，災害発生時に，加盟国や第三国，国際機関との連絡のEUのエントリー・ポイントとなっている。センター内で，EU内の関係機関や加盟国などとの協議もなされる。欧州対外活動庁との連携も進められている。

なお，欧州対外活動庁には，危機状況に際し，「危機プラットフォーム」という名称の調整会議が危機状況下では関連機関も集めてアシュトン上級代表などによって開催される。EEASの事務総長，事務次長，危機対応作戦調整総局長，関係地域の総局長，軍事参謀総長，諜報部長，危機管理計画局長，文民危機管理部門の司令官，欧州委員会（ECHO，開発援助総局，内務総局などの中で，事態に関連する総局），欧州理事会事務局などで構成される。ただし，EEASがECHOに何等かの指示をすることはなく，横並びであり，情報共有・調整の場であると言われる。

◆6◆ 2013年12月の防衛を主要議題とする欧州理事会

2012年12月の欧州理事会では，1年後の2013年12月には，リスボン条約発効後初めて，欧州理事会で首脳級で防衛を主要議題として取り上げることを決定し，準備の議論のために，欧州対外活動庁及び欧州委員会はそれぞれ，文書を作成した[31]。この時点で防衛問題の背景として，ソ連の崩壊による焦眉の軍事的脅威の消滅や，経済危機によって軍事予算を各国が削減（上記欧州委員会の文書によれば，2001-2010年のEU加盟国の防衛支出は2510億ユーロから1940億ユーロに減少）し，危機管理活動に必要な軍事能力の維持・強化の必要が生じ

---

[31] Communication from the Commission to the European Parliament, the Council, the European Economic and Social Committee and the Committee of the Regions, Towards a more competitive and efficient defence and security sector, Brussels 24. 7. 2013; Preparing the December 2013 European Council on Security and Defence, Final Report by the High Representative/Head of the EDA on the Common Security and Defence Policy, Brussels, 15 October 2013.

◆6◆ 2013年12月の防衛を主要議題とする欧州理事会

たことが挙げられる。欧州理事会では，①CSDPの効果，可視性，インパクトの向上，②能力の向上，③EU圏の防衛産業強化に関し，優先して執るべき措置を決定した。防衛産業の強化は，雇用，経済成長の観点からもとらえられている。

　CSDP強化については，上述したサイバー防衛政策枠組や海洋安保戦略策定のほかに，まず，包括的アプローチの重要性が唱えられ，司法・内務協力分野との協働をさらにはかること，第三国に対する国境管理の支援の増進などが掲げられている。エネルギー安全保障協力強化にも言及がある。

　防衛能力については，加盟国間で重複を避け，具体的なプロジェクトとして，無人機や空中給油能力の開発，などが歓迎された。文民ミッションのために，文民能力の発展計画の重要性にも言及がある。防衛産業の強化面では，2009年の防衛関連の指令の完全な履行が強調され，汎用品を含む防衛技術開発面で，欧州委員会の関与が強調された。上記の欧州委員会報告によれば，2005年から2010年の間，防衛関連の研究開発費は14％減の約90億ユーロで，EU27カ国の予算総額は米国単独の7分の1でしかなかったことを指摘している。

　EU域内での防衛装備品の流通を容易にするために，基準や認可手続きの効率化，防衛市場への中小企業のアクセスを容易にするなどの措置が要請された。

　これらの措置の履行に関し，進捗状況を2015年6月に欧州理事会が評価し，その上で，指針を出すことになっている。

　2013年の首脳級の決定を加盟国や欧州委員会，欧州防衛庁がどの程度遂行できるかは，EUのCSDPのみならず，国際社会における影響力の行使を目指す上でも，極めて重要な指標になるだろう。何よりも，この首脳会議の意義は，防衛問題が，首脳級で議論されるべき問題であること，及び防衛問題への欧州委員会の関与などを示し，EUが経済危機以前から追及してきた国際社会における「グローバル・パワーとしてのEU」を追求する姿勢を改めて想起させたことにあろう。

　2014年3月のロシアによるクリミア編入決定は，EU内のロシアの隣接国に対する安全保障上の脅威であるのみならず，EUが基盤とし，追求する法の支配による国際秩序に対する挑戦である。EUの安全保障・防衛政策は，このような事態への対応を迫られることになる。

―――― 第13章　欧州連合の安全保障・防衛政策と人道援助 ――――

＊安全保障，防衛関係の問題の研究は電子情報を含む文献情報だけでは極めて不十分であるので，本章執筆には欧州対外活動庁，欧州委員会，欧州理事会事務局，EU軍事幕僚部，欧州防衛庁，EU衛星センター，EU加盟国外務省及びEU代表部，ベルギー内務省，米国のEU代表部，北大西洋条約機構事務局及び関係国代表部，欧州連合軍最高司令部，WEU事務局，CSCE/OSCE事務局及び関係国代表部などで，1989年以来（ただし，それ以降に設置された組織については設置後）実施してきた面接調査を活用している。時間を割いてくださった方々に御礼を申し上げる。

なお，1990-1993年，2008-2011年の間は外務省在ベルギー大使館（当時はNATOのみならず欧州政治協力も大使館が所掌），欧州連合日本政府代表部にそれぞれ勤務していたが，これらの機会に感謝するとともに，本章の叙述は，筆者個人の見解である。

＊＊本章執筆にあたって，欧州対外活動庁，欧州理事会，欧州委員会，欧州防衛庁などのホームページに掲載されている資料も材料に用いているが，紙数の制約から，理事会結論文書のような出典が明らかな文書については注を省略している。なお，既発表の拙稿と一部，重複する箇所があることをおことわりしておく。

＜参考文献＞（一般的な入門書は除く）

1．Address by EU High Representative Catherine Ashton at the UN Security Council on the cooperation between the EU and the UN on international peace and security, New York, 14 February 2014.
2．Jochen Rehrl and Hans-Bernhard Weisserth, eds., *Handbook on CSDP*, Federal Ministry of Defence and Sports of the Republic of Austria, Vienna, 2012.（Jochen Rehrl, ed., *The ESDC Handbook for Decision-Makers*, Federal Ministry of Defence and Sports of the Republic of Austria, Vienna, 2014 も合わせて参照のこと）
3．Arjen Boin, et al., eds., *The European Union as Crisis Manager*, Cambridge, 2013.

＊EUの機関であるEU安全保障研究所からは，多くの関連の出版がなされているので以下のサイトを参照。
http://www.iss.europa.eu/publications/

4．村田良平編著『EU——21世紀の政治課題』（勁草書房，1999年）
5．植田隆子編著『現代ヨーロッパ国際政治』（岩波書店，2003年）
6．森井裕一編著『国際関係の中の拡大EU』（信山社，2005年）
7．月村太郎『ユーゴ内戦——政治リーダーと民族主義』（東京大学出版会,2006年）
8．渡邊啓貴『米欧同盟の協調と対立——21世紀国際社会の構造』（有斐閣,2008年）
9．植田隆子編著『EUスタディーズ1　対外関係』（勁草書房，2008年〔第2刷〕）
10．森井裕一編著『地域統合とグローバル秩序』（信山社，2010年）

11. 鈴木一人『宇宙開発と国際政治』（岩波書店，2011 年）
12. 植田隆子「欧州統合をめぐる安全保障問題」『国際問題』409 号（1994 年）
13. 植田隆子「北大西洋条約機構の東方拡大問題」『国際法外交雑誌』94 巻 3 号（1995 年）
14. 植田隆子「欧州における軍事同盟の変容と協調的安全保障構造」『国際政治』117 号（1998 年）
15. 植田隆子「EU, NATO の東方拡大と欧州国際政治の変容」『国際問題』458 号（1998 年）
16. 植田隆子「欧州連合の軍事化と米欧関係」『日本 EU 学会年報』20 号（2000 年 9 月）
17. 植田隆子「バルカンの地域紛争と欧州安全保障組織の変容」『国際問題』496 号（2000 年）
18. 植田隆子「欧州連合(EU)の軍事的・非軍事的危機管理」『国際法外交雑誌』102 巻 3 号（2003 年）
19. ハビエル・ニーニョ＝ペレス「紛争予防──欧州連合の政策と活動，国際連合との協力関係」国際基督教大学社会科学研究所・上智大学社会正義研究所共編『平和・安全・共生──新たなグランドセオリーを求めて』（有信堂，2005 年）（執筆者は 2012 年より駐ハイチ EU 代表部大使）
20. 植田隆子「欧州連合(EU)の大量破壊兵器(WMD)不拡散政策(1)・(2)・(3)」『軍縮問題資料』349 号，351 号，352 号（2009 年 12 月，2010 年 3 月，4 月）
21. 鈴木一人「第 2 章 欧州連合（EU）」広瀬佳一他編著『対テロ国際協力の構図』（ミネルヴァ書房，2010 年）（なお，EU の宇宙政策についても同様であるが，EU の基本条約や基本戦略における位置づけについてはさしあたり本章を参照。）
22. 辰巳浅嗣「インドネシア・アチェにおける EU 主導の監視団派遣とその意義」『同志社法学』63 巻 1 号（2011 年）
23. 植田隆子「リスボン条約と EU の対外関係（2009 年 12 月‐2011 年 1 月）」『日本 EU 学会年報』31 号（2011 年）
24. 植田隆子「欧州連合（EU）による市民の保護──欧州委員会人道援助・市民保護総局（ECHO）と欧州対外活動庁（EEAS）の役割と活動」『国際法外交雑誌』111 巻 2 号（2012 年）
25. 小窪千早「第 6 章 フランスの NATO 政策とその展開」広瀬他編著『冷戦後の NATO』（ミネルヴァ書房，2012 年）
26. 吉崎知典「第 10 章 危機管理」同上書
27. 植田隆子「ユーロ危機の時期の EU の対外関係（2008 年 9 月‐2014 年 1 月）」『日本 EU 学会年報』34 号（2014 年）

第13章　欧州連合の安全保障・防衛政策と人道援助

＜時　評＞

植田隆子「米国の同盟と欧州統合」(上),（下）『世界週報』(2003年8月5日号, 8月12日号),「EU憲法交渉と欧州の安全保障」同誌(2003年11月18日号),「第一歩踏み出したEU『防衛』体制」(2004年1月20日号),「変質する欧州安全保障と米欧関係の将来」(上),（下）(2004年8月3日号, 8月10日号),「期待される日・EU間の戦略的対話」(上),（下）(2005年9月13日号, 9月20日号),「EUが創る国際平和維持・構築の新潮流」(2006年2月7日号)

植田隆子「特別寄稿　コソボ紛争を総括する」『ブリタニカ国際年鑑』(2000年)

第14章

◆ 日本とEUの関係 ◆

Ⅰ. 木村崇之／Ⅱ. 植田隆子

Ⅰ. 日欧関係の発展　木村崇之

◆1◆ 第二次大戦後の日欧関係

　本章では，日本とEUの関係を日本と欧州全体の関係の中でとらえて，第二次大戦以後の日欧関係を概観し，その上で現在の日欧関係について主要なアスペクトを取り上げ，その背景と意義を論ずることにしたい[1]。

　第二次大戦後の日欧関係は貿易問題から始まった。日欧間に政治的に大きな問題はなかったが，日本にとって経済復興と国民生活の安定のためには外貨の獲得が重要な課題であり，米国に次ぐ市場である欧州へのアクセスが重要であったからである。そのため1952年の主権回復後，欧州各国との貿易交渉が日本外交の重要課題として進められた。しかし戦争の結果植民地を失った英国，オランダ，フランス等には戦争の経験から来る強い反日感情があり，第二次大戦前の日本のダンピング輸出（と欧州側は決めつけていた）への不信等から日本製品との競合への懸念が強く，各国とも厳しい対日輸入制限を課していた。比較的自由だったのは西ドイツ，スイス，北欧程度であった。

　日本にとっては他国との貿易経済関係で平等な待遇を受けるため，GATT（関税と貿易に関する一般協定）に加盟することが重要であったので，主権回復前からその交渉が始められた。しかし，米国は日本の経済復興に必要との配慮から

---

[1] 本稿全体の記述は，私が外務省勤務中，特にEEC担当課長（国際経済第1課長），経済局総務参事官，地球環境問題担当大使，欧州連合日本政府代表部大使等としてアクセスのあった諸資料，交渉・会談，その他の経験に基づいているが，その分析ないし判断に関するものは私個人の見解である。

これを強く支持したが，欧州諸国は非常に消極的であった。交渉の末，結局1955年に日本のGATT加入は認められたが，英，仏等の欧州諸国は日本の加盟を認める代わりに，GATT協定第35条（新加盟国と実質上のGATT関係に入らないことができる規定）を援用して，日本と最恵国関係に入ることを拒否した。

そのため，戦後長い間の日欧関係は，GATT35条関係の交渉であった。GATT35条援用の撤回を求める交渉は，その代替として欧州側の懸念を和らげるための2国間通商協定を結ぶ交渉，対日輸入自由化品目の拡大，それができない場合は対日輸入割当額の増額を求める交渉で，日本政府にとっては毎年多大のエネルギーと努力を傾ける交渉であった。

こうした日本側の努力もあり，また欧州側においても日本を通常の国として受け入れて行かざるをえないとの認識が徐々に出てきて，対日輸入制限はだんだんと縮小された。1963年に日本がOECD加盟を認められたこと（加盟発効は1964年）は，そのような動きを反映したもので，米国，カナダのほかはすべて欧州の18カ国が参加する，いわば西側先進国のクラブに日本が加盟したことは，日本と欧州の経済関係者の間の心理的距離感が大きく改善した。

1968年には，EECの関税同盟が完成して，域内関税が撤廃されて，日本などの第三国に対して共通関税が設定された。また1970年より通商に関しては加盟国が有していた対外交渉権がEECに移譲されて，ブリュッセルの欧州委員会が加盟国を代表して対外交渉する体制となった。日本との関係でも，欧州委員会の東京代表部が1974年に，日本政府の代表部が1975年にブリュッセルに開設された。しかし，実際には，日本側は欧州委員会と交渉するのと並行して個別の国とも交渉しなければならないという状況になり，かえって交渉が複雑化したという面もあった。欧州委員会も，加盟国に対し日本との交渉での成果を示す必要があり，対日強硬派の加盟国と同じような姿勢を示すことが多かった。

◆ 2 ◆ 経済摩擦の時代

① 摩擦の深刻化

このような反日感情と対日輸入制限に代表された日欧関係は，1970年代になると本格的な経済摩擦の時代に入り，1990年代前半まで続いた。政治面では日本とヨーロッパは同じ西側陣営のメンバーとして，基本的に摩擦と言えるよう

◆2◆ 経済摩擦の時代

なものが生じることはなかったが、経済面では摩擦の連続であった。日欧（EC）貿易額で見ると、1967年までは黒字と赤字が交互していたが、1968年を境に日本の黒字・欧州側の赤字が定着し、年々増大を続けて、1981年には100億ドル、87年には200億ドルを超えた。日本の輸出は自動車、エレクトロニクス、ベアリング、鉄鋼、造船等の特定産業に集中するかたちになったため、欧州側は日本の輸出は集中豪雨型だと非難を強めた。

摩擦の最大の要因は、突き詰めて言えば、日本の急速な経済成長であったと言えよう。欧州では当初日本をアジアの低賃金国とみなしていたが、日本が産業技術を備えた経済大国として、2度のオイルショックも克服して急速な成長を続けているのを目の当たりにして、日本を経済的競争相手として強く認識するようになった。他方、当時の欧州の状況は欧州統合も関税同盟ができた後は大きな進展がなく、欧州の経済成長率も日本の半分以下という状態で、経済構造問題の改善も進まず、停滞感が欧州内に蔓延していた。欧州の将来への悲観意識から欧州悲観論（Euro-pessimism）と呼ばれたり、改革が進まないことが欧州的硬化症（Euro-sclerosis）と呼ばれたりしていた状況にあった。日本の急速な経済成長と欧州進出は、このような欧州にとっては、経済的「脅威」と映ったので、欧州の対日経済感は非常に厳しいものであった。

当時日本でも大きく報道されたいくつかの例をあげると、1979年には欧州委員会の内部文書が漏洩し、その中で日本人を「ウサギ小屋に住む仕事中毒」と描写して物議を醸した。1982年にはフランス政府は日本製のビデオレコーダーの通関を主要貿易港では行わず、内陸のポワチエでしか行わないことに決定し、その実施後1カ月で通関を待つ日本製のビデオレコーダーが6万台倉庫にたまってしまった。ポワチエは、西洋の歴史では南からの異教徒の欧州侵入を破り「西欧文明社会」を守った「ポワチエの戦い」があったところとして有名で、その同じ場所を日本製品の通関地に選んだことが、フランス政府の対日感情を現していたと言えよう。1990年には、フランスのクレッソン欧州問題担当大臣は、時の海部総理がフランスを公式訪問する前日、記者会見して「日本は我々の敵です。日本人はルールを守りません。蟻のように働くのです。彼等は世界征服をめざしているのです。」と表明した。クレッソンはその後フランスの首相を務めた後、EUの「閣僚」とも言うべき欧州委員会の委員を1999年まで務めた。

❷ 摩擦の諸局面

　欧州側の対日貿易赤字拡大への対策としては，種々の手段がとられたが，1つは対日輸入制限の継続や関係者間の非公式な合意による実質上の輸入枠の設定が行われた。例えばイタリアは少しずつ自動車の対日輸入枠を増大したが，1993年でも対日直接輸入枠は年間3,300台であった。また直接の輸入枠設定以外にも，EU側は日本側による輸出自主規制を強く要求し，結局カラーテレビ，ブラウン管，ビデオ機器，フォークリフトなどの主要10品目について，モニタリングという形での日本の輸出自主規制が実施された。また，ECによるアンチダンピング課税も多用され，多くの日本からの輸出品がその対象とされた。

　また，EU側は日欧の貿易収支が大幅に欧州側の赤字になるのは，日本の市場が閉鎖的であるためであるとして，日本の市場開放を継続して要求した。日本の市場が閉鎖的であるという点については，欧州だけでなく米国も是正を強く追っていた。日本の黒字の拡大は日本経済の競争力増大が主因ではあったが，日本側において，特に高度成長の初期の段階では，先進国に追いつこうと努力していた時代に適合していた制度や慣習がそのまま残って，輸入や対内投資に抑制的に働いた面があり，米欧の圧力を受けて，日本側においても順次改革が進められた。しかし，日本側の制度改善が進み，例えば平均関税率でも米国やEUよりもかなり低い状態になってからも，欧州側からは日本が意図的に欧州からの輸出や投資を阻害しているとの非難が絶えなかった。GATTのウルグアイ・ラウンドでは，欧州側は，関税の相互引き下げをバランスさせるのではなく，双方の「利益のバランス」が必要であるとの主張を展開し，それを「日本問題」と称していた。これに対して日本側は日本の制度が外国品や外国投資を差別しているのではなく，むしろ外国製品の輸入や外国からの直接投資を拡大するために意図的に努力をしているのに，その成果が上がらないのは，欧州側の努力も足りないからだと主張した。

❸ 摩擦の性格

　この頃日米間にも日欧間と同様な経済摩擦があり，日本が経済的に急成長を遂げていることの反映でもあるので，避けられない面があったと言えようが，両経済摩擦を比較すると，日米間は同盟関係にあり，日米双方において経済摩擦を政治摩擦にしないよう努力がはらわれたが，日欧の場合はそのような歯止

めがなかったということが言えよう。他方，日本側においては，対米関係の場合と異なり，日本の世論が欧州側の対日感情の悪化に対して感情的に反発するということもなかったため，政府としてより冷静に対応できたこともあり，総じて経済摩擦の政治問題化という事態には至らなかった。

また，日欧経済摩擦の状況は，欧州のすべての国で一様であったわけではない。例えば英国ではサッチャー首相の指導のもとに，日本企業の英国への直接投資を促進し，日本企業の技術とマネージメントを導入することにより，英国経済の再活性化をもたらそうと努力した。また英国は日本から進出した企業を守るため，欧州委員会との関係で論陣を張ることもあった。ただしその英国も，欧州委員会が日本に対して輸出の自主規制を要求する等の強硬な姿勢をとることを抑えるよう努力したわけではなかった。

また，対日脅威感は逆説的であるが，欧州の指導層に，日本に対抗するために欧州統合を進める必要があるとの認識を強めたという面もある。例えば欧州政治センター（EU研究のシンクタンク）のルドロー所長は「80年代後半に欧州の統合が進んだのは日本のお陰である。このまま欧州統合を進めないで停滞が続けば，日本との経済競争に負けてしまうという危機感が統合の前進を促した。」旨述べている[2]。

3 転換の時代

1 関係改善の提案

日欧の厳しい経済摩擦の関係にも，1990年代になると，変化が現れてきた。その契機としては，1つはソ連の崩壊による冷戦の終焉で，欧州全体に大きな変化をもたらし，それが日欧関係にも影響を与えた。もう1つの契機は欧州統合の進展で，EUが現在の形になったマーストリヒト条約の採択と単一市場の完成，そしてそれを背景に進められた日欧双方における対応であった。

まず，日本側において，日本と欧州の関係を経済摩擦への対応に終始するのではなく，政治分野の対話を含めた包括的関係に広げることが重要であるとの認識が生まれ，EC側に対し新しい関係を構築する宣言を作成しようとの提案を行った。交渉は，仏が「利益の均衡」を盛り込むことを主張する等，最後ま

---

[2] Peter Ludlow，European Policy Center 所長（当時），1999年11月Center主催講演におけるプレゼンテーション（同所長は私に対しても何回か同様な見解を述べていた。）

で難航したが，1991年7月，日本とEC間の基本的政治文書である「日本国とECおよびその加盟国との関係に関するハーグ共同宣言（日・EC共同宣言）」が双方の首脳により発出された。

共同宣言は日・EC双方がともに自由・民主主義，法の支配および人権の尊重という共通の価値観を持ち，市場原理と自由貿易の促進を確認し，国連憲章の原則と目的に沿った国際秩序の構築と世界的課題への対応をめざし，対話と協力を強化することをうたった。また，この共同宣言により，日・EC定期首脳協議（後の日・EU定期首脳協議）が制度化され，それまでできていた，外相協議，経済問題を協議する閣僚会合，ハイレベル協議に加えて，現在の日・EU間の対話の主要な枠組みができ上がった。

日本政府は，また，この単一市場成立を機に，第二次大戦後以来の懸案であったEU諸国の対日輸入制限を完全撤廃するよう要求した。域内商品の流通について国境をなくして自由に流通を認めながら，日本製品に限って国別に輸入数量枠を設け，域内国境を越えての移動も制限するというのは，単一市場の目的にも反すると論じ，欧州要塞化（欧州が域外に閉鎖的になること）にならないというのなら，それを明確な形で示して欲しいと要求した。

当時のEC12カ国において合わせて139品目が対日輸入制限の対象となっていたと言われており，その形式も正式の輸入制限から，行政府による行政措置のようなものまであった。交渉を担当する欧州委員会は全面撤廃が必要との立場だったが，いくつかのEU加盟国の強い抵抗があり，交渉は難航した。結局対日輸入制限そのものは1994年に完全撤廃になったが，交渉の過程で経過的措置の了解がなされ，例えば自動車については，制限撤廃による輸入急増を抑えるため，毎年欧州委員会と日本政府関係者の間で，欧州自動車市場の見通しを協議し，実際の日本車の輸入量をモニターする仕組みについて合意が成立し，これが実質上輸入枠として機能することになった。この仕組みは1999年の期限が来て，延長されなかったため，ようやく完全に自由という形になった。

単一市場の形成と欧州統合の前進は，日本企業にとってはビジネス・チャンスの拡大ととらえられると同時に，EUが「ヨーロッパ要塞」と化して，保護主義的なブロックとなる可能性も危惧された。当時日本企業は業績も総じて好調で，世界戦略を展開する体力を持っていたので，1985年のプラザ合意以後の円高もあり，このチャンスと危険性に対処するため，急速にヨーロッパへの直接投資を拡大し，ヨーロッパ（15カ国）に進出した日系製造業数は85年から約10

年間で3.5倍に増加した。

「日・EC共同宣言」でうたわれた政治面の対話と協力も進展し、その中で日・EUの関係者間で「相互支持（Cross Support）」と呼ばれる概念が生まれた。日本は欧州地域の平和と安定のために支援を行い、EUはアジアの日本にとって重要な地域について日本を支援するというもので、その例として、日本の西バルカンの安定復興のための広範な支援、EUの朝鮮半島エネルギー開発機構（KEDO）への拠出があげられる。

EU側もマーストリヒト条約で導入されたEU共通外交・安全保障政策の一環として、1995年には新対日政策「欧州と日本：次の段階」を採択し、「対話と協力」を基本とした日・EU関係の構築へと進む意図を表明した。

② 関係改善の背景

このような国際情勢の変化と日欧双方の意識的努力の結果、1990年代中頃から日・EU関係は大きく好転したが、その背景として最も重要だったのは日欧双方における相手方に対する認識の変化であった。欧州においては冷戦の終焉と欧州統合の進展があり、経済も立ち直って、「欧州悲観論」を脱して将来に対する自信の回復が見られた。そして、日本の急速な経済成長期がバブルの崩壊とともに終わったこともあり、日本への脅威感が急速に薄れた。また日本の経済成長の結果、日欧の生活のレベルや内容も共通な面が増大し、欧州の対日異質感が減少し同質感が増大した。相互の直接投資の増大も、雇用の増大という経済効果にとどまらず、対等なパートナーの意識を高めた。

さらに、日欧の指導者や政策担当者の間に、日欧は同じ先進経済国というだけでなく、古い歴史・伝統・文化を持った国として、相互に政策の指向が近いことが多いとの認識が進んだ。例えば経済面では、グローバリゼーションに対する考え方、構造改革の必要性、環境問題への対処、国際関係においてはルールを重視した多国間主義などがあげられよう。日欧双方にとって、対米関係は重要だが、成熟した民主主義国としての価値観の共通性の上、日・EUは合わせて世界のGDPの40％以上を占めるので、日欧が協力すれば地球規模の問題等多くの問題への取り組みに大きな力になる。欧州も日本も単独で世界の流れを作っていくことは容易ではないが、協力すればそれが可能になるという意味もあろう。

◆4◆ 日欧協力の時代

❶ 日欧協力の10年

このような日・EU関係の改善は，ちょうど新しい世紀になる時点でさらに前進を見た。

2000年1月に当時の河野外務大臣がフランスにおいて，「日欧協力の新次元——ミレニアム・パートナーシップを求めて」と題した演説を行い，21世紀の最初の10年を「日欧協力の10年」として日本と欧州の関係を新たな時代にふさわしい次元に高めることを提案した。

これを受けて2001年の日・EU定期首脳協議において，「日欧協力の10年」の開始が宣言され，「共通の未来の構築」と題する「日・EU協力のための行動計画」が発表された。この行動計画は4つの重点目標，① 平和と安全の促進，② 万人のためにグローバル化の活力を生かした経済・貿易関係の強化，③ 地球規模の問題および社会的課題への挑戦，④ 人的・文化的交流の促進，を掲げている。

また，行動計画は，その進展・実施ぶりを毎年の日・EU定期首脳協議でレビューされ，次の1年間に何をするかを決めることとされたが，これが日欧協力推進の大きな力となっている。

❷ 日・EU経済関係の進展

日・EU間のバイラテラルな経済関係を見ると，特に日欧間の双方向の投資の一層の増大が重要な課題である。

経済関係において投資の重要性が高くなっているが，例えば2004年の直接投資額（ネット・フロー）で見ると日本にとってEUは米国に次いで2番めの対外直接投資先であり，日本に対する最大の対内直接投資者になっている。日本では中国への投資が脚光を浴びているが，日本の対EU直接投資額は対中投資額の2.5倍であり，対日直接投資については，EUからの6,014億円に対し中国からはマイナス10億円になっている。

このようなバックグラウンドのもとに，2004年の日・EU定期首脳協議において「日・EU双方向投資促進のための協力の枠組み」（フレームワーク）が合意された。

◆4◆ 日欧協力の時代

　この中で，①投資に影響を及ぼす新たな規制に関する問題，規制の透明性の向上，基準の国際的調和および相互の受け入れ等について規制当局間の対話と協力を進めること，②企業の社会的責任に関する意見交換，日本・EU 加盟国間の租税条約の見直しや社会保障協定締結交渉の推進等，日・EU 双方における投資環境の整備，③投資促進交流事業の実施等が重点的に進められることになった。

　この「フレームワーク」の合意達成を後押ししたのは，民間企業レベルの日欧対話組織である日・EU ビジネス・ダイアローグ・ラウンド・テーブルより強い要望が出されていたことであり，また EU の拡大を背景に日本企業のチェコ，ハンガリー，ポーランド等への進出が急増していることも背景にあるが，これを見ても双方向投資の拡大の日欧経済関係における重要性が理解できるであろう。

　このような日・EU 間の経済関係推進の全体的流れの中で，いくつかの進展が見られ，今後の前進が見込まれる分野がある。既に協定として成立しているものには，日・EC 相互承認協定，日・EC 独占禁止協力協定がある。社会保障協定の分野では日独，日英，日仏，日本・ベルギーの協定が成立し，租税条約では，日英間の交渉が合意に達し，日本・オランダの改定交渉が行われている。今後他の EU 諸国と同様な協定交渉が行われることが期待されている。また，日・EU 税関相互支援協定交渉も行われている。

　また，日・EU 規制改革対話というものも重要な役割を果たしている。この対話は EU 側が日本の規制緩和を要求する場として，1994 年に開始されたが，その後日・EU 間の雰囲気の好転を反映して，日本側が当初より主張してきたような双方向の対話とする形が定着し，規制の改革を議論する場として有効に機能するようになった。相互に相手側の規制について具体的改革の提案を出し，それを真剣に検討する，具体的成果を出すというようになっている。2005 年時点での日本側から EU への提案としては，国際会計基準問題，化学品新規制問題，査証・滞在労働許可制度問題，外国弁護士制度改善問題等があり，EU 側からの提案としては政府調達問題，金融サービス問題，国際航空運賃問題，医薬品・化粧品マーケット規制の改善等が取り上げられている。

❸ 多国間交渉・地球規模問題における日・EU 協力

　日本と EU の間では，バイラテラルだけではなく，多国間交渉や広い意味で

の地球的課題への対応における協力も行われている。ＷＴＯ（世界貿易機関）の枠組みでの交渉においても，日欧は共通の関心事項が多くあり，2001年ドーハ開発アジェンダの立ち上げに至る経緯においては日・EU間の協力関係が，非常に重要な役割を果たした。

また，紛争処理問題についても，他国のＷＴＯ規則違反に対し，どのような形で是正を求め，WTOの紛争処理メカニズムに乗せ，裁定後にも是正されない場合にはどのような形で制裁をするかを含め，日・EUは協力して対処している。

さらに，知的財産権の保護についても，特に問題が深刻なアジアを対象に，2004年の首脳協議において「アジアにおける知的財産権の執行に関する日・EU共同イニシアティブ」の開始につき合意が発表され，情報の交換とそれに対する対処等につき相互に協力が進められている。

環境問題についても日・EUの協力が重要な意味を持っている。日本も欧州も環境問題に関心の強い国民の支持を得て，環境問題の改善や悪化の防止に努力しており，そのために国際的に協力することを重視している。気候変動に対処するための「京都議定書」についても日欧が主要なプレーヤーであり，その円滑な実施と目標の達成，さらに京都議定書の第1約束期間以後の排出量規制につき，いかにして米国の参加を確保し，途上国の意義のある参加を得られるか等につき，日・EUが中心になって取り組んでいる。

2004年の日・EU定期首脳協議でも，持続可能な開発に関する世界首脳会議（WSSD）で合意されたヨハネスプルグ実施計画の実施について，持続可能な消費生産形態，監視を含む持続可能な水資源管理，持続可能な開発のためのエネルギー，違法伐採および関連する林産物貿易を取り締まるための行動，国際環境統治の強化等につき日・EUが協力していくことが合意された。また日本の提唱により成立した「持続可能な開発のための教育の10年に関する国連総会決議」についても，EUは，これに価値ある貢献を確保するために日本と協力していく旨を表明している。

日本とEUがグローバルな課題について協力するもう1つの重要な場がアジア欧州会合（ASEM; Asia-Europe Meeting）で，アジアから日本，中国，韓国とASEAN10カ国（2014年1月時点では，日中韓とASEAN10カ国に加えてオーストラリア，バングラデシュ，インド，モンゴル，ニュージーランド，パキスタン，ロシア，ASEAN事務局が参加），欧州からEU25カ国と欧州連合をメンバーとして（同

◆ 4 ◆ 日欧協力の時代

様にEU加盟国としてルーマニアとブルガリア，非加盟国であるスイスとノルウェーが参加)，首脳会合を頂点として，各種の閣僚会合などが開催されている。参加国を合わせると，世界の人口の約4割，GDPの約5割，貿易の約6割を占め，世界における役割を増していると言えるが，ASEMではそれらの会合を通じで，政治，経済，社会・文化等の幅広い課題について，意見交換と具体的協力を進めている。先進民主主義国でありアジアの国でもある日本は，アジアと欧州の橋渡しができるという立場にもあるので，EUと協力してASEMプロセスを通じたアジアと欧州の対話と協力の深化のためにリーダーシップを取っており，例えば2004年の第5回首脳会合に向けたASEM拡大問題への対応，2005年の京都外相会合の開催における協力等があげられる。

④ 政治協力の新局面

　政治面については，日本とEUは定期首脳協議において，相互に戦略的パートナーとして認め合い，協力関係を進めることに合意している。

　日欧の政治面の協力として新機軸とも言えるのは，2004年の日・EU定期首脳協議で発出された「軍縮・不拡散に関する日・EU共同宣言」で，これにより日本とEUは軍縮・不拡散の分野においてお互いを主要なパートナーと位置づけ，個々の取り組みに関して協力を深化させ，そのための政策協議を推進することになった。

　そして具体的な協力を行う優先分野として8分野23項目を指定した。例えば核軍縮・不拡散の分野では，包括的核実験禁止条約（CTBT）の早期発効，兵器用核分裂性物質生産禁止条約交渉の早期開始，IAEA包括的保障措置協定および追加議定書の普遍化の3項目が具体的な協力の優先項目として掲げられている。

　この「共同宣言」により日・EUが包括的に分野を指定して主要な協力パートナーとなることに合意するという形が取り入れられた。あらかじめ分野を指定して協力を約束してあれば，相互に協議の必要性を看過することや，協議を始めても個々の立場の探り合いから始めるというのではなく，協力をすることを前提にして直ちに実質的な戦略協議や実務協議を行えるという利点があるので，今後1つずつ新しい分野を積み上げていくことが期待されており，また日本とEUが国際関係に対するアプローチにつき同じような指向をする面が多くなって来ていることからも，その可能性はあると思われる。

第14章　日本とEUの関係

❺ 日・EU協力上の課題

　今後日・EU協力を推進する上での問題点, ないし課題としては, 次のような点があげられよう。

　第1は日欧間で利害の一致が増大しているという全般的流れの中でも, 両者の立場が一致していない分野や問題がある。例えば, 国際政治問題の多くの面で日欧の立場が接近しているものの, 地域安全保障の問題ではそのおかれた立場に大きな差がある。それは冷戦終了後, 欧州では国家単位の直接の脅威は消滅したが, 東アジアにおいてはそのような状況ではないため, 日欧の安全保障環境が大きく異なって来たことにある。典型的同盟関係では同盟相手国の重大な利害に関する問題については, 自国の利益を幾分犠牲にしても同盟国を支持するということになろうが, 日・EUの「戦略的パートナーシップ」については, それが実際にどのように機能するかが問われることになる。例えば対中武器輸出解禁問題等について, 相手の立場をどれだけ理解し, 配慮することが可能かが現実の問題となっている。

　第2は, EUの政策決定の問題である。「欧州と相談したいときに誰と連絡したら良いかわからない」と米国のキッシンジャー国務長官が嘆いた時代と比べると, 欧州の統合ははるかに進んだが, 日本のようなパートナーから見れば, EU側の意思決定が難しいことが依然協力関係の推進を困難にする1つの要因となっている。EUが25カ国に拡大し（2014年3月時点の加盟国は28）さらに参加が見込まれる状況では, EU内の合意がさらに困難になることが予想され, 今後, それを克服することができるかどうかが注目される。

　第3は日欧双方のパーセプションの問題である。日本においては国民の関心は, ややもすれば東アジアと米国に集中している面があり, 欧州が日本にとって重要なパートナーであるという意識は必ずしも高くなく, それが日本の政策当局者にも反映されている面がある。欧州においても, EUの拡大ともあいまってEU域内各国間の問題やEUの周辺国の問題に関心が集まり, アジアへの関心は全般的に低くなっている。その中では対日関心は極端に低くなってはいないが, 最近は経済界やメディアを中心にアジアの中では「日本よりは中国」という雰囲気が広まっている。日・EU双方において相手側に対する認識を深めることが重要で, 継続的努力が必要ということになろう。

◆1◆ はじめに

<参考文献>
1. 外務省「日EU定期首脳協議　共同プレスステートメント，概要と評価等」（1991〜2005年）http://www.mofa.go.jp/mofaj/area/eu/shuno.html
2. Takayuki Kimura, *The EU Enlargement and the EU-Japan Economic Relationship,* in Ueta & Remacle (eds.) *Japan and Enlarged Europe,* Brussels, P.I.E.-Peter Lang, 2005.
3. 村田良平編『EU──21世紀の政治課題』（勁草書房，1999年）
4. Asia Europe Environment Forum, *Reinforcing Asia-Europe Cooperation on Climate Change,* Singapore, Asia-Europe Foundation, 2004

＊ 2014年2月時点での関連協定・条約の発効などの状況は以下のとおりである。
1. 日本とEU諸国との社会保障協定
   発効済：ドイツ，英国，ベルギー，フランス，オランダ，チェコ，スペイン，アイルランド，ハンガリー
   署名済（未発効）：イタリア
2. 日本とEU諸国との租税条約
   発効済：アイルランド，イタリア，英国，オーストラリア，オランダ，スウェーデン，スペイン，スロバキア，ベルギー，ルクセンブルク，チェコ，デンマーク，ドイツ，ハンガリー，フィンランド，フランス，ポーランド，ブルガリア，ルーマニア，ポルトガル

II. 日EU関係の変容（2005年—2014年）

植田隆子

◆1◆ はじめに

　日本は，第二次世界大戦後，主として米欧が構築してきた国際社会のルールに適応し，米欧と同質的な民主主義国として経済発展を遂げてきた。日本もECも冷戦期には西側同盟の一角を構成したが，日本と欧州（EC，EU）との協力は，日米欧三極のもっとも弱い環であった。このため，東西対立終結後の不安定な時期に，三極の安定の強化をはかる政策が日本側から1990年代初頭にとられた。経済・通商以外の分野ではじめて，全般的な協力をはかり，首脳会議

第 14 章　日本と EU の関係

を年次定期化する画期的な「ハーグ宣言」とも略称される「日・EC共同宣言（日本国と欧州共同体およびその加盟国との関係に関するハーグにおける共同宣言）」が 1991 年に日 EC 間で合意され，日本と EC との関係は新たな段階に入った[3]。ハーグ宣言発出当時，駐日欧州委員会代表部に勤務していた EC 側の職員は，まだ貿易の不均衡はあったが，日 EC 関係の雰囲気が激変し，良好な協力関係に進んで行ったと述懐している。

本 II 節では，前 I 節で木村大使が解説されたハーグ宣言から日 EU 行動計画及びその初期の実施以降の日 EU 関係とその課題を中心に，概観することとする。この期間の特筆すべき特色は，両者の協力が宣言を出すに留まっていた時期から，具体的な協力が組まれる時期に入った点である。具体的な協力を実施することにより，相手側の政策の方向性，関係組織の権限関係，実務の仕方，予算制度や執行の仕組みなど，実務面での相互理解が関連部署で格段に進み，相互理解が深まる。

本書でさまざまな角度から検討してきたように，欧州統合は動態的な「プロジェクト」であり，EU の加盟国数の拡大や統合の深化によって EU そのものが通常の国家と異なり大きく変容するため，EU と第三国との関係も，通常の国家との関係と比して，EU 内の基本条約改正に伴う組織の変更や加盟国の拡大などの影響を受ける側面がある。無論，EU や日本を取り巻く国際環境全体の変化の影響も受ける。

本節で対象とする期間は，EU 内の情勢としては，加盟国の大規模な東方拡大，およびリスボン条約の発効という一時代を画する変革期にあたっている。日本と EU を取り巻く国際環境としては，大局的には多極構造あるいは「多中心構造」への移行，すなわち，グローバル・パワー・シフトがあげられる。2008 年秋のリーマン・ショックに端を発する世界的な金融危機の波及などによるユーロ危機や日・米・EU の経済的影響力の相対的な低下に対し，中国など新興国が経済的に台頭してきた。

このパワー・シフトにより，米欧が構築してきたルールを基盤としてきた国

---

[3] ハーグ宣言は，小和田恆外務審議官（当時，現国際司法裁判所判事）のイニシアチブにより打ち出された。同審議官による構想の背景や意義に関しては以下を参照。Hisashi Owada, "The Japan-EU Joint Declaration and its Significance toward the Future," in Takako Ueta and Eric Remacle, eds., *Japan-EU Cooperation: Ten Years after the Hague Declaration*, Studia Diplomatica, LIV (Nos.1-2), 2001 pp. 11-26.

際秩序は変動期に入っており，新秩序移行期における日EU関係の役割についても検討する。

なお，本節で言及する日EU間の具体的な協力例は主要なケースを例示的に取り上げていることをおことわりしておく。

◆2◆ 協力の枠組の発展

ハーグ宣言の大きな成果の1つは，毎年1回という首脳会議の定期化であった。首脳は，定期首脳協議以外の機会でも，G8（2013年6月，安倍総理，2012年5月，野田総理），ASEM首脳会合（2012年11月，野田総理），核セキュリティー・サミット（2014年3月，安倍総理）などの機会に会談が行なわれてきた。首脳のほか，外相級協議（国連総会のときにニューヨークで開催されることが多い），政務局長級協議，テロ対策協議，経済に関するハイレベル協議，環境高級事務レベル会合，規制改革対話，知財対話，エネルギー対話，人権対話，援助政策協議，運輸ハイレベル協議，海事政策対話，防災協議，など多数の対話がなされてきた。

世界の各地域および個別地域に限られない水平的な問題については，政策担当者協議（WG）が，次の分野について開催されてきた。アジア，ロシア・NIS，軍縮・不拡散，人権，中東，西バルカン，アフリカ，国連。戦略的対話という枠組では東アジアの安全保障環境及び中央アジアの2つが実施されてきた。政策担当者レベルの協議は，EUがEUとしての政策を形成・決定する上で重要な役割を持つEU内の作業部会（加盟国代表が出席）と対応している。

リスボン条約の発効によって，首脳協議，外相級協議，政務局長級協議には輪番制議長国の役割はなくなり，ファン＝ロンパイ欧州理事会議長（首脳協議には従来どおり欧州委員長も出席），アシュトン外務安全保障上級代表（外相級），欧州対外活動庁事務次長（政務局長級）などがEUを代表するようになった。EUの関連作業部会も従来の輪番制議長国に代わり，欧州対外活動庁の職員が常任議長を務めている。

2010年4月の定期首脳協議（東京）では，「合同ハイレベル・グループ（JHLG）」の設置が決定された。合同ハイレベル・グループでは，主として日EU経済関係を包括的に強化，統合するための方策に関する共同検討作業を行い，2011年の定期首脳協議に向けて日EUの政治経済関係を更に強化するための選択肢を

特定することになった。

合同ハイレベル・グループは役割を果たし、2011年5月の定期首脳協議では、日EU関係の進捗状況を確認するための、年2回開催の高級実務者協議が設置された。

◆ 3 ◆ 政策の共通性

ブレア英国首相の外交補佐官やEU機関の高官を務めた日本通のロバート・クーパー氏は、2003年に初版を刊行した『国家の崩壊——新リベラル帝国主義と世界秩序』において、EUと同様、日本がポストモダンと定義される歴史的段階に位置し、日本はもはや武力行使による領域の拡大に関心を示さず、「熱心な多国間協調主義者（マルチラテラリスト）」の立場であるなどを指摘した。その上で、EUから見て地球の裏側に日本が位置していなければ、日本は欧州安全保障協力機構（OSCE）やEUの当然の加盟国だっただろうと述べ、政策志向の類似性を強調している[4]。

EU加盟国と日本は経済の発展段階がほぼ同じで、民主主義の価値を共有し、類似した政治・経済・社会制度のもとに国が運営されているため、グローバルな問題でも特定の地域や国をめぐる問題でも標榜している政策には、総じて他の第三国と比して、著しく共通性が多い。

2013年の日EU定期首脳協議共同プレス声明では、グローバルな問題については、主に、以下の論点に言及がある。G20及びWTOプロセスでの協力、ミレニアム開発目標達成、ポスト2015年開発アジェンダの議論に対する調整（とくに、双方の開発・人道機関の連携の加速）、気候変動、エネルギー供給、原子力安全、クリーン・エネルギー、グリーン成長、防災・人道支援、軍縮・不拡散、核セキュリティーなどであり、日EUの具体的協力対象分野も特定されている。これらの協力分野は、ほぼ、毎年、言及されている。

同様に、世界の中の国や地域の問題に関し、東アジア（後述）、南シナ海、ミャンマー、北朝鮮、アフガニスタン、イラン、シリア、北アフリカや中東における「アラブの春」を契機とする民主化、とくに中東和平、エジプト、リビア、

---

[4] Robert Cooper, *The Breaking of Nations: Order and Chaos in the Twenty-first Century*, London, 2003, p.41. 邦訳は『国家の崩壊——新リベラル帝国主義と世界秩序』（日本経済新聞出版社、2008年）。

◆ 4 ◆ 具体的協力の進展

ナイロビやイナメナス（アルジェリア），アフリカの角，ソマリアにおけるテロ，マリ，アフリカ開発，ソマリアや西インド洋，ギニア湾における海賊問題，EUの東方パートナーシップ，西バルカン，黒海シナジーなどが取り上げられ，具体的な協力に言及のある分野もある。

2014年3月のクリミアをめぐる危機状況をめぐっては，日本は米・EUと連携している。

◆ 4 ◆ 具体的協力の進展

本節が対象とする期間を遡る時期から，日EU間では重要な協定が締結，実施され，当局者間で，定期的な意見交換がなされている。以下に主要な合意を挙げる。

—相互承認に関する日本国と欧州共同体との間の協定（2002年1月発効）
—反競争的行為に係る協力に関する日本国政府と欧州共同体との間の協定（2003年8月発効）
—原子力エネルギーの平和利用における協力に関する欧州原子力共同体と日本政府の協定（2006年12月発効）
—核融合エネルギーの研究分野におけるより広範な取組を通じた活動の共同による実施に関する日本国政府と欧州原子力共同体との間の協定（2007年6月発効）
—税関に係る事項における協力及び相互行政支援に関する日本国政府と欧州共同体との間の協定（日EC税関相互支援協定）（2008年2月発効）
—食品安全委員会（FSCJ）とEU欧州食品安全機関（EFSA）との協力文書（2009年12月締結）
—刑事に関する共助に関する日本国と欧州連合の間の協定（日EU刑事共助協定）（2010年12月発効）
—科学技術における協力に関する日本国政府と欧州連合との間の協定（日EU科学技術協力協定）（2011年3月発効）
—今後の包括的ICT（情報通信技術）協力に関する共同声明（2012年5月3日，川端総務大臣およびクルース欧州委員会副委員長の会談により発出。相互協力のためにインターネット・セキュリティー・フォーラムの開催等を含む）
—日本原子力研究開発機構と欧州共同体委員会によって代表される原子力共

243

同体との間の核物質保障措置の研究及び開発に関する取決め（2011年5月28日からさらに5年間延長）
―国土交通省とEU防災総局（ECHO、欧州委員会人道援助・市民保護総局）との防災協力に関する書簡の交換（2013年3月21日）

以下においては，日EU間で具体的な協力がなされている主要な事例を取り上げる。

◆ 1　不拡散・軍縮・国連などをめぐる日EU協力

　ハーグ宣言後，最初の日本とECの具体的な協力の成果として，メージャー政権下でEC議長国を務めていた英国と協力し，1991年，国連総会で軍備の透明性に関する決議を共同提案し，兵器移転をめぐる国連軍備登録制度を発足させた。日本とEUは2004年に「軍縮・不拡散に関する共同宣言」を発出し，共同であるいは個々に具体的な措置をとることによる協力を打ち出し，同宣言以前も具体的協力がなされてきた。軍縮・不拡散はEUの安全保障政策で重要な分野であり，日本にとっても同様である。核兵器不拡散条約（NPT）の再検討会議ではEU加盟国は法的拘束力のある立場を採択しており，この立場は日本の政策と共通点が多い。北朝鮮やイランの非核化についても日本とEUは協力してきた。包括的核実験禁止条約（CTBT）の早期発効や，兵器用核分裂性物質生産禁止条約交渉の早期開始などが常に定期首脳協議声明で言及され協力が具体化されてきた経緯がある。双方は2013年4月の国連総会における武器貿易条約の採択を歓迎し，早期発効と効果的な実施を追求するという決意を明らかにしている。

　2011年の日EU定期首脳協議では，不拡散の分野で，第三国における放射性物質，核および他のリスクの緩和に関する協力を強化することで合意しており，EUのCBRN地域センターと日本の核不拡散・核セキュリティー総合支援センターとの具体的な協力が掲げられている。すでに，2009年1月の第17回以来，東京開催のアジア輸出管理セミナーに，EUとしてのスピーカーが送られるようになり，具体的協力が容易になってきている。日本原子力開発機構は旧原研の時代から欧州委員会の合同研究センター（JRC）とは研究協力を実施しており，最近では，保障措置技術開発，核検知，核鑑識技術開発などについて協力関係にある。人材育成面でも，保障措置、核セキュリティー及び核不拡散関連

◆ 4 ◆ 具体的協力の進展

の、双方が主催するセミナーやコースに講師を相互に派遣し、カリキュラム開発も行い、東南アジア諸国の能力構築にも貢献している。

　EUは、2008年以降、宇宙活動に関する行動規範作りを推進している。軍事・民生双方の分野における、宇宙での衝突事故の最小化や、宇宙ゴミの発生を低減する目的で衛星破壊実験問題などを対象とするEUのイニシアチブを日本は支持し、採択に向けて協力している。2013年の定期首脳協議共同プレス声明では、宇宙に関する日本とEUの政策対話も設置されることになった。サイバー問題についても定期的な対話立ち上げを目指している。

　国連総会では、日本とEUは2005年以来、北朝鮮における様々な人権侵害に関する決議を共同提案し、以後、継続して採択されてきた。この決議は日本にとっては拉致問題との関係で重要である。日本とEUは、共同のイニシアチヴで国連人権理事会に北朝鮮における人権に関する調査委員会を設置し、この委員会の報告書を受けた決議案を2014年3月に共同で提出し、賛成多数で採択された。

　EUも日本も国際社会における国連の役割を重視している。EUはリスボン条約の発効に伴い、議長国ではなく、首脳級ではファン＝ロンパイ欧州理事会議長が、外相級ではアシュトン外務安全保障上級代表が登壇することになった。EUは国連総会においてオブザーバーであり、議長国のスピーチ枠を使えず、発言順位が大幅に下がる。この問題を解決するためにベルギー議長国が2010年に総会決議案を提出した。EUの代表は総会の一般討論、委員会および作業部会あるいは国連関連の会議などにおいてEUの立場を表明するために、タイムリーに発言し、書面を回覧し、提案や修正をなし、答弁権を行使するなどを可能にする内容だった。この総会決議案に対し、アフリカ諸国、カリブ共同体（CARICOM）諸国、島嶼諸国が遷延策をとり、9月14日に、議論を遷延することに対する票決が可決（賛成76、反対71、棄権26）された。EUは、十分な支持を得られなかった原因として、準備不足などを挙げていた。ロシアや中国、北朝鮮は遷延を支持したのに対し、日本や米国はEUを支持して反対投票した。翌年、EUは修正した総会決議案を出し、5月3日に圧倒的多数で採択された。日本が一貫してEUの立場を支持したことに対し、同年5月の日EU定期首脳協議の際に、ファン＝ロンパイ欧州理事会議長から謝意が表された。EUの発言順位は大幅に上がり、書面の配布、EUとして提案や修正提案をなすことや答弁権を行使することが可能になり、2011年の国連総会ではファン＝ロンパイ

245

欧州理事会議長が演説した。

国連安保理改革については，EU加盟国間で立場が一致していないことが日EU協力の上では困難がある原因である。

② 西バルカン・アフガニスタン・中東をめぐる日EU協力

すでに言及されているように，ユーゴ紛争後の西バルカンの安定や復興については日本は多額の支援をなしてきた。2004年4月には，西バルカン平和定着・経済発展閣僚会合を当時のEU議長国アイルランドを共同議長として東京で開催した。日本とEUは，国連人間安全保障信託基金を通じての南東欧の再建プロジェクト支援をめぐる協力も実施した。

2008年12月および2010年10月にタジキスタンにおいて，中央アジア国境管理セミナーを日本とEUが共催し，アフガニスタン問題を念頭に置いた協力がなされた。2012年2月には，同様にタジキスタンでタジキスタン・アフガニスタン国境管理会合が日EU共催で開催され，麻薬の取り締まりを主たるテーマとして，税関職員らが参加した。2014年3月にもタジキスタンにおいて同様の国境管理セミナーが実施された。

中東和平プロセスも日EUの重要な関心事項であり，2009年の日EU定期首脳協議共同プレス声明では，パレスチナ国家の機関の構築の重要性との関連で，EU欧州委員会のペガス（PEGASE，パレスチナ・欧州社会経済支援メカニズム）の価値が強調されるとともに，自立可能なパレスチナ経済の創出に貢献する日本の「平和と繁栄の回廊」構想の重要性が言及された。ペガスは国際ドナー・コミュニティーに開かれており，日本は，EUと連携してパレスチナ自治区住民に対する社会経済開発を実施するためペガスを活用することにした。イスラエルの攻撃により被災したガザの中小企業の復興・再建を促進，失業率の低下に貢献する目的でこのチャネルを用い，パレスチナの中小企業の設備投資に日本の平成22年度予算で資金供与を140社に実施した（総額約8億700万円）。

③ EUのCSDPミッションとの協力——ソマリア沖海賊対策

EUの安全保障政策の章で言及した，2008年12月に開始されたソマリア沖海賊対策アタランタ作戦は，NATOの同様の作戦と比して規模が大きく中枢的な役割を果たしてきた。日本は，2009年3月に護衛艦2隻を派遣，同年6月に哨戒機（P3-C）2機を派遣し，ジブチを拠点として，警戒監視を行っている。

◆ 4 ◆ 具体的協力の進展

　2009年6月に「海賊行為の処罰及び海賊行為への対処に関する法律」が成立し，船籍によらず，すべての船舶を防護することが可能となった。ソマリア沖・アデン湾海域に艦船等を展開している各国海軍関係者による調整会議であるSHADE (Shared Awareness and Deconfliction Meeting) を通じて，協力がなされている。EU側は，日本の参加を大歓迎し，P3-C の提供する情報を極めて有用とするなど，謝意を表明している。日本は，直接 EU の CSDP ミッションや作戦に参加していないが，海賊対策に必要な沿岸国への能力強化については多額の支援を実施し，相互補完性がある。

❹ 防災協力

　2011年の首脳協議は日本の3.11の災害から約2カ月後に開催されたため，原子力の安全や，災害対策・人道支援をめぐる協力が打ち出された。対日支援の表明と日本側の感謝に続く，「EU日首脳は，また，災害対策及び人道支援に関し協力を強化するとの意思を共有した」とする宣言は，日本の被災による日EU二者間の協力という趣旨ではなく，日本の被災前に日本側から提案されていた第三国における災害・人道支援協力を対象としている。その背景は，日本の被災の1週間前の3月4日にブリュッセルで行なわれた神戸大学の行事の際のファン＝ロンパイ欧州理事会議長による日EU関係に関するスピーチで明らかにされているように，「植田イニシアチブ」としてEU界隈で知られていた日EU災害救難協力案であり，市民にもわかりやすい日EU間の協力を模索していた筆者の発案だった。日本の被災前の同年2月に日本政府がEU側に正式提案し，EU側に好感を持って受け容れられた[5]。同年3月24・25日の欧州理事会結論文書でも，対日支援への言及に続き，「より一般的には，EUは災害救難に関する日本との協力を発展させることに関心を持つ」[6]とされ，同年5月の定期首脳協議での合意につながった。背景として筆者は，リスボン条約において災害救難や人道支援分野がさらに重視されるようになっていることや，EU側が日本の防災技術や能力に関心を持っていること，アジア地域は災害が極めて

---

(5) Herman Van Rompuy, President of the European Council, Speech at the Kobe University Brussels European Centre, 4 March 2011, PCE 059/11. http://www.kobe-u.ac.jp/info/topics/pdf/2011_03_11_01-2-3.pdf

(6) http://www.consilium.europa.eu/uedocs/cms_data/docs/pressdata/en/ec/120296.pdf

多く，EU 側の重要な支援対象となっており協力の意義が大きいなどから，EU との協力分野として取り上げるに値すると考え，2010 年春ごろからフロートさせていた[7]。防災関連の共同研究は日常的に日本と EU の研究機関の間で行われていたため履行は容易であり，たとえば，一例として，2011 年 3 月に欧州委員会共同研究センターの市民保護・安全研究所（IPSC, 所在地イタリア）と京都大学防災研究所は，総合的災害リスク軽減分野での協力強化に関する協定を結んだ。

首脳レベルの防災救難協力合意の履行に関しては，欧州委員会人道援助・市民保護総局のフィンク＝ホイヤー官房長は，例年ブリュッセルで開催されてきた第 14 回日 EU 会議（2011 年 11 月 28 日）において日本との協力のための具体的構想などを明らかにした。同官房長は，日本が災害の予防・対処の準備・リスクの縮小において世界のチャンピオンであるとし，EU と日本のアプローチの仕方の共通性を指摘した。同官房長によれば，災害対処と人道的救難は日本にとっても EU にとっても外交政策の道具ではなく，人間的価値の表明であり，この分野での協力は日 EU のパートナーシップの重要な表明であると述べた。さらに，財源の縮小によっても，成果を挙げるためにはますます協力調整が必要になることを指摘した[8]。

植田イニシアチブの中の防災関連部分は，国土交通省と ECHO が交渉し，2013 年 3 月 21 日，東京で，太田国土交通大臣とゲオルギエヴァ国際協力・人道援助・危機対応担当欧州委員が署名した防災協力に関する書簡が交換された。この合意に基づき同年 7 月 9 日同省松下政務官及び同欧州委員も出席し，閣僚級会談を含む日 EU 防災協議第 1 回会合がブラッセルで開催された。同年 11 月 11 日には同委員と太田国土交通省大臣との間で防災協力に関する閣僚級会合が東京で開催され，同委員は岸外務副大臣とも同日，会談した。閣僚会合では，兵事行動枠組と 2015 年以降の開発目標とのつながりの国際レベルでの強化，防災戦略を持続可能な開発や貧困削減に組みこむ必要性についての各々の

---

(7) 2012 年 1 月 20 日，駐日 EU 代表部主催「自然災害防止（軽減）研究セミナー」における筆者の講演参照。http://www.deljpn.ec.europa.eu/modules/media/news/2/120117.html#post

(8) Florika Fink-Hooijer "EU-Japan cooperation in disaster management and humanitarian relief: a challenging new dimension of a long standing partnership," November 28, 2011 http://japaneuconference.wix.com/14th_edition

◆ 4 ◆ 具体的協力の進展

視点を共有し，2015年3月の国連防災会議（仙台）の重要性が強調された。両者は，途上国での防災取組みの促進のための日EU協力の強化も強調した。これらの議論は，2013年の日EU定期首脳協議共同プレス声明第13パラグラフにまとめられている。

❺ 偽造品の取引の防止に関する協定（ACTA）をめぐる協力

日EU間では，2004年の定期首脳協議付属文書で「アジアにおける知的財産権の執行に関する日・EU共同イニシアチブ」を，2007年には，「知的財産権の保護と執行に関する日・EU行動計画」を打ち出した。知財問題は一貫して日本とEUの間の重要な関心事項である。

日本は2005年のG8サミットで模倣品・海賊版対策の新しい国際的枠組みを構築することを提案し，日米の働きかけにより，2008年に日本，EUおよびEU加盟国，米国，スイス，オーストラリア，ニュージーランド，カナダ，韓国，シンガポール，メキシコ，モロッコの間で正式交渉が開始された。ACTAは日本を寄託国とし，2011年10月1日に外務省飯倉公館で署名式が開催された。その後，2012年1月26日にEU及び準備の整った22の加盟国が外務省で署名を行った（2012年7月4日，欧州議会本会議はACTAを否決し，異なる立場を示した。）。

❻ 科学技術協力，ビジネス対話，人的交流（議員，市民，学術研究関係）

2011年3月に日EU科学技術協力協定が発効し，第1回日EU科学技術協力合同委員会が同年6月16日に東京で開催された。この協定の下での初めての共同プロジェクトとして，日本の独立行政法人新エネルギー・産業技術総合開発機構と欧州委員会が共同で助成する高効率の太陽電池に関する研究が立ち上げられた。経済産業省と欧州委員会との間では，航空機通信，防氷システム，エンジンの熱交換機，エンジンのセラミックベアリング及び高速航空機といった航空分野における協力関係分野が対象となっている。同合同委員会では，防災，気候変動，情報通信技術，加速器を含む大規模研究施設及び研究者間の国際交流についても議論がなされた。

2013年6月21日，第2回委員会が東京で開催され，最近の進展や展望，過去2年間の共同公募等の成果発表，希少原材料，航空，情報通信技術という3つ

249

第 14 章　日本と EU の関係

の重点項目等の協力強化をめぐる議論が行なわれ，協力の進展がなされた。

　EU の政策決定における欧州議会の役割が増大し，日本の国会議員と欧州議会議員との交流も重要性が増している。両者の交流は，1977 年にロイ・ジェンキンス EC 委員長が保利茂衆議院議長に定期的な会合を提案し，1978 年から毎年 1 回，欧州と日本を交互に開催地とし，双方の関心事項を議題（安全保障，経済問題，環境問題，高齢化などの社会問題を含む）とする交流が開始された。開催は 1 年おきとなるため，それぞれの領域で開催されない年にも，相互訪問が行われている。欧州議会では対日交流議員団が組織され，日本側は衆参両院の超党派の代表が出席してきた。

　日 EU 間のビジネス界の対話枠組としては，1999 年に設立された日 EU ビジネス・ダイアログ・ラウンドテーブル（BRT）がある。毎年 1 回，50 名前後の日本と EU の企業関係者が経済関係強化に向けて議論し，提言を日 EU 両首脳に対して提出してきた。ビジネス関係者の交流については，経済産業省と欧州委員会の合意により，日欧産業協力センターの事務所が 1987 年に東京，96 年にブリュッセルに置かれ，数多くの事業を通じて協力が促進されてきた。

　日本と EU 間の協力の基盤となる双方の市民間の緊密な関係を作るために，両者は主として，高等教育機関間の共同研究や交流プログラムを中核として継続的に促進してきた。2005 年は「日 EU 市民交流年」として，1 年間を通じて日本と EU25 カ国で，草の根まで及ぶ総計約 1,900 件の行事が行われた。2006 年の定期首脳協議では，この成果を継続すべく，「日・EU 間の人的交流と対話を促進するための枠組み」文書が打ち出された。

　なお，EU として推進している教育・研究プロジェクトには，域外の国々から応募できるものもあり，大学間交流・EU 圏の大学院での学位取得を含むエラスムス・ムンドゥス計画や，日本の文部科学省・学術振興会の科学研究費に該当する EU の「研究枠組み計画」（第 7 次は 2007-13 年度），「ホライズン 2020」（成長と雇用の促進のための 2014-20 年の 800 億ユーロの研究・イノベーション投資）などについては，駐日 EU 代表部が説明会を開催するなどして広報している。日本では EU や現代欧州を教える授業そのものが極めて少ないなどの実情を鑑み，EU は，米国やカナダ，オーストラリアなどの大学に置いているものと同種のセンターを 2004 年以降順次，東京，関西，九州の大学に置き，EU 知識の普及及び教育・学術交流を実質的にはこれらのセンターにアウトソースしている[9]。

◆5◆ 対中関係

　日本とEUの間で、日本の安全保障にかかわるイッシューとして、EUの対中武器輸出禁輸解除問題がある。1989年の天安門事件の際の人権弾圧に対し、同年6月の欧州理事会が打ち出した政治宣言に含まれている制裁であり、禁輸のみならず、①適切な国際フォーラムで中国の人権問題を提起する、②独立したオブザーバーの裁判への出席や刑務所の訪問を認めるよう要求する、③軍事協力の停止、④閣僚級のハイレベルの交流の中断、⑤EC及び加盟国との新たな協力の停止などの一連の厳しい内容が含まれていた。

　2003年12月、欧州理事会は外相理事会に対し、対中武器輸出禁輸解除を再検討するように要請、2004年12月には解除に向けた作業を継続する政治的意思を確認し、次期議長国のルクセンブルクに対し、意思決定が可能となるよう、任期中の作業完了を求めた。ここでいかなる決定がなされても、EU加盟国から中国への武器輸出は量的にも質的にも増加すべきでないことを強調し、武器輸出に関するEUの行動規範、とくに、その中の人権、地域の安定と安全および友好国並びに同盟国の国家安全保障に関する基準の重要性を想起した。さらに、同行動規範の早期の改訂、解除された国々に対する武器輸出をめぐる新たな手段（Toolbox）の採択を強調した。

　解除にはEU全加盟国の一致が必要であるが、本章執筆時点では一致が得られておらず、EUはこの2004年時点での上記の首脳レベルの立場を保持し続けている。この文言の直前に、市民的および政治的権利に関する規約（B規約）の中国による批准に関する言及があり、同規約の批准は解除を容易にするとの立場が取られることがある。中国側は、すでに1989年時点での中国と異なっており、禁輸が科されているほかの国と比較しても、この措置は「政治的差別」であるとしてEUに解除を働きかけてきた。EUの加盟国や関係のEU機関の職員にはこの説明は一定の説得力があった。解除を支持する立場の根拠は、禁輸措置が大国になった中国との全般的関係強化の障害となっているので取り除くべきとする判断と、国によっては武器輸出による商業的利益の追求とみられる。他方、人権を重視する国々などは解除に懐疑的である。ただし、EU圏で

---

(9) 本章末尾の「参考ウェブサイト」にこれらのセンターのホームページアドレスを掲載している。

は中国がEU圏に対する軍事安全保障上の脅威であるという認識がないことが日本との大きな相違である。たとえば，中国のフリゲート艦がソマリア沖の海賊対策に従事していることは，国際貢献として歓迎され，一般的には，外洋展開能力の向上を図っているという側面には考えが及ばないことが多い。

　行動規範については，2008年12月に改訂され，法制化された[10]。なお，EUの現行措置は全面禁輸ではなく，EUの行動規範や加盟国それぞれの輸出管理措置に照らして，武器は中国に輸出されており，そのデータはEUの官報で公表されてきた[11]。

　日本や米国は解除に反対の立場をとり，日本はEUの東アジアに関するEU側の情勢把握を促進するために東アジア戦略対話を提案し，発足した。2005年から2010年までの日EU定期首脳協議共同プレス声明は，日本側のEUの禁輸解除に対する立場を記載してきた。しかし，EU側も法の支配をめぐる中国の態度に懸念を持つようになり，2013年11月の同声明は，中国という国名を掲げないまま，日本の立場に歩み寄っている。不拡散関連のパラグラフの中で，「日EU首脳は，とりわけ不拡散に関する制裁政策における協力の重要性を確認し，特に緊張状態にある地域の平和，安全及び安定の維持を考慮しつつ，武器及び汎用品・技術の責任ある輸出管理への決意を再確認した。」としている。EUは汎用品の輸出規制の規則は有し，加盟国はこれに基づき各々審査しているが，日本はEU加盟国から中国への技術の流出も懸念している。

　2013年の声明では，東シナ海での問題を踏まえ，東アジアでの緊張状態に対する懸念を共有し，緊張緩和に向けたすべての関係国の外交的努力への期待を声明し，日本政府の取組を歓迎した。「日EU首脳は，緊張を高めるようないかなる一方的な行動も回避し，威圧的な行為を放棄し，代わりに，緊張を緩和し相違を建設的に解決するために関連する地域的枠組みが果たす重要な役割を強調しつつ，法の支配の原則に基き，平和的，外交的，協力的な解決策を追求する必要性を強調した。」とする表現は，このサミットに続けて中国とEUのサ

---

[10] Council Common Position 2008/944/CFSP of 8 December 2008 Defining Common Rules Governing Control of Exports of Military Technology and Equipment, *Official Journal of the European Union*, L335/99,13/12/2008.

[11] Fifteenth Annual Report according to Article 8 (2) of Council Common Position 2008/944/CFSP defining common rules governing control of exports of military technology and equipment, *Official Journal of the European Union*, C621,21/1/2014.

◆5◆ 対中関係

ミットが実施されたことに顧みれば，日本を支持するととれる，外交的には強い表現である。

南シナ海をめぐるフィリピンやベトナムと中国との領有権問題に関しても，「日EU首脳は，世界の全ての人々にとっての公共財として，海洋が自由で開かれた安全なものであるべきことを強調し，国連海洋法条約を含む国際法に基づきこれら原則が支持されることの重要性を強調」とし，南シナ海をめぐり関係国による行動規範の協議の進展を奨励しつつ，両首脳は「全ての関係国が地域の平和と安定の強化に向けて持続可能な解決策を追求するよう要請」している。さらに，アジアにおける効果的な多国間安全保障体制構築の重要性，ASEAN地域フォーラム（ARF）における積極的かつ建設的な役割を果たす決意，EUの東アジア首脳会議に対する「より大きな関与を行なう意志」の歓迎（EUは未加盟），さらに，「EUが同地域における協力の制度的構造の進展に貢献する意欲を有していることに留意」した。この制度的構造という表現は，本書冒頭の「はじめに」で述べた「制度」を意味する。

1991年のハーグ宣言のイニシアチブをとられた小和田大使は，その主要な理由の1つとして以下を説明している。経済のグローバリゼーションの結果として，国が外的圧力と国内政治過程の間のジレンマの囚われ人となり，国際システムを安定させる上で，本来は必要な東アジア，欧州，北米の3つの地域間の協力が欠如してくる可能性を指摘した上で，中核的な問題は，日米EC（現EU）三極の国々がこれらの制約を克服し，システムの安定性を維持し，共通の困難さを克服するに必要な調整過程に関与するかどうかが重要であるとした。この文脈で，協力に必要な分野が特定され，その中で，とくに，「新しく変容したロシア」および「東アジアと太平洋」をめぐる政治協力が挙げられた。後者については，新生中国の将来に関し，日本と欧州が共通のビジョンと将来見通しを持つことが極めて重要であると指摘し，中国がアジア太平洋で安定要因となり，不安定要因とならないことが重大なポイントであるとした。この方向に向かって両者がいかに共同で具体的な努力をなすべきかが，日EC間の緊密な協議の主要な対象であるとし，当時の中国のWTO加盟問題をその顕著な例であると述べている[12]。

EUの対中武器輸出禁輸解除問題は，中国をめぐる日EU間の政策協調が容

---

[12] Owada, *op.cit.*, pp.18-20.

易ではなかったことを示しているが，軍事や経済面での中国の強大化に伴い，対中政策は法の支配に基づく国際システムを維持するという点からも，益々，日EU間の協力が必要な分野となっている。

2010年1月に発足した欧州対外活動庁では，中国と日本はアジア総局の中の北東アジア・太平洋局に置かれている。第13章で説明したように，欧州対外活動庁は政策を決定する機関ではないが，両国は同じ総局内に置かれた。欧州委員会の対外関係総局の時代には日本，朝鮮半島，オーストラリア，ニュージーランドはアジア局に入っていなかった。

◆6◆ 新たな戦略的協力枠組の構築へ

❶ 新協定

外務省資料「日EU経済情勢（2014年1月）」[13]によれば，2012年のデータでは日本の輸出相手としてEUは第3位で10.2%を占め（第1位中国，第2位米国，それぞれ18.1%，17.8%），輸入についても第2位で9.4%（第1位中国，第3位米国，それぞれ21.3%，8.6%）である。他方，EUにとっては，日本は輸出相手として第6位（3.3%）で米国，中国，スイス，ロシア，トルコに次ぎ，輸入相手としては第6位（3.6%）であり，16.2%の中国，ロシア，米国，スイス，ノルウェーに次いでいる。

70-80年代の経済摩擦の時期と比較すると，EUにとっての日本の通商相手としての重要性は相対的に低下し，中国の比重が格段に上がっている。EUの輸入相手として韓国は第8位，インドは第9位を占め，輸出相手としてインドは9位，韓国は10位であり，グローバル・パワー・シフトに伴う，成長センターとしてのアジアに対するEUの関心が高まっている。

EUとアジアとの直接対話の枠組みとしてはASEMがある。EUはARFには正加盟しているが，他方，東アジア首脳会議への何らかの関与を求めている。EUは，日本，中国，ASEANとは定期的に首脳協議を開催し，韓国とも首脳協議を持っている。

2011年7月にEUと韓国との自由貿易協定が暫定発効し，日本の自動車や家電業界は，EUにおける日本の輸出シェアが韓国に凌駕されることを懸念して

---

[13] http://www.mofa.go.jp/mofaj/area/eu/pdfs/index-tokei.pdf

6 ◆ 新たな戦略的協力枠組の構築へ

いる。このため，EUとの経済連携協定（EPA）(EU側用語はFTA）締結を標榜してきた。すでに日本側が関税を下げてしまっているため，関税対関税の交渉ではなく，EUはEU側が指摘する日本の「非関税障壁」や公共調達分野などを主眼としている。EU側は，経済のみならず，日本との広い政治的な関係強化を標榜しており，非通商部門も含める協力が新協定の対象とされることになっている。2011年5月の日本とEUの定期首脳協議では，このための予備交渉（スコーピング）を始める合意に至り，同年7月に予備協議は開始された。定期首脳協議の共同プレス声明での新協定に関する叙述は以下のとおりである。

―関税，非関税措置，サービス，投資，知的財産権，競争および公共調達を含む双方の全ての共有された関心事項を取り扱う，深くかつ包括的な自由貿易協定（FTA）/経済連携協定（EPA）
および
―政治，グローバル，その他の分野別協力を包括的に対象とし，また，基本的な価値及び原則への双方の共有されたコミットメントに裏打ちされた拘束力を有する協定

EUは総人口5億810万人の世界最大の市場で，経済の発展の程度から購買力もあるため，たとえば，EUが策定したREACH規則のような化学品規制はEU圏への輸出国に大きな影響力を持つ。日本とEUがともに合意する規則は，2013年7月には米EU間で，貿易投資協定の交渉が始まったため，当然，米EU間で合意されるであろう規則・基準などの影響も受ける。日本が参加しているTPP（環太平洋パートナーシップ）協定交渉とも連動する。地域ごとに複雑な複数の基準などを持つことは双方にとって不利益である。TPPとの関係についてEU側は，米国もEUも日本に対する市場開放要求の対象は同様であるのでTPPはEUにとっての懸念要因とはならず，他方，日本とEUのEPAでの農業分野の比重はTPPより少ないため，日本国内ではEUとのEPA反対論が聞かれないなどの認識を持っていた。

日本とEUの間のスコーピング作業は2012年7月に終了し，同月，欧州委員会は日本との交渉権限を理事会に求めることを決定した。同年11月29日，EU外務理事会は日EU・FTAおよび政治分野などに関する国際約束の交渉権限を採択した。この背景として，デ・ヒュフト貿易担当欧州委員のリーダーシップが働いた。

2013年3月25日に予定された日EU定期首脳会議で交渉開始を打ち出す予定だったが，キプロス支援問題によってEU側の出張が困難になり，首脳会議は11月後半に延期された。このため，3月25日に，安倍首相とファン＝ロンパイ欧州理事会議長並びにバローゾ欧州委員会委員長との電話会談が行われ，EPAおよび政治協定の交渉開始が決定された。2013年11月の日EU定期首脳協議で，両首脳は2つの協定の「可能な限り早期の締結」に向け，「関係大臣／欧州委員に対して交渉を一層進展させるよう指示した」ことを明らかにしている。

これらの協定の交渉は第1ラウンドが2013年4月に実施され，第4ラウンドは2014年1月に実施された。政治協定については，戦略パートナーシップ協定（SPA）という名称が用いられることになり，2014年1月に第4回の交渉が行なわれた。EPAについては第5ラウンドの交渉が2014年4月に終了した。

もとより，経済統合を日EU間で深めるプロジェクトは，単に通商上の互恵的な利益を追求するのみならず，両者の全体的な関係を深化させる，高度に政治的な意義を持つことを強調しておかなければならないだろう。

❷ EUの組織的変容の影響

大規模な拡大により加盟国となった中東欧諸国には歴史的に親日的な国々が多く，これらの国々の市場経済化や民主化に日本が多大な支援を行ったことは，いまだ国民や指導者に記憶されている。今後の拡大が約束されている西バルカン諸国にも，現地側やギリシア，オーストリアからは，地理的に遠く，政治的な利害関係を持たない日本が紛争後の復興などに無私の支援を行ったことに対する高い評価がある。

外交政策形成や執行面でのEU側の大規模な組織変更が日EU関係に与える影響としては，まだ欧州対外活動庁中枢がフル稼働するまでに時間がかかるとみられる反面，在外代表部から変化が起こっている。在外代表部はリスボン条約発効前は欧州委員会の権限を代表していたが，発効後はEU全体を代表するようになった。本部とともに，EU加盟国からの経験ある外交官も大使や職員に採用しうる仕組みになり，館員も従来は欠けていた政務担当官を増員（これも，一部は加盟国から採用）しており，ほぼ，通常の国の大使館と同様の構成になった。在外代表部から目に見える変化が出てくるとみられている。

欧州対外活動庁のもとにおける初代の東京の EU 代表部のシュヴァイスグート大使はオーストリアの外交官だった時期に駐日大使や駐中国大使を務め，赴任直前には同国外務省の最高峰のポストである EU 代表部常駐代表大使として欧州対外活動庁の設置や通商などの EU にとっての重要問題全般をブリュッセルで手掛けた，日本のみならず EU にも精通した職業外交官である。在京 EU 代表部の政務担当官も増員されている。

3　日 EU 協力の将来

　執筆時点で交渉中の協定は，合意・発効すれば日 EU 間の協力関係をさらに引き上げることが期待される。フィナンシャル・タイムズ紙 2012 年 1 月 3 日付の「なおも EU は不安定な世界にとってのモデル」では，国際協力の最も野心的なモデルである EU は国際協力とグローバル・ガバナンスの発展において今後も役割を演じうる可能性を示唆している[14]。日本は開発援助や人道援助面で近隣諸国のみならず世界中を対象に活動していることを EU 側も EU との共通性として認識している。

　中国の経済的・軍事的台頭の態様によっては，アジア太平洋地域が「力」に基づく 19 世紀的な秩序に逆行する危険性が多くの国際政治の専門家や実務家によって指摘されている。国連憲章など，基本的なルールを基礎とする国際秩序にこの地域が移行していくために，アジアの多くの国々にとって最大級の貿易相手である EU は一定の影響力を持つ。アジア地域への政治面での参入は EU の大きな関心事項であり，通商上のみならず，法の支配に基づく国際秩序作りという重要側面での EU のアジアにおける活動および日 EU 協力が双方にとって，遂行すべき今後の重要な課題になろう。世界的にも成長のパワー・センターとして注目されるアジア地域の安定は，この地域にとどまらず，地球規模の重要課題である。国際秩序の再編期において，価値を共有し，ルールを基盤とする国際社会を築くことを目指す EU との協力や日米 EU 間の協力はさらに必要になろう。駐日 EC 代表部公使を務め，欧州対外活動庁で EU と第三国の政治対話でのアジアを担当するライテラー大使は，日本が米 EU との三極連携に入らないと，国際社会において影響力が大きく低下すると指摘している。既述のように，アジア太平洋においても米国は EU のリソースを活用する政策

---

[14]　"EU still a model for a volatile world: Today's global issues demand international solutions," *Financial Times*, Jan.3, 2012.

に転じている。

　本書の「はじめに」で述べたように，アジアの諸外国と比しても，日本では国際社会のアクターとしてのEUの可視性が低く，英独仏などの個別の国々との関係が相対的に重視されてきた。

　実際に協力を組む時にも第三国にとってはわかりにくいEUの組織や権限関係などの複雑さのために，EUは日本にとって，ほとんど未開拓の「資源」となっている。もともと，グローバルな秩序づくりや重要な国際問題に関する政策の共通性が多く，今後，日本もEUも対外政策や科学技術開発などで使える財源が縮小するとみられるため，開発援助協調，人道救難協力などの連携を強化すれば，少ない予算で従来以上の成果を挙げる余地が十分に残されている。人道救難協力は，国際貢献としての側面のみならず，EUの持つ中東・アフリカにおける作戦能力からも，邦人保護にプラスになろう。朝鮮半島で大規模な人道支援が必要となる場合，国連人道問題調整部（UNOCHA）がコーディネーションの中枢を担うとはいえ，EUは支援物資や要員を供給できる数少ない団体である。EUは北朝鮮に小規模な食料支援などを実施してきたことがあり，加盟国のうち7カ国は北朝鮮に大使館を置いていることにも留意しておく必要があろう。このようなプランニングを行うための日EU間の政策企画系統の協議は極めて重要である。2013年の日EU定期首脳協議では，「両首脳は，人道主義の原則に基づき，また，被災国を支援するために調整役を果たす国連人道問題調整部（UNOCHA）とともに，災害や危機の被災者のニーズのみに基づく人道支援の提供を更に促進し，便宜を図ることを目的に，協力を強化する意思を共有した。」とされる。

　2011年3月の日本の地震・津波・原発災害の際には，EUは，「市民保護メカニズム」を日本の要請によって発動し，支援物資を送るなど，日本を支援した。ゲオルギエヴァ欧州委員はただちに日本の被災地を訪問した。2012年1月26日，国際基督教大学における講演で，シュヴァイスグート駐日EU大使は，EU圏の人々は被災した日本に多大な同情と共感を覚え，これによって，日EU間のEPAのスコーピング開始が可能となったと述べた。スコーピングの開始は2013年の前述の交渉開始をもたらした。この決定がなされ，被災した日本への連帯が強調されて「絆サミット」と呼ばれた2011年5月28日の第20回日EU定期首脳協議は，重要行事に用いられるベルギーのバル・デュシェス城（ローマ条約を作成することを決定した政府間会議を1956年に実施など）で開催された。共

◆6◆ 新たな戦略的協力枠組の構築へ

　同記者会見で,句集を出版された俳人でもあるファン＝ロンパイ理事会議長は,東日本大震災の被災者に思いを寄せた俳句「嵐去り　後に残るは　優しき心」を披露し,日本側出席者に感銘を与えた。

　首脳レベルで２つの交渉を打ち出すことが目指されたため,2012年には年次日EU協議は開催されなかった。前述のように第21回定期首脳協議は2013年11月19日に東京で開催され,ファン＝ロンパイ議長,バローゾ委員長が来日した。すでに合意事項等は本章の中で紹介したが,共同プレス声明では「協力の着実な深化」が確認され,「世界規模で起きている著しい変化が,日EU関係を包括的に更に強化し,より高くより戦略的な次元に引き上げることを求めている」という評価が示された。48パラグラフから成るこの声明は,EUが戦略パートナー諸国とのサミットの時に近年,発出する声明の中で,最も長文である。ファン＝ロンパイ議長は,EU側が常に表明してきた,政治・安全保障分野での日EU協力に関し,日本側の協力強化の意思を歓迎した。同議長は共同議者会見で「離れいて　星日（ほしひ）の旗に　集いくる」（星,日は各々EUと日本の旗を指す）という俳句を,安倍総理は夕食会で「降る星を　見上げる夜に　友きたる」という句を披露した。

　＊筆者は2008年7月から2011年3月まで外務省欧州連合日本政府代表部政治安全保障担当次席大使の職にあったが,本稿は筆者の個人的な見解である。

　＊＊日EU的首脳協議共同プレス声明や日本外務省,関係省庁,およびEU機関のプレスリリースからの引用などについては注を省略しているが,関連のホームページで閲覧は容易である。

　＊本章は最近の動向を中心にまとめているが,以下の拙稿などとは一部,重複があることをおことわりしておく。

1．"Japan and the European Security Institutions," in Takako Ueta and Eric Remacle, eds., *Japan-EU Cooperation: Ten Years after the Hague Declaration*, Studia Diplomatica, LIV (Nos.1-2), Brussels, 2001.
2．" Evolution of Japan-Europe Relations since the End of the Cold War," in Takako Ueta and Eric Remacle, eds., *Japan and Enlarged Europe, Partners in Global Governance*, P.I.E.-Peter Lang, Brussels, 2005.
3．"Japan, EU and OSCE," in Reimund Saidelmann et al. eds., *European Union and Asia: A Dialogue on Regionalism and International Cooperation*, Nomos, Baden-Baden, 2008.
4．Takako Ueta, "EU Policy toward Asia and the Pacific," ISPSW (Institut für

Strategie- Politik- Sicherheits- und Wirtschaftsberatung）Strategy Series: Focus on Defense and International Security, No.250, September 2013, Berlin．

5．http://www.isn.ethz.ch/Digital-Library/Publications/Detail/?id＝169796
（European University Institute, Robert Schuman Centre for Advanced Studies での講演に基づくEUI Working Paper 2013/15, 2013年3月刊の更新版）

6．「欧州復興と日本――冷戦終結後の日欧関係の展開」『国際政治』第114号（1997年）

7．「第4章 欧州の安全保障組織と日本」植田隆子編著『21世紀の欧州とアジア』（勁草書房，2002年）

8．「第9章 日本＝EU政治・安全保障関係」植田隆子編著『EUスタディーズ1 対外関係』（勁草書房，2007年）

9．「第1章 米欧関係の変容と日本――政治安全保障協力の視点から」森井裕一『地域統合とグローバル秩序』（信山社，2009年）

＜参考文献＞（一般的な入門書は除く）

10．大平和之「第5章 日本――EU通商・経済関係」植田編著・上記文献7所収。

11．大平和之「第8章 日本＝EU通商・経済関係――摩擦から対話・協力そして未来志向の協力へ」植田編著・上記文献8所収。

12．渡邊頼純「第5章 日本・EU経済統合協定（EIA）――新たなパートナーシップの可能性」森井編著・上記文献9所収。

13．岩城成幸「日本・EU関係の進展と課題」『レファレンス』（2007年11月）

14．Takako Ueta and Eric Remacle, eds., *Japan-EU Cooperation: Ten Years after the Hague Declaration*, Studia Diplomatica, LIV（Nos.1-2）, Brussels, 2001．

15．Takako Ueta and Eric Remacle, eds., *Japan and Enlarged Europe: Partners in Global Governance*, P.I.E.Peter Lang, Brussels, 2005．

16．*Japan European Union, A Strategic Partnership in the Making*, Studia Diplomatica, Vol.LX, No.4, Brussels, 2007．

17．Takako Ueta and Eric Remacle, eds., *Tokyo-Brussels Partnership: Security, Development and Knowledge-based Society*, P.I.E.Peter Lang, Brussels, 2008．
（以上4冊の英文書籍は，植田が初回の1998年から日本側コーディネーターを務める「年次 日EU会議」の成果）

18．Jörn Keck, et al eds., *EU-Japan Relations, 1970-2012, From Confrontation to Global Partnership*, Routledge, Oxon, 2013．（本書は駐日EC代表部大使を務めたケック大使が中心となり，日本との実務に携わった欧州官僚が大部分，執

◆ 6 ◆ 新たな戦略的協力枠組の構築へ

筆しており，EC/EU 側の対日認識を知る上で貴重な労作である。）
19. Olena Mykal, *The EU-Japan Security Dialogue, Invisible but Comprehensive*, Amsterdam University Press, Utrecht, 2011.（英文資料を用い，1959 年から 2006 年までの通史をまとめた労作。本書における「安全保障」は広義。植田や EU 官僚はハーグ宣言については，一時代を画するもので，同宣言以来，安全保障協力に入ったとみなしている。）
20. 吉井昌彦「第 9 章 日本・EU 関係の将来」久保広正他編著『EU 統合の深化とユーロ危機・拡大』（勁草書房，2013 年）所収。

＊なお，参考文献は最小限にとどめたが，以下，末尾の EUIJ や日本 EU 学会のウェブサイトで関連文献の情報も入手できる。

＜参考ウェブサイト＞
外務省　www.mofa.go.jp/mofaj/area/eu/index.html（とくに，年次定期協議の度に発出される共同プレス声明は首脳級でその時点での日 EU 関係を総括し，今後の課題等を示す文書として極めて重要である。→ http://www.mofa.go.jp/mofaj/area/eu/shuno.html）
国土交通省　http://www.mlit.go.jp（防災協力，運輸ハイレベル協議，海事政策対話などのプレスリリースが掲載されている。防災協力などについては，駐日 EU 代表部のサイトも参照）
駐日欧州連合代表部　http://www.euinjapan.jp
欧州対外活動庁　http://eeas.europa.eu/japan/index_en.htm

・以下のサイトは日 EU 関係に関する講演，資料，文献情報も含む。
EUIJ（EU Institute in Japan）東京コンソーシアム　http://www.euij-tc.org
EU Studies Institute　http://eusi.jp
EUIJ 早稲田　http://www.euij-waseda.jp
EUIJ 関西　http://euij-kansai.jp
EUIJ 九州　http://www.euij-kyushu.com

日本 EU 学会　http://www.eusa-japan.org

〈資　料〉

〈資料1〉 日本・EC共同宣言

日本国と欧州共同体及びその加盟国との関係に関する
ヘーグにおける共同宣言（外務省仮訳）

1．前文

日本国並びに欧州共同体及びその加盟国は，

- 双方が共に自由，民主主義，法の支配及び人権を信奉するものであることに留意し，
- 双方が共に市場原理，自由貿易の促進及び繁栄しかつ健全な世界経済の発展を信奉するものであることを確認し，
- 双方の間の関係が益々緊密になりつつあることを想起するとともに，世界的な相互依存が増大しつつあり，その結果として国際協力の強化の必要性が生じていることを認識し，
- 世界の安全保障，平和及び安定に対する双方の共通の関心を確認し，
- 世界平和の確保，国連憲章の原則と目的に従った公正かつ安定した国際秩序の構築及び国際社会が直面する世界的な課題への対処に向けて共同の貢献を行うために，双方の間の対話を深化させる重要性を認識し，
- 欧州共同体が経済及び金融，外交政策並びに安全保障の分野においてその主体性を確立していく過程が加速化されていることに留意し，
- 将来の課題に対応するため，双方の間の対話を活発化し，協力及びパートナーシップを強化することを決定した。

2．対話及び協力の一般的原則

日本国並びに欧州共同体及びその加盟国は，双方が共通の関心を有する政治，経済，科学，文化その他の主要な国際的問題に関して，相互に通報し，協議するよう，確固たる努力を行う。双方は，適切な場合にはいつでも，立場の調整に努める。双方は，双方の間及び国際機関において，協力及び情報交換を強化する。

双方は，同様に，国際情勢及び地域的事項について，特に緊張緩和をもたらし，また，人権の尊重を確保するために共同の努力を行うとの観点から，協議する。

3．対話及び協力の目的

双方は，可能な協力（適切な場合には共同の外交的行動をとることを含む。）の分野を共に探求することに着手する。双方は，双方の間の関係のあらゆる分野を全体としてとらえ，そのようなすべての分野において，公正かつ調和的な方法で，特に次の諸

265

〈資料1〉 日本・EC共同宣言

点について，協力の強化に努める。

- 国際的な又は地域的な緊張の交渉による解決及び国連その他の国際機関の強化を促進すること。
- 自由，民主主義，法の支配，人権及び市場経済に基づく社会制度を支持すること。
- 核兵器，化学兵器及び生物兵器の不拡散，ミサイル技術の不拡散並びに通常兵器の国際的移転等の国際的安全保障に係る問題を含む世界の平和及び安定に影響を及ぼし得る国際的問題に関する政策協議及び可能な場合における政策調整を強化すること。
- 世界経済及び貿易の健全な発展の実現を目的として，特に保護主義及び一方的措置への逃避を排し，また，貿易及び投資に関するGATT及びOECDの原則を実施することにより，開放的な多角的貿易制度を更に強化するための協力を追求すること。
- 相応の機会を基礎に，相互の市場への衡平なアクセス並びに貿易及び投資の拡大を阻害する障害（構造的なものであるかどうかを問わない。）の除去を実現するための決意を追求すること。
- 貿易，投資，産業協力，先端技術，エネルギー，雇用，社会問題及び競争規則等の分野における双方の間の多面的関係における種々の側面に関する対話及び協力を強化すること。
- 開発途上国，特に最貧国が人権尊重を真の意味における開発にとっての主要な要素として促進しつつ持続的な開発並びに政治面及び経済面での進歩を実現するために行う努力に対して，国際機関により定められた目的を十分に考慮しつつ支援を与えること。
- 環境，資源及びエネルギーの保存，テロリズム，国際犯罪並びに麻薬及び麻薬に関係する犯罪行為（特に犯罪による利益の洗浄）等の国境を越えた課題に対応するに当たって共同で努力すること。
- 全人類の将来の繁栄にとって不可欠な科学的知識の促進に貢献するとの観点から科学技術分野における協力を強化し，適切な場合に共同プロジェクトを促進すること。
- 知識を増大し双方の国民の間の理解を増進するために，学術，文化及び青少年交流の計画を拡充すること。
- 自国の経済を安定させ，世界経済への完全な編入を促進するための政治・経済改革に取り組む中欧・東欧諸国に対して，他の諸国又は国際機関との協力を通じた支援を与えること。
- アジア・太平洋地域諸国との関係において，同地域の平和，安定及び繁栄を促進するために協力すること。

資 料

4．対話及び協議の枠組み

双方は，本宣言に実質を付与するため継続的対話に取り組むことを決意する。このために，双方は，既存の定期的協議メカニズムの十分な活用に加え，地球的規模の及び双方の間の諸問題に関する協議のメカニズム及び実質的協力を強化することを決定した。

- 特に，双方は，日本国又は欧州において，日本国総理大臣と欧州理事会議長及びEC委員会委員長との間の年次協議を開催することを決定した。
- 日本国政府とEC委員会との間の閣僚級の年次会合が引き続き開催される。
- 日本国の外務大臣と欧州共同体加盟国の外務大臣及びEC委員会の対外関係担当委員（トロイカ）との間の半年ごとの協議が引き続き開催される。
- 日本国の代表は，欧州政治協力の議長国から閣僚級の政治協力会合について報告を受ける。また日本国は，欧州共同体の代表に対して，日本国政府の外交政策について通報する。

双方は，本宣言に実質を付与するため，本宣言の実施を定期的に検討すること及び日・EC関係の発展に新たなる活力を間断なく付与していくことを目的として，既存の及び前記の協議の場を活用する。

1991年7月18日　ヘーグにおいて。

(外務省ホームページより)

〈資料2〉第20回 EU 日定期首脳協議

共同プレス声明（外務省仮訳）
2011年5月28日，ブリュッセル

　ヘルマン・ファン＝ロンパイ欧州理事会議長，ジョゼ・マヌエル・バローゾ欧州委員会委員長，菅直人日本国内閣総理大臣は，本日ブリュッセルにて会談し，EU・日間の定期首脳協議20周年を祝しつつ，志を共にするグローバル・パートナー且つ主要経済としての緊密なパートナーシップを再確認した。民主主義，法の支配，人権といった基本的価値及び原則，並びに市場経済と持続可能な開発への政治的意思の共有により連帯し，共通のグローバルな課題に直面するEU日首脳は，相互の政治的，経済的関係を深める事を決意する。

連帯及び「絆（友情の紐帯）」の年

　EU日首脳は，3月11日に東日本を襲った悲惨な地震及び津波の影響について議論した。EU日首脳は，着実な努力により日本は今次試練を乗り越え，より強くなるとの確信を共有した。

　日本は，EU日間の絆を表す具体的なものとして，EUからの温かい支援に心からの感謝を表明した。被災後の初期段階における救援努力に関する協力を踏まえ，EU日首脳は緊密な対話を継続し，復旧・復興段階における協力の可能性を追求することを決定した。EU日首脳は，また，災害対策及び人道支援に関し協力を強化するとの意思を共有した。

　地震及びその後の津波によって生じた福島第1原子力発電所における深刻な事態を踏まえ，EU日首脳は，同原子力発電所を成功裏に安定化させ，引き続き透明性を確保する形で放射線の影響及び健康，環境に対する影響に対処することの死活的重要性を強調した。

　福島第1原子力発電所で得られた経験は，政府及び原子力産業界によって，この種の事故が二度と発生することがないように十分研究されなければならない。EU日首脳は，相互の間で，そして国際的パートナーと共に，国際原子力安全基準の強化に関する協力を通じ，特にIAEA，G8及びG20の場で世界の原子力安全を促進していくことを決意する。

　双方は，全ての原子力発電所の安全が厳格に評価されるように，また，もし必要であれば，緊急性をもって安全が強化されるように行動を開始した。EU日首脳は，全ての国際的パートナーが同様の対策をとることを慫慂する。EU日首脳は，十分な科学的根拠に基づき物品及び人の流れを含む対応をとることが重要であるとの認識で一致した。

資　料

　この共同プレス声明の付属文書は，具体的な，「東日本大震災および福島第一原子力発電所事故を踏まえた EU 日協力」を明示し，EU 日首脳によって承認された。

EU 日関係の強化に向けた次のステップ

　2010 年 4 月 28 日に東京で行われた前回の定期首脳協議は，合同ハイレベル・グループに，EU 日関係のあらゆる側面を包括的に強化し，それを実行に移す枠組みを定めるための選択肢を示すことを委ねた。

　この作業を踏まえ，EU 日首脳は，

- 関税，非関税措置，サービス，投資，知的財産権，競争および公共調達を含む双方の全ての共有された関心事項を取り扱う，深くかつ包括的な自由貿易協定（FTA）／経済連携協定（EPA）
及び
- 政治，グローバル，その他の分野別協力を包括的に対象とし，また，基本的な価値及び原則への双方の共有されたコミットメントに裏打ちされた拘束力を有する協定

についての並行した交渉のためのプロセスを開始することに合意した。

　EU 日首脳は，このため，双方が，両方の交渉の範囲及び野心のレベルを定めるために議論を開始することを決定した。かかるスコーピングは，可能な限り早期に実施される。

　これに並行して，欧州委員会は，成功裏のスコーピングに基づき，これらの協定の交渉のために必要な権限を求める。

　EU 日首脳は，計画中の，また実施中の EU 日協力イニシアティブにつき確認した。その中でも，中東における公正，包括的且つ持続する平和の実現のため，EU と日本はパレスチナ人の経済，社会的開発の支援のために共同の努力を強化する。これに関し EU は，EU の PEGASE メカニズムに対する日本の貢献を歓迎する。アフガニスタンにおいては，EU と日本は，国際社会からアフガン治安部隊への治安責任の委譲を踏まえ，警察訓練センターの設立を含む治安，再統合及び開発支援における協力の追求を継続する。EU 及び日本は，2011 年後半にドゥシャンベにおいて，タジキスタン・アフガニスタン間の国境管理に関する会合を共催する。ソマリア沖及びアデン湾における海上交通の安全確保のため，EU と日本は地域における海賊対策に関する緊密な協力を継続する。最近発効した EC 日科学技術協力協定を活用して，EU と日本は，協力の範囲を深化，拡大し，新たな協力活動を立ち上げる。また，EU と日本は衛星測位に関する協力のための政府レベルの協力枠組みを構築する可能性も追求する。

〈資料2〉第20回EU日定期首脳協議 共同プレス声明

EU日首脳は、宇宙活動の透明性と信頼醸成措置を促進する観点から、宇宙活動に関する行動規範案に関して協力を進化させるとの計画を歓迎した。

EU日首脳は、EU日間の貿易を促進する認定事業者（AEO）制度の相互承認実施を含む最近の税関協力の進展を歓迎した。

EU日首脳は、とりわけEU日ビジネス・ラウンド・テーブル（BRT）を通じた、双方の産業界との協力を継続するとの決意を再確認した。

グローバルな責任、EU日協力関係の深さ及び重要性を認識し、EU日首脳はEU日関係の進捗状況を確認するために高級実務者による新たな協議枠組み（年2回開催）の創設を決定した。

世界経済及び貿易

EU日首脳は、世界経済の回復促進のため、力強く、持続可能でバランスの取れた成長の確保、雇用創出の推進、マクロ経済の過度な不均衡の回避、金融の安定性及び財政の持続可能性の確保を通じて、EU日間及びG7/G8及びG20パートナーとの協力及び政策協調を高める決意を強調した。このため、我々は、全ての当事者が、G20の枠組みで行われたコミットメントを実効的かつ時宜にかなった形で実行すること、及び、カンヌにおける次のG20首脳会議への準備を行うため、積極的に協力するよう努める。我々は、為替レートの無秩序な動きや、継続したファンダメンタルズからの乖離を回避するために警戒を続ける。

EU日首脳は、グローバルな貿易・投資を促進することの重要性を想起しつつ、ドーハ・ラウンド交渉における満足のいかない進展を、深刻な懸念をもって留意する。EU日首脳は、野心的で、バランスのとれた、包括的な最終合意を実現するため、WTOにおいて、ギブ・アンド・テイクの精神に基づいて、全ての交渉の選択肢が検討されなければならないとの見解を共有する。また、EU日首脳は、あらゆる形態の保護主義を抑止するとの決意を再確認した。さらに、EU日首脳は、早期の、野心的で、かつバランスのとれた政府調達協定(GPA)改訂交渉の妥結にコミットした。

サプライチェーンにおける重要性を認識しつつ、EU日首脳は、安定的な経済成長を実現するため、レア・アースを含む原材料のグローバルな供給を安定的で持続可能にすることを確保することに共にコミットした。

グローバルな課題

気候変動は引き続き喫緊のグローバルな課題である。EU日首脳は、EU日双方が気候変動分野において、共にリーダーシップを発揮し、世界全体の平均気温の上昇を摂氏2度より下に抑えるとの国際目的に沿って、安全で持続可能な低炭素世界経済を

資　料

　促進するために，協力するとの見解を共有した。このため，EU 日首脳は，特に，カンクン合意の着実な実施，及び，力強く，グローバルで，公平で，実効的，包括的かつ法的拘束力のある，全ての主要経済国が参加する合意が採択されるよう努める。ダーバンでの国連気候変動枠組条約（UNFCCC）会議は，この方向に向けた足がかりとなるべきである。

　EU 日首脳は，持続可能な開発の実現のための経済のグリーン化の重要性を再確認した。また，EU 日首脳は，2012 年のリオ・デジャネイロにおける国連持続可能な開発会議が，可能な最高のレベルで，資源の効率性を含むグリーン経済の存在感を高め，それを持続可能なグローバルな経済成長のための新しいモデルとして世界規模で促進する機会を提供するとの見解を共有した。EU 日首脳はまた，2010 年 10 月の第 10 回生物多様性条約締約国会議（CBD-COP10）での成果の実施の重要性につき共通の認識に達した。

　EU 日首脳は，エネルギー安全保障を確保し，低炭素経済を実現することに貢献するために，EU 日間において，確実かつ安全で持続可能なエネルギー政策及びエネルギー関連の研究・技術開発にかかるエネルギー協力を継続し，再活性化する。首脳は，また，適切な国際機関及びイニシアティブでの協力を通じてこれらの目標を継続して推進する。

　EU 日首脳は，人間の安全保障の側面が不可欠な要素であるミレニアム開発目標につき，脆弱な状況にある国も含む，同目標に向けた進捗状況が最も芳しくない国々に対し特別の焦点を置きつつ，2015 年までに成功裏に目標を達成すべく共同で貢献していくとの決意を確認した。

　EU 日首脳は，テロの予防，テロとの闘い，そして国連グローバル・テロ戦略の実施促進に対する双方の強い政治的意思も確認した。

　EU 日首脳は，国連の課題に効果的に対処するために国連の能力を強化すべく，成果文書に言及されたとおり，主要な国連機関の改革を含む，2005 年の国連首脳会合において採択された国連システムの改革を完全に実行することの重要性を強調した。

　EU 日首脳は，拡散を防止し，これに対抗することに資するあらゆる多国間条約及び取決めを支持すること，また，それらの履行及び普遍化を促進することにより，グローバルな不拡散体制を強化するとの決意を表明した。EU 日首脳は，すべての人々にとって安全な世界を追求すること，及び核兵器不拡散条約（NPT）の目標に従い，「核兵器のない世界」の実現のための条件を創出することへのコミットメントを改めて表明した。EU 日首脳は，2010 年 NPT 運用検討会議において，すべての締約国によって得られた合意事項の履行に対する支持を表明した。

〈資料２〉第 20 回 EU 日定期首脳協議 共同プレス声明

地域の問題

　中東・北アフリカにおいて進行中の歴史的重要性を有する変革に留意しつつ，EU 日首脳は，民主的体制への移行，経済の近代化，人権尊重への市民の正当な願望に対する支援を確認した。EU 日首脳は，市民への暴力を非難するとともに，当該地域情勢に関する深刻な懸念を継続的に表明した。特にシリアに関して，EU 日首脳は，EU と日本が共にシリア当局に対して現在の方向性を変更させ，真の改革を開始し，抑圧と暴力を放棄するように説得するとの目的で，制限的な措置を執っている。リビアに関しては，EU 日首脳は，国際社会が包摂的な政治的解決に向けた努力を強化する必要性を再確認した。EU 日首脳は，EU の東方パートナーシップ政策の対象となっている諸国に対する効果的な支援のために，EU と日本の間で生産的な対話を持つことの重要性に留意した。

　EU 日首脳は，東アジアの安全保障環境に関する意見交換を行った。EU 日首脳は，現在の安全保障上の懸念を想起し，EU と日本の間の既存の戦略的対話の有用性を強調した。EU 日首脳は，これらの分野における協力を継続していくことを決定した。

　EU 日首脳は，北朝鮮によるウラン濃縮活動との関連で，北朝鮮が関連する国連安全保障理事会決議及び 2005 年六者会合の共同声明に深刻に違反していることを非難した。EU 日首脳は，北朝鮮に対し，非核化を含めその義務の遵守およびコミットメントの履行に向けて具体的行動をとるよう要請した。加えて，EU 日首脳は，拉致問題を含む北朝鮮の人権問題に対処することの重要性を強調した。EU 日首脳は，イランがすべての関連する国連安全保障理事会決議及び IAEA 理事会決議に基づく国際的な義務及び要求に一貫して応じていないことに対し最大限の懸念を表明した。EU 日首脳はイランに対し，国際的な義務及び要求に完全に従い，建設的に対話に関与することを要請した。

人 的 交 流

　EU 日市民間の緊密な関係を作るために，双方は高等教育機関間の共同研究や交流プログラムを継続的に促進し，また，相互の外交官交流を立ち上げることを決定した。
　EU 日首脳は，「絆」をテーマにして開催された第 2 回 EU 日英語俳句コンテストの最優秀賞受賞者を賞賛した。

（外務省ホームページより）

〈付属文書〉

第 20 回 EU 日定期首脳協議
共同プレス声明 付属文書
2011 年 5 月 28 日，ブリュッセル

東日本大震災および福島第一原子力発電所事故を踏まえた EU 日協力

既存の協力[1]に基づき，EU 日首脳は，EU 日が原子力安全，安全で持続可能なエネルギー供給及びその効率的利用，そして自然災害予防に関する協力活動を発展・拡大させる意志を有することを確認した。

共同の取組みの対象となる分野は，以下を含む。

A．最高水準の原子力安全の国際的確保に向けた協力

1．日本は，福島第一原子力発電所事故から得られた教訓の評価及び共有に関し，EU 及び他の国際的パートナーとともに継続して取り組む意志を有する。

この取組みは以下を含む。
　―事故原因の特定と事故現場における損害の評価。
　―事故から得られた全ての教訓の共有。
　―かかる事態の発生後，物品及び移動に関する対応を含めた科学的根拠に基づく政策的対応の確保。

2．EU と日本は，事故の影響に関するモニタリングについて協力する。

日本政府は，放射性物質の放出により汚染された地域において，放射線モニタリングという不可欠の作業を継続する。EU 及び EU 各加盟国は，必要に応じて日本を支援するために活用できる専門的知識及び特定の能力を有する。これには，以下のものが含まれる。

　―特に汚染地域を原産地とする物品の放射線モニタリング。
　―人の健康への影響の評価。
　―海洋資源の管理，廃水の取扱い及び管理，食品の安全，並びに運輸を含むその他の放射線の影響の評価。

EU と日本は，本件事故結果の評価に関係する国際的な専門機関（例えば，国際原子力機関（IAEA），OECD 原子力機関（NEA），世界保健機構（WHO），及び原子放射

---

[1] 研究及び原子力分野における二国間協定に基づく協力（例えば原子力エネルギーの平和利用における協力に関するヨーロッパ原子力共同体（ユーラトム）と日本政府の協定（2006 年）及び科学技術協力に関する EC と日本政府の協定（2011 年））を含む。

第 20 回 EU 日定期首脳協議 共同プレス声明 付属文書

線の影響に関する国連科学委員会（UNSCEAR）と緊密に協力していくことにコミットしている。

3．EU と日本は，原子力安全及び緊急事態への準備・対処に関する国際的な指針及び適切な措置の促進に向けた取組みにおいて協力する。

この取組みは以下を含む。
— IAEA や主要な各国規制当局を含む他の国際的パートナーとの緊密な協力。
— 既存の原子力施設を対象とした包括的なリスク及び安全評価の実施，及び他の諸国による同様の評価の奨励。
—（評価の）結果及び改善措置に関する経験の共有。
— 他の諸国における評価の実施に関連する必要な支援の提供。

4．EU と日本は，原子力安全に関する研究及び開発における協力を強化する。

この取組みは以下を含む。
— ユーラトムと日本の既存の緊密な協力の推進。
— 原子力安全，深刻な事故，放射線保護，放射線生態学，危機管理，放射性物質及び核のリスク[2]，環境への影響評価，並びに研究者の移動の促進に関する個別のプログラムの相乗効果の追求。

EU と日本は，第四世代原子力システムに関する国際フォーラム（GIF）においても協力している。

5．EU と日本は，除染及び廃炉，並びにより一般的に事故後の対処に関する協力の可能性を検討する。

6．EU と日本は，他の諸国における放射性物質，核及び他のリスクの緩和に関する協力を強化する。

この取組みは以下を含む。
— 第三国における化学，生物，放射性物質，核（CBRN）のリスク，特に原子力及び放射線分野における事故の原因により生じるリスクに対応する組織的能力の向上。
— 特に EU の CBRN 地域センター・イニシアティブ及び日本の核不拡散・核セキュリティ総合支援センターといった各々のプログラムの実施に関する情報の交換。

B．エネルギー分野における協力の活性化

1．EU と日本は，エネルギー政策に関する対話を強化する。

⑵ CBRN（化学，生物，放射性物質，核）リスク緩和に関するプログラムの枠組みの範囲内。

この取組みは以下を含む。
- —確実かつ安全で持続可能なエネルギーに向けた政策に関する経験及びベストプラクティスの交換。
- —関連する国際機関や国際的イニシアティブの枠組みにおける，エネルギー安全保障，再生可能エネルギー及びエネルギー効率の促進に関する相互のアプローチ及び立場に関する情報交換の深化。
- —長期計画及びエネルギー・ミックスに関する意見交換の可能性の追求。

2．EUと日本は，二国間及び多国間合意（EC日科学技術協力協定を含む）を十分に活用し，研究における協力を促進する。

この取組みは以下を含む。
- —太陽電池，蓄電，二酸化炭素回収・貯留（CCS）に関する共同研究プロジェクト及び研究活動の実施の支援，ならびに，スマート・グリッド及び水素燃料電池に関する協力の支援。
- —研究者交流，経験，情報及び知見の交換の促進。
- —持続可能な低炭素技術の導入の加速化。
- —ITER国際核融合エネルギー機構設立協定及び日ユーラトム間の幅広いアプローチ協定の枠内における協力の推進。

3．EUと日本は，新たな技術分野における国際的基準の設定に関する協力の可能性を追求する。

この取組みには，次世代自動車，スマート・グリッド及びICTの適用も通じた建築物のエネルギー効率向上を含む。

4．EUと日本は，グリーン経済，全ての経済分野における資源効率の促進，及び気候変動対策に関する国際的取組みを先導する。

この取組みは，エネルギー及び気候に関する統合された取組みの複合的利益を踏まえ，国連，G8/G20，クリーンエネルギーに関する閣僚会議（CEM），経済協力開発機構（OECD）といったフォーラム，さらにエネルギーと機構に関する主要経済国フォーラム（MEF），国際エネルギー機関（IEA），国際省エネルギー協力パートナーシップ（IPEEC），国際再生可能エネルギー機関（IRENA）における協力を含め，国内的及び国際的に緊密に協力することを含む。

C．人道支援，緊急援助活動，災害への準備・予防に関する調整の改善と協力の強化

1．EUと日本は，人道支援政策及び緊急援助活動に関し協力する。

この取組みは以下を含む。

第 20 回 EU 日定期首脳協議 共同プレス声明 付属文書

―既存の政策対話及び協議メカニズムを活用し，EU 日が協力し付加価値を付すことができる分野の特定。

2．EU と日本は，自然災害への準備・予防に関する意見交換を行う。

3．EU と日本は，その他の関連する分野における協力の深化の可能性を追求する。

この取組みは，大規模自然災害，活動地域の地質学的モニタリング，津波及び地震リスク，並びに早期警報に関する研究協力を含む。

4．EU と日本は，基準設定を改善することを視野に，建築物の構造設計コードに関する経験を共有する。

(外務省ホームページより)

276

〈資料3〉第 21 回日 EU 定期首脳協議

共同プレス声明（外務省仮訳）
平成 25 年 11 月 19 日，東京

1．安倍晋三日本国内閣総理大臣，ヘルマン・ファン＝ロンパイ欧州理事会議長，ジョゼ・マヌエル・バローゾ欧州委員会委員長は，2013 年 11 月 19 日，東京において，第 21 回日 EU 定期首脳協議を行った。協議では幅広い分野における日 EU 間及びグローバルな課題について，親密かつ率直な意見交換が行われ，日本と EU が，民主主義，人権，男女平等，法の支配といった共有した基本的価値及び原則，安全保障上の共通の関心，そして経済的な深い相互依存により緊密に結束していることが示された。日 EU 首脳は，急激に変化する世界にあって日 EU が平和と繁栄の促進に特別な責任を有していることに留意しつつ，日 EU 関係をそれに沿って強化し続ける決意を表明した。

日 EU 関係の新たな段階

2．日 EU 関係は，1991 年の日 EC 共同宣言及び 2001 年の日 EU 協力のための行動計画以来，協力の範囲と度合いの両面において着実に深化してきた。しかしながら，世界規模で起きている著しい変化が，日 EU 関係を包括的に更に強化し，より高くより戦略的な次元に引き上げることを求めている。そのような共通の認識の下，日 EU 首脳は，次の方法により日 EU 協力の地平を拡大していくことを決定した。

Ⅰ．相互利益のための政治及び経済的潜在力の十分な実現

3．日 EU 首脳は，4 月に交渉が開始され現在進行中の，包括的な基礎に基づく戦略的パートナーシップ協定（SPA）及び野心的な経済連携協定（EPA）／自由貿易協定（FTA）の交渉の継続的な進展の重要性を強調した。両協定が将来のパートナーシップのための長期的な基盤として極めて重要であるとの共通認識の下，日 EU 首脳は，両協定の可能な限り早期の締結に向けた決意を改めて表明し，関係大臣／欧州委員に対して，交渉を一層進展させるよう指示した。このため，関係大臣／欧州委員は，物品貿易，サービス貿易，調達における野心的な市場アクセスのオファーを遅滞なく提示し，また，非関税措置及び鉄道の課題に取り組む。

Ⅱ．世界の成長と安定の支援

4．日 EU 首脳は，日 EU 双方における投資家の信頼回復の兆しを歓迎した。日 EU 首脳は，貿易及び投資，並びに研究及びイノベーションは，持続的な成長の基礎であることを改めて表明した。日 EU 首脳は，日 EU の互いの市場における各々によ

〈資料3〉第21回日EU定期首脳協議 共同プレス声明

る投資の質が高いこと，並びに研究及びイノベーション協力の強化の潜在性を認識した。この観点から，日EU首脳は，日EU間の投資の機会の拡大を期待し，また，研究及びイノベーション分野におけるパートナーシップの更なる発展に向け取組むこととした。

5．日EU首脳は，新興市場にかかる圧力や先進国における経済の回復傾向を含む，世界経済の変化を確認した。日EU首脳は，世界経済の回復を支援し，持続可能でバランスのとれた，包摂的な成長を確保するために，日本とEUによってとられている重要な取組を認識した。安倍総理は，自らの「三本の矢」の経済政策，及び第三の矢である日本再興戦略の継続的な実施について説明した。EUは，差別化され，成長に資する財政健全化の包括的な経済政策戦略，及び成長と投資を促進するための確固たる行動について説明した。双方は，成長及び中期的な財政健全化のためのG20のコミットメント達成に向けた，各々の政策措置の重要性を強調した。また，G20でのコミットメントの文脈で，日EU首脳は，金融規制のための強化された規制協力の重要性を強調した。日EU首脳は，日本とEUが，G20プロセスにおいて，重要で相互に支え合う役割を果たすために，引き続き緊密に連携していくことを確認した。

6．日EU首脳は，WTOの信認を維持するために，貿易円滑化，農業，及び後発開発途上国の関心事項を含む開発に関し，バリで開催される第9回WTO閣僚会議（MC9）での前向きな成果の実現に向けて，協力して取り組むことを約束した。この観点から，日EU首脳は，バランスのとれた，包括的なドーハ・ラウンド交渉の成功裡の妥結に向けたステップとして，バリ・パッケージへの取組を速やかに前進させるとのコミットメントを表明した。日EU首脳は，MC9前までのITA拡大交渉の妥結に向けた更なる努力の重要性を強調した。また，日EU首脳は，現在行われている新サービス貿易協定（TiSA）交渉における協力強化の重要性を強調した。日EU首脳は，あらゆる形態の保護主義に対抗する決意を再確認した。

Ⅲ．グローバルな利益を増進するためより一層緊密に協力

7．日EU首脳は，両者合わせて世界のGDPの30％と，DAC加盟諸国のODA総額の60％を占める日本とEUがグローバルな利益を増進する責務に留意しつつ，世界の平和と安全の基盤であるグローバルな挑戦に取り組み，以下の課題に協力する決意を表明した。

8．男女間の平等は，人権であり民主主義の極めて重要な要素であり，競争力及び経済成長に密接に関連していること，また，女性の才能と潜在力を十分に動員することは欧州2020戦略の目標達成のために主要な側面であることを再確認しつつ，EU首脳は，安倍総理が9月の国連総会で発表した，「女性が輝く社会」を作ることを目指した日本の取組を歓迎した。

資　料

　9．日 EU 首脳は，人間の安全保障の側面が不可欠であるミレニアム開発目標（MDGs）の達成に向けた努力を強化する決意を再確認するとともに，ポスト2015年開発アジェンダに関する世界的な議論に対する双方の貢献を緊密に調整する相互の決意を表明した。日本と EU の開発政策の考え方が一層収斂していることを踏まえ，日 EU 首脳は開発政策に関する日 EU 対話の強化を提案した。また，日 EU 首脳は，日本国際協力機構（JICA），開発協力総局（DEVCO），人道支援・市民保護総局（ECHO）といった日 EU 双方の開発・人道機関に対し，包摂性及び強靱性に適正に配慮した形で開発効果を一層高めるため，連携を加速することを奨励した。

　10．日 EU 首脳は，全ての国，とりわけ開発途上かつ脆弱な国家に対する経済発展等への悪影響を考慮し，気候変動に関する政府間パネルが最近発出した報告書も考慮し，気候変動において行動する緊急性を強調した。ドーハで達成した進展を基に，日 EU 首脳は，締約国がしかるべき時期に削減目標案を提示し，評価を受けるといった2015年に向けた道筋を付けるために，ワルシャワにおける第19回気候変動枠組条約締約国会議の成功に向けて緊密に協力する決意を再確認した。この文脈で，日 EU 首脳は，2014年9月の国連気候サミットへの潘基文国連事務総長からの招待を強く歓迎し，全ての国が適切なタイミングで国内における準備を進めることの重要性を認識し，それが全ての締約国に適用される議定書，法的文書もしくは法的拘束力を持つ合意結果の2015年採択に向けた交渉に対する主要な貢献となることを強調した。日 EU 首脳は，世界の平均気温の上昇を産業革命以前のレベルから摂氏二度以内におさえる観点から，2020年までの行動を通じたものも含む全ての国による全世界的な温室効果ガスの大幅な削減が必要であり，2020年までの間も，日・EU が主導的な役割を果たす国々の一部として取り組むことを認識した。その関連で，日 EU 首脳は，プレッジされた排出削減量と科学的に必要とされる量の間に存在する隔たりを減らすための更なる緩和努力に向けた国際的協力イニシアティブの貢献を強調した。特に，HFC の段階的削減が速やかに進展することの必要性，及び，これがモントリオール議定書の文脈において議論される案件の一つとして十分に検討されることの必要性を強調した。

　11．日 EU 首脳は，安定的，持続的かつ低廉な価格で安全なエネルギー供給の達成は，引き続き日 EU 双方が直面する主要な課題であるとの認識を共有した。日 EU 首脳は，第4回日 EU エネルギー対話の成果に基づき，電力市場の自由化，原子力規制枠組及びエネルギー分野の研究に関し，日 EU 間の協力を進展させる必要性を強調した。日 EU 首脳は，2011年の日 EU 定期首脳協議共同プレス声明付属文書において詳細に記載されているとおり，原子力安全に関する対話及び協力の強化の必要性を強調した。さらに，日 EU 首脳は，需給原理に基づく透明で流動性のあるグローバルなガス市場の発展の促進を目的としたガスに関する協力の進展を歓迎した。日 EU 首脳はまた，排出削減への長期的な野心を維持しつつ，低炭素政策，核融合エネルギーの

279

〈資料3〉第 21 回日 EU 定期首脳協議 共同プレス声明

実現に向けたイーター（ITER）計画及び幅広いアプローチ活動，並びにクリーンエネルギーの促進及びエネルギー効率の向上に関する協力を強化する意思を表明した。

12. 日 EU 首脳は，2012 年の「国連持続可能な開発会議（リオ＋20）」の成果の重要性に留意しつつ，決定事項の速やかな実施の必要性を強調するとともに，単一の包括的なポスト 2015 年開発枠組みに対する持続可能な開発の統合を歓迎した。日 EU 首脳は，グリーン・エコノミー政策実施に対する決意を確認するとともに，例えば低炭素技術などのクリーン・テクノロジーの促進におけるそれぞれの強みを踏まえた包摂的なグリーン成長に向けた協力の重要性を強調した。

13. 日 EU 首脳は，特に 2013 年 3 月の国土交通大臣と国際協力・人道支援・危機対応担当欧州委員の間の協力強化に関する書簡交換，同年 7 月及び 11 月に行われた有意義な日 EU 防災対話など，防災の分野における日 EU 協力の継続的な強化を歓迎した。両首脳は，自然災害又は人為的災害の影響に対する強靱な社会を作るために，災害リスク削減の分野における国際協力を強化する重要性を改めて表明するとともに，2015 年 3 月に日本で開催される第 3 回国連防災世界会議に向けたポスト兵庫行動枠組の準備のための更なる具体的措置，及びその成果をポスト 2015 年開発アジェンダに関する議論において考慮に入れることを奨励した。また，両首脳は，人道主義の原則に基づき，また，被災国を支援するために調整役を果たす国連人道問題調整部（UN OCHA）とともに，災害や危機の被災者のニーズのみに基づく人道支援の提供を更に促進し，便宜を図ることを目的に，協力を強化する意思を共有した。

14. 日 EU 首脳は，2015 年核兵器不拡散条約（NPT）運用検討会議とそのプロセス，その結果としての全ての人にとってより安全な世界，及び包括的核実験禁止条約の早期発効への実質的な貢献を視野に，軍縮・不拡散を強化するための協力を更に強化する重要性を再確認した。また，日 EU 首脳は，通常兵器の国際貿易を効果的に規制する共通基準を確立した重要な一里塚として，2013 年 4 月の国連総会における武器貿易条約の採択を歓迎し，同条約の可能な限り早期の発効と効果的な実施を追求する決意を表明した。日 EU 首脳は，とりわけ不拡散に関する制裁政策における協力の重要性を確認し，特に緊張状態にある地域の平和，安全及び安定の維持を考慮しつつ，武器及び汎用品・技術の責任ある輸出管理への決意を再確認した。

15. 日 EU 首脳は，2011 年の定期首脳協議の成果に従い，化学，生物，放射性物質及び核（CBRN）のテロの危険の軽減に関する協力が進展していることを歓迎するとともに，対話や共同事業の実施を通じ，関係機関間の協調が一層強化されることへの期待を表明した。

16. 日 EU 首脳は，核セキュリティの更なる強化の重要性を強調するとともに，既に達成された進展を歓迎した。世界における核セキュリティの強化を目的とした第

資　料

三国に対する人的，物的，資金的な支援提供において，日本とEUは主導的な存在である。この文脈で，2014年3月にハーグで開催予定の核セキュリティ・サミットは，核テロリズムの防止を目的とした協力と手段を強化するために重要な会議となる。また，日EU首脳は，過去の核セキュリティ・サミットで約束した事項の完全な実施に向けて取り組む決意を表明した。

17. 日EU首脳は，成長と競争力に貢献し，共通の社会的課題に対処するに当たり，日EU科学技術協力の戦略的な重要性を強調した。日EU首脳は，日EC（欧州共同体）科学技術協定発効以来の2年間に達成された，希少原料，航空，情報通信技術などの主要な相互関心分野における著しい進展と，第1回共同研究プロジェクトの成功裏の開始を歓迎した。日EU首脳は，日EU科学技術協力の潜在力を解き放ち，研究・イノベーション分野におけるパートナーとして更なる協力を促進するためより一層の努力を要請した。この目的を達成するため，事務レベルにより，今後の道筋を探るための会合を次回首脳協議までに開催する。日EU首脳は，日本におけるEUフレームワークプログラムのためのナショナル・コンタクト・ポイント（NCP）の指名を，日本の関係者のEUのホライゾン2020プログラムへの参加を円滑化する重要なステップとして歓迎し，NCPシステムの活用により日EU科学技術協力の新たな地平を開拓する意欲を述べた。

18. 日EU首脳は，宇宙空間への自由なアクセスと宇宙空間の持続可能な利用を確保することの重要性を確認し，この分野における日EU協力の重要性を強調した。日EU首脳は，宇宙活動に関する国際行動規範が早期に必要であり，そのため日本とEUが多国間協議の場において緊密に協力していくことで意見が一致した。宇宙協力をさらに強化するために，日EU首脳は，日EU宇宙政策対話の立ち上げを決定した。

19. 日EU首脳は，経済及び社会的発展を促進するに当たり，オープンで安全なサイバー空間を維持するための課題が増大していることを強調した。また，日EU首脳は，オンライン上の人権を保護し，また，インターネットへの安全で信頼できるアクセスに向けた能力構築を支援する必要性を強調した。日EU首脳は，この分野における定期的な対話の立上げの可能性を検討するため，専門家に協議させることを決定した。

20. 日EU首脳は，2005年の国連首脳会合で採択された，主要機関の改革を含む国連機構改革に関する約束を完全に実施する重要性を強調した。国連事務総長主導の管理改革に向けた取組への力強い支持を再確認しつつ，日EU首脳は，国連行財政分野において協力を強化する。

21. 日EU首脳は，水銀に関する水俣条約が，10月に熊本で開催された外交会議で，90か国以上の国々及びEUにより署名されたことを歓迎した。水銀管理を包括的に

281

〈資料3〉第21回日EU定期首脳協議 共同プレス声明

行うための，初めての法的拘束力のある国際文書としての同条約の大きな重要性を念頭に置きつつ，日EU首脳は，可能な限り早期の条約発効と効果的な実施へ向けて努力する決意を表明した。

Ⅳ. 地域の安全保障を強化するため共通の基盤を拡大

22. 日EU首脳は，安全保障分野における日EU協力を増進する決意を再確認した。日本は，国際協調主義に基づき，地域及び世界の平和と安定に対して，これまで以上に積極的に貢献していく決意を強調した。この文脈において，日本は，国家安全保障会議の設置，初の国家安全保障戦略の策定，防衛大綱の見直し，日本による集団的自衛権の行使を含む安全保障の法的基盤の再検討に言及した。EUは，日本が地域や世界の平和と安全により積極的に貢献するとの展望とその目的に向けた取り組みを歓迎した。日EU首脳は，第一歩としての文民専門家間や自衛隊とCSDPミッションの要員間での現場での情報共有を含め，世界の安全保障，危機管理，平和維持への努力における日EU間の連携強化の機会を探求することへの関心を強調した。

23. 東アジアと欧州の安全保障は密接に関連しており，また，東アジアにおける安全保障環境が不確実性を増しているとの認識の下，日EU首脳は，東アジアの海域を含め，現在の緊張状態が仮にこのまま続き，さらに悪化すれば，地域の安全保障，安定及び繁栄に対して悪影響をもたらしかねないとの懸念を共有した。日EU首脳は，全ての関係国に対して，こうした緊張関係に対処するため，外交的に働きかけることを求め，緊張緩和に向けた努力が結実することへの期待を表明した。EUは，日本政府がこの方向で既に行っている取組を歓迎した。日EU首脳は，緊張を高めるようないかなる一方的な行動も回避し，威圧的な行為を放棄し，代わりに，緊張を緩和し相違を建設的に解決するために関連する地域枠組みが果たす重要な役割を強調しつつ，法の支配の原則に基き，平和的，外交的，協力的な解決策を追求する必要性を強調した。

24. 日EU首脳は，世界の全ての人々にとっての公共財として，海洋が自由で開かれた安全なものであるべきことを強調し，国連海洋法条約を含む国際法に基づきこれら原則が支持されることの重要性を強調した。とりわけ，南シナ海については，2002年の南シナ海行動宣言で策定された基本原則を想起し，世界的に認知されている国際法に従って，地域における紛争が平和的に解決されることの重要性を強調し，2013年9月には関係国による行動規範に関する公式協議が発足したことに留意するとともに，規範に関する更なる進展を奨励しつつ，日EU首脳は，全ての関係国が地域の平和と安定の強化に向けて持続可能な解決策を追求するよう要請した。

25. 日EU首脳は，地域における平和，安定及び繁栄に対する大きな貢献として，ASEAN統合を支持する力強い決意を再確認した。日EU首脳は，アジアにおいて力

強く効果的な多国間安全保障機構を構築する重要性を強調し，ASEAN 地域フォーラム（ARF）において積極的かつ建設的な役割を果たす決意を改めて表明した。日本は，EU が東アジア首脳会議に対して，より大きな関与を行う意志を継続的に有することを歓迎し，EU が同地域における協力の制度的構造の進展に貢献する意欲を有していることに留意した。

26．日 EU 首脳は，過去 2 年間のミャンマーにおける民主的改革の実質的な進展と，ミャンマー政府がその方向性に完全に従った形で改革を続けるというミャンマー政府の約束を歓迎した。また，日 EU 首脳は，支援の提供及び責任ある貿易と投資に向けた新たな可能性の創出を含め，国際社会がミャンマーとの関与及び対話をより強化する方向に進んだことに満足をもって留意した。また，日 EU 首脳は，国家戦略に合致した形で，更なる調整と調和を促進するため，国際社会がミャンマーに関与するとの認識を共有した。さらに，日 EU 首脳は，ミャンマー政府によって設置，実施されている開発協力の分野におけるドナー調整プロセスを歓迎し，このプロセスを全面的に支持するとの決意を表明した。日 EU 首脳は，特に，2015 年に予定される信頼に足る包摂的選挙に向け，現在進行中のミャンマーにおける改革を改めて検討するプロセスを支持した。日 EU 首脳は，ミャンマー政府による全ての政治，民族，市民社会の主体との広範で包摂的な関与を通じるものも含め，ミャンマーにおける持続的な平和，国民和解及び不可逆的な改革を確保するため支持を継続する必要性を強調した。この文脈で，日 EU 首脳は，ミャンマー政府と全ての関係少数民族に対して，持続的な和平合意，紛争により影響を受ける人々への妨げられないアクセス及び地域間の暴力を防止するため，国民和解プロセスを進めることを奨励した。

27．日 EU 首脳は，ウラン濃縮計画を含む北朝鮮の核・ミサイル開発計画や，寧辺の核施設を再整備・再稼働する意図を表明した最近の声明に対して，強い懸念を表明した。北朝鮮によるミサイル発射及び 2013 年 2 月の 3 回目の核実験を非難しつつ，日 EU 首脳は，北朝鮮に対し，関連する全ての国連安保理決議，NPT 体制下の IAEA 包括的な保障措置協定，及び 2005 年六者会合共同声明に基づく約束を遵守するよう再度強く要請した。日 EU 首脳は，北朝鮮に対し，核のない朝鮮半島における持続的な平和と安全保障に向けて取り組むため，すべての核兵器及び既存の核計画を完全な，検証可能な，かつ不可逆的な方法で放棄し，国際社会及び，特に六者会合メンバー国との間で建設的な関与を再開するよう要請した。また，日 EU 首脳は，拉致問題を含む，北朝鮮における市民権，及び，政治的，経済的，社会的，文化的権利の組織的かつ広範囲な侵害が継続していることに対して，引き続き深刻な懸念を表明した。日 EU 首脳は，長期間に及ぶ議論がこれまで拉致問題の解決をもたらしていないことを想起し，可及的速やかにこの問題を解決する必要性について一致した。日本と EU は，日 EU 共同のイニシアティブにより，2013 年 3 月の国連人権理事会で設置された，北朝鮮における人権に関する調査委員会の今日までの活動を強く支持する。日 EU

〈資料3〉第21回日EU定期首脳協議 共同プレス声明

首脳は，同調査委員会による直近の口頭報告を歓迎し，これまでの取組を賞賛した。日EU首脳は，同調査委員会の最終報告書の包括性が担保されるよう，北朝鮮が同調査委員会の作業に協力するよう共に求めた。

28. 日EU首脳は，2014年以降も平和で安定し自立したアフガニスタンへの決意を再確認した。日EU首脳は，7月3日にカブールで開催された「相互責任に関する東京フレームワーク（TMAF）」高級事務レベル会合における進展に留意するとともに，権限移譲から「変革の10年」に向けた進展に伴いアフガニスタン政府を支援する決意を確認した。日EU首脳は，アフガニスタン大統領選挙後に英国とアフガニスタンによって共催される予定の第1回閣僚級TMAFフォローアップ会合の前までに，アフガニスタン政府がTMAFにおける指標を達成するために多大な努力を払うことが期待されていることに留意し，インセンティブ措置を通じた支援を含め，国際社会全体がアフガニスタン政府の努力を支援する決意を再確認した。日EU首脳は，アフガニスタン及び周辺諸国の安全と安定を促進する努力の一環として現在行われている国境管理に関する日EU協力を歓迎するとともに，2014年3月にタジキスタンで開催予定のタジキスタン・アフガニスタン国境管理に関する日EU会合の成功への期待を表明した。

29. 日EU首脳は，イランによる核開発計画が引き続き深刻な懸念の原因の一つであるとの考えを共有した。日EU首脳は，イランに対し，国連安保理の関連決議とIAEA理事会決定に基づく全ての義務を遵守するよう強く要請するとともに，国際社会との問題解決を奨励した。日本は，EU上級代表が率い，デュアル・トラック・アプローチに基づくEU3＋3による継続中の外交努力に対する支持を表明した。EUは，伝統的な友好関係に基づく，イランに対する日本の積極的な関与を歓迎した。日EU首脳は，イラン核問題の平和的解決に向けた意欲を強調するとともに，その目的に向けたIAEAによる努力を歓迎した。日EU首脳は，イランとIAEAとの間における協力のための枠組みに関する共同声明の署名を歓迎した。イランが，全てのIAEAの懸念に早急に対処すること，及び同国の核開発計画に関する軍事的側面の可能性を含む，現在及び過去における未解決の課題を解決することが重要である。

30. 日EU首脳は，シリア及び周辺諸国における人道状況の悪化，そして数百万人のシリア国民に苦しみをもたらし続けている受け入れがたいレベルの暴力に対して，強い懸念をもって留意した。宗派間の暴力の波及とともに，これらの問題が地域全体の安定を脅かしている。日EU首脳は，9月27日の国連安保理決議に基づく化学兵器の速やかな廃棄，及び和平会議（ジュネーブ2）に通じる政治プロセスへの紛争当事者の意味ある関与を求めた。日EU首脳は，アサド政権が一義的な責任を負っている広範囲かつ組織的な人権及び国際人道法の侵害に対する懸念を表明するとともに，全ての当事者に対して，シリア全土への人道的アクセスが妨害されることなく確保さ

れるよう要請した。日EU首脳は，シリア内外の難民に対する支援，及び新しいシリアのための国づくり支援を含め，人道支援を行う力強い決意を確認した。

31. 中東和平プロセスにおいて，新たな体系的かつ実質的な努力が緊急に求められていることを踏まえ，日EU首脳は，イスラエル・パレスチナ間の全ての主張を解決し，両者の紛争の持続的解決を実現するため，2013年7月に両者間の交渉が再開されたことを歓迎した。二国家解決に基づく包括的に交渉による包括的な和平を通じて，パレスチナの独立国家と主権への熱望，そしてイスラエルの安全に対する熱望が満足されるまでは，持続可能な平和はない。

32. 日EU首脳は，「アラブの春」をきっかけとして起きた民主主義へ向けた重要な動きとともに，過去2年にわたり多くの北アフリカや中東諸国において重大な変化が起きていることを想起した。他方で，両首脳は，移行プロセスが成功裏に完結するためには，未だ多くの困難を乗り越えなければならないことに留意し，日EUはともにこれらの改革への支援を強化し，関係国の政府，政治的及び社会的勢力に対して，安定的で基盤がしっかりとした民主主義と経済に向けた努力を継続するように奨励した。この関連で，日EU首脳は，エジプト情勢に懸念を表明し，全ての当事者に対して平和的に問題を解決するよう要請するとともに，エジプト当局に対して包括的な政治対話に関与するよう奨励した。また，日EU首脳は，リビア全土で暗殺事件やテロ攻撃が依然として続いており，10月10日にはアリ・ゼイダーン首相が一時的に拉致されるといった事案に裏付けられるとおり，リビアの治安状況が，リビア国民や国家機構にとって深刻な挑戦であり続けていることに対する懸念を表明した。日EU首脳は，リビア当局を支援する決意を強調するとともに，リビア政府と制憲議会が，安定的，包括的で民主的な政治的移行を達成するため，リビアを率いて協働する必要性を強調した。

33. 日EU首脳は，ナイロビのウェストゲートセンターやアルジェリアのイナメナスにおける事件を含む，最近発生した卑劣なテロ攻撃を強く非難した。こうしたテロ攻撃は，地域の不安定化が，日本及びEUの権益に直接的な脅威をもたらす可能性があることをいま一度明確に示した。この関連で，日EU首脳は，緊急時に当局間で協力を強化する重要性，この文脈において，情報交換の強化に向けた選択肢を検討することで一致した。日EU首脳は，テロの脅威の高まりと，テロとの闘いやテロ防止に向けた協調的行動に関する日EU間の協議を歓迎した。アフリカの角，とりわけソマリアにおける攻撃については，日EU首脳は，ソマリア連邦政府が，他の利害関係者とともにこれまで達成した政治及び安全保障上の進展を歓迎した。また，この進展を維持するために，2013年9月16日に実施されたブリュッセル会合において採択されたニューディール・コンパクトの履行に関する決意を再確認した。日EU首脳は，テロ行為を正当化するいかなる試みも断じて受け入れられないことを強調した。日EU

〈資料3〉第21回日EU定期首脳協議 共同プレス声明

首脳は，あらゆる形態のテロを根絶するとの決意を改めて示すとともに，テロの地域的温床の一掃や，テロを助長する要因への対処に向けた国際協力，特に国連のレベルにおける協力の重要性を再確認した。

34. 日EU首脳は，マリの大統領選挙が平和裏に実施され，多くの国民の投票があったことを，完全な憲法的かつ民主的秩序の回復に向けた重要な一歩として歓迎した。両首脳は，マリ国内の全ての利害関係者に対し，11月及び12月に実施が予定されている議会選挙が，大統領選挙同様，平和裏に実施されることを要請した。日EU首脳は，マリの国家としての統一性，領土的一体性，国家主権を十分に尊重しながら，マリの持続的復興計画に明記された優先事項に沿った形で，マリ全土における国家の威信，法，及び秩序再構築のための支援への決意を再確認しつつ，新政府が多大な困難に直面していることに留意した。2013年6月に開催された第5回アフリカ開発会議（TICAD V）で議論されたとおり，「平和と安定」及び「開発」は，車の両輪である。この点に関し，治安面の貢献は，回復したマリの経済成長及び発展に寄与する前提を提供し，日EU首脳も引き続き支援を続ける。EU軍事訓練ミッションはこの目的に向かって活動しており，目に見える成果を生み出しつつある。日EU首脳は，国連マリ多角的統合安定化ミッション（MINUSMA）に権限を移行したアフリカ主導国際マリ支援ミッション（AFISMA）を通じた，アフリカ諸国を含めた国際社会によるこの地域におけるテロとの闘いへの努力を歓迎し，サヘル地域の安定に向けた国際的支援の重要性を改めて表明した。

35. 日EU首脳は，アフリカがグローバルな成長の一極となる潜在性を解き放つために，アフリカ開発におけるパートナーシップを強化する決意を表明した。この関連で，両首脳は，TICAD Vの成果を歓迎し，「横浜宣言2013」及び「横浜行動計画2013－2017」で確認された主要な戦略的アプローチに沿ったアフリカへの関与に対する決意を再確認した。EUは，平和や安全保障などのアフリカと欧州の両大陸に共通の課題や，ガバナンスや人権，包摂的かつ持続可能な成長の追求を含む共通の関心事項に焦点を当てる，2014年4月に開催予定の次回EUアフリカ首脳会議に言及した。日本は，TICAD Vにおける議論が，EUアフリカ首脳会議の成功に良い基盤を提供することへの期待を表明した。

36. 日EU首脳は，EU水上部隊（EUNAVFOR）及び日本の自衛隊が参加する作戦を含む国際的な作戦の成功にも関わらず，ソマリア沖や西インド洋における海賊行為や武装強盗が依然として海洋の安全と世界経済への深刻な脅威であり続けているとの認識を共有した。ソマリア及び周辺国における海賊対処能力の強化に当たり，日本とEUは，ジブチ地域訓練センターを利用したジブチにおける日EU双方の事業間の協力の可能性を追求することを含めた協調的アプローチを促進するために，今後も協力を継続する。また，日EU首脳は，海賊との国際的な闘いの有効性を確保するため

に，全ての国が国際法を完全に遵守することの重要性を認識した。

37．日EU首脳は，西アフリカでは，ギニア湾における海賊，武装強盗及び越境犯罪の脅威が増加していること，及びギニア湾における海上ルートの安全を強化するため，現地及び地域によるこうした脅威に対処する努力が協調的国際支援を受けるに値することに留意した。

38．日EU首脳は，EU近隣の他の地域における持続可能な開発を目的とした政策や計画における協力分野を更に追求する関心を表明した。日EU首脳は，EUの東方パートナーシップの役割及び，日本のこの地域に対する長期にわたる支援及び関与を強調し，東方パートナーシップ対象国の持続可能な民主主義と市場経済に向けた進展に対して支援する決意を改めて表明した。また，両首脳は，西バルカン地域，黒海シナジー及び黒海経済協力機構における更なる協力に対する関心を表明した。

V．分野別課題における協力の促進

39．日EU首脳は，日EU経済関係の発展に対する日・EUビジネス・ラウンドテーブル（BRT）の重要な貢献を認識し，関係を一層強化するため，とりわけBRTを通じた，双方の産業界との協力を継続するとの決意を再確認した。日EU首脳は，4月にBRTによって採択された，深くかつ包括的な日EU・EPA/FTAが可能な限り早期に妥結されるべきであるとの提言を歓迎し，BRTが同提言で，日EU・FTA／EPAは野心的でバランスがとれ，互恵的かつ包括的なものとなるべきであり，日EU間の貿易・投資の拡大，及び両経済圏における雇用創出及び経済成長の促進のため，関税，非関税措置，調達，投資，サービス，競争，知的財産，規制・基準の調和と相互承認を含む規制協力を含む主要な現存する課題に取組むべきであるとの要請を改めて表明していることを認識した。

40．日EU首脳は，経済成長を達成すべく日本とEUが産業政策に関する協力を深めることを再確認しつつ，産業政策対話を有用な手段と認識した。また，日EU首脳は，任意規格，強制規格，及び適合性評価手続における高いレベルの協力を実現すること，並びに自動車分野における国際基準の適切な適用を通じた適合性及び調和を追求することの重要性を強調した。

41．日EU首脳は，世界経済のグローバル化を考慮し，競争法の執行における協力の重要性の高まりを強調し，2003年の反競争的行為に係る協力に関する日本国政府と欧州共同体との間の協定の規定に基づき，協力を継続する決意を再確認した。

42．日EU首脳は，情報通信技術における協力強化の重要性を強調しつつ，自由で開かれたインターネットがもたらす利益を強調し，共同公募やその他の手段を通じた国際的な共同研究・開発の促進を奨励し，日EUインターネット・セキュリティー

〈資料3〉第21回日EU定期首脳協議 共同プレス声明

フォーラムの成功と第一回共同研究プロジェクトの成功裏の開始を歓迎した。

43. 日EU首脳は、とりわけ認定事業者制度（AEO）の相互承認の実施を通じて、サプライチェーン・セキュリティが強化されたことなど、税関協力の分野における着実な進展を歓迎した。また、両首脳は、世界税関機構（WCO）が2012年6月に採択した、テロ対策を含む効率的かつ効果的な税関管理のための事前旅客情報（API）及び旅客予約記録（PNR）の活用に関する勧告に留意した。

44. 日EU首脳は、治安、安全、石油依存、エネルギー効率、気候変動などの共通の挑戦に対処する協力を強化するため、運輸を主要な分野と見なした。日EU首脳は、双方が関心を有するこれらの分野における協力を強化することの重要性を強調した。日EU首脳は、航空分野における日EU関係を拡大し、潜在性を深める見通しを探求するため、対話を継続する必要性を確認した。また、日EU首脳は、公正な競争と公平な立場に基づき、国際海運市場に対する制約無しのアクセスに向けた動きの必要性について強調した。

45. 日EU首脳は、新たに創設された都市開発政策に関する日EU対話を歓迎するとともに、日EU間で、持続可能で統合型の都市実践や政策をめぐる協力を強化する重要性を強調した。

46. 日EU首脳は、日本又はEU域内から輸出される食品及び飼料中の放射線核種に対する制限措置が、モニタリング結果に基づき、貿易に対する不必要な障壁を解消するために、科学的に見直されるとの見解を共有した。

47. 日EU首脳は、日本がEU加盟2ヶ国からの牛肉及び牛肉加工品の輸入禁止措置を2013年2月1日から一部解除したことを歓迎するとともに、これらの製品に対する現行の輸入禁止措置の解除を目的とするその他のEU加盟国からの申請について、科学的根拠に基づき日本が迅速な審査を進めていることを歓迎した。日EU首脳はまた、日本からの牛肉及び牛肉加工品のEU市場への輸出を許可するEUの決定を歓迎した。

48. 日EU首脳は、第四回日EU英語俳句コンテストや、高等教育機関間のパートナーシップと人材交流促進計画、学術交流を含む人物交流における協力が、相互利益、文化間の結びつきの強化、相互理解の促進をもたらしたことを、満足をもって留意した。日EU首脳は、これらの事業を継続し、教育・文化面での日EU関係を更に強化することが非常に重要であると考えた。この関連で、2014年2月あるいは3月に、日本政府は欧州から若手有識者及び研究者を招聘することを決定し、EU首脳は、この日本の取組を歓迎した。高等教育段階の交流は、ダブル・ディグリー・プロジェクトや共同の交流促進を含むエラスムス＋プログラムを通じて、さらに拡充することが可能である。それに加えて、マリー・キュリー・プログラムが、全世界の若手及び経験

資　料

豊かな研究者を対象に，フェローシップを提供する。

（外務省ホームページより）

〈編　者〉

植 田 隆 子（うえた・たかこ）
　　　国際基督教大学政治学・国際関係学デパートメント教授

小 川 英 治（おがわ・えいじ）
　　　一橋大学大学院商学研究科教授

柏 倉 康 夫（かしわくら・やすお）
　　　放送大学名誉教授

新EU論

2014（平成26）年4月15日　　第1版第1刷発行

編者　植 田 隆 子
　　　小 川 英 治
　　　柏 倉 康 夫

発行者　今 井　　貴

発行所　株式会社 信山社

〒113-0033 東京都文京区本郷6-2-9-102
Tel 03-3818-1019　Fax 03-3818-0344
info@shinzansha.co.jp

笠間支店　〒309-1625 茨城県笠間市来栖2345-1
Tel 0296-71-0215　Fax 0296-72-5410
出版契約No. 2014-5588-1-01010　Printed in Japan

Ⓒ編著者, 2014　印刷・製本／亜細亜印刷・渋谷文泉閣
ISBN978-4-7972-5588-1 C 3332 ¥3,100 E 分類 311.500-C002
5588-0101：p312 015-013-002〈禁無断複写〉

植木俊哉 編　田中清久・坂本一也・滝澤紗矢子・佐俣紀仁・堀見裕樹・小野昇平・猪瀬貴道・植木俊哉

グローバル化時代の国際法

中村民雄・山元一 編　中村民雄・小畑郁・菅原真・江原勝行・齊藤正彰・小森田秋夫・林知更・山元一

ヨーロッパ「憲法」の形成と各国憲法の変化

◆ヨーロッパ人権裁判所の判例
戸波江二・北村泰三・建石真公子・小畑郁・江島晶子 編集代表
・ボーダーレスな人権保障の理論と実際。解説判例80件に加え、概説・資料も充実。来たるべき国際人権法学の最先端。

◆ドイツの憲法判例〔第2版〕
ドイツ憲法判例研究会 編　栗城壽夫・戸波江二・根森健 編集代表
・ドイツ憲法判例研究会による、1990年頃までのドイツ憲法判例の研究成果94件を収録。ドイツの主要憲法判例の分析・解説、現代ドイツ公法学者系譜図などの参考資料を付し、ドイツ憲法を概観する。

◆ドイツの憲法判例Ⅱ〔第2版〕
ドイツ憲法判例研究会 編　栗城壽夫・戸波江二・石村修 編集代表
・1985〜1995年の75にのぼるドイツ憲法重要判決の解説。好評を博した『ドイツの最新憲法判例』を加筆補正し、新規判例も多数追加。

◆ドイツの憲法判例Ⅲ
ドイツ憲法判例研究会 編　栗城壽夫・戸波江二・嶋崎健太郎 編集代表
・1996〜2005年の重要判例86判例を取り上げ、ドイツ憲法解釈と憲法実務を学ぶ。新たに、基本用語集、連邦憲法裁判所関係文献、1〜3通巻目次を掲載。

◆フランスの憲法判例
フランス憲法判例研究会 編　辻村みよ子 編集代表
・フランス憲法院（1958〜2001年）の重要判例67件を、体系的に整理・配列して理論的に解説。フランス憲法研究の基本文献として最適な一冊。

◆フランスの憲法判例Ⅱ〈2013年最新刊〉
フランス憲法判例研究会 編　辻村みよ子 編集代表
・2000年以降のDC判決、近年のQPC判決など、80件を越える重要判決を解説。統合欧州での、フランスの人権保障、統治機構の最新の動向を捉えた貴重な一冊。

信山社

- 現代ドイツの外交と政治
    森井裕一 著
- ブリッジブック日本の外交
    井上寿一 著
- コンパクト学習条約集（第2版）2014.3最新版
    芹田健太郎 編集／森川俊孝・黒神直純・林美香・李禎之 編集協力
- ブリッジブック国際法【第2版】
    植木俊哉 編／執筆：植木俊哉・尾崎久仁子・河野真理子・坂本一也・山本良
- ブリッジブック国際人権法
    芹田健太郎・薬師寺公夫・坂元茂樹 著
- 国際人権法 Ⅰ　　続刊
    芹田健太郎 著

信山社

プラクティスシリーズ

好評書、待望の最新版
◆**プラクティス国際法講義【第2版】**
柳原正治・森川幸一・兼原敦子 編

『国際法講義』と同じ執筆陣による、待望の続刊・演習書。
◆**《演習》プラクティス国際法**
柳原正治・森川幸一・兼原敦子 編

執筆：柳原正治・森川幸一・兼原敦子・江藤淳一・児矢野マリ・
申惠丰・高田映・深町朋子・間宮勇・宮野洋一

◆**国際法論集**
村瀬信也 著

◆**実践国際法**
小松一郎 著

◆**国際人権法**
国際基準のダイナミズムと国内法との協調
申　惠丰 著

◆**憲法学の可能性**
棟居快行 著

◆**憲法と国際規律**
齊藤正彰 著

信山社

はじめに
心とからだの健康が肌と髪の元気をつくる

皮膚のさまざまな機能は、意識を介さずに自動的に働く自律神経によってコントロールされています。皮膚が得た情報は脳幹で素早く処理され、脳幹の指令を受けた自律神経が発汗や立毛筋の運動、毛細血管の拡張・収縮などを制御して、皮膚の生理作用を助けているのです。

生き生きとした肌、ピンク色で光沢を帯びた爪、適度に発達した爪半月、つややかで、ふさふさとした髪の毛――こうした「元気な」肌と髪は、この皮膚・自律神経・脳幹がつくるシステムがうまく機能していることを示しています。

ところが、心やからだの健康をそこなうと、このシステムは、たちどころに支障をきたし、肌と髪にトラブルをおこします。

皮膚が健康であるということは、心とからだが健康であるということと近似であり、心とからだが健康であれば、皮膚も健康であるといっていいことが多いのです。

見た目の美しさだけを優先したり、部分だけの健康にとらわれていませんか。全身が健康でなければ、元気な肌と髪を得ることはできません。

よい生活習慣を積み重ねよう

心とからだの健康は、健康な暮らしの積み重ねによって得られます。
よい生活習慣を積み重ねれば、心もからだも健康。もちろん、肌も髪も

元気で生きる！

東京警察病院皮膚科部長
五十棲 健 監修

まちがっていないか？
あなたの肌と髪の
「健康常識」

柳原出版

誤った「常識」にとらわれない

元気になります。ところが悪い習慣を繰り返していると、心やからだを病み、肌と髪もトラブルをかかえることになります。

喫煙習慣は代表的な悪習のひとつですが、夜更かしや寝不足もしょっちゅうとなると、肌にも髪にも悪影響を与えます。毎日の生活習慣を振り返ってみましょう。何気なく行っていることのなかに悪い習慣があり、皮膚によくない不健康を積み重ねているかもしれません。

「小麦色の肌」「赤銅色の肌」を健康的だと思っている人たちが、まだまだ多いようです。実際は、日焼けによって皮膚は、紫外線の障害を受け、シミ・シワなどのさまざまな老化現象や皮膚がんをおこすことがわかってきました。しかも、その程度は幼少時からの日焼けの蓄積の多さによるといわれています。

こうした誤った「常識」が、不健康をまねき、皮膚のトラブルをおこしたり、悪化させることも少なくありません。

肌や髪のトラブルがなぜおきるのか、その仕組みについて理解すると、その正確な情報を得ることを通して、あなたの「常識」を修正しておくことが大切です。それが持続する適切なケアの裏づけとなり、トラブルを予防し、疾患の悪化を防ぎます。

はじめに　心とからだの健康が肌と髪の元気をつくる……2

1章 肌と髪を育てる よい習慣・悪い習慣……9

こんな生活習慣が肌のトラブルをまねく……10
自分の肌のタイプを知ろう……18
肌のトラブルはなぜおこるのだろう……20
自分の肌の「元気」をいつもチェック……24
紫外線にもっと敏感になろう……28
こんな生活習慣が髪のトラブルをまねく……32
自分の髪のタイプを知ろう……40
なぜ髪のトラブルがおこるのか……42

2章 元気をつくる！ ヘアケア＆スキンケア……47

肌質に合ったスキンケアがある……48

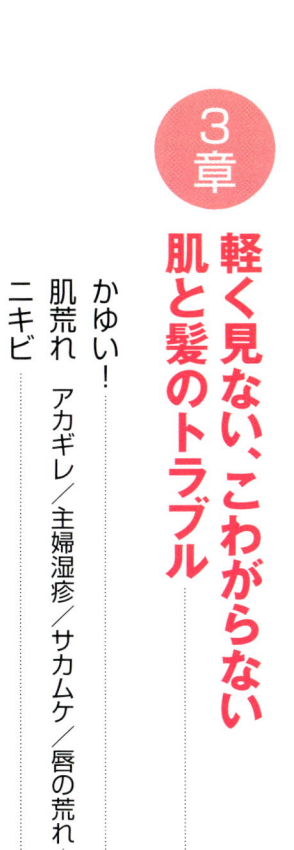

正しい洗顔をしていますか？ ……… 49
正しい入浴をしていますか？ ……… 53
正しい入浴後のケアをしていますか？ ……… 55
紫外線の害から肌を守る ……… 56
冬の肌荒れ、かゆみを防ぐには ……… 60
若々しい手を保つためのハンドケア ……… 62
ハンドクリームの正しいぬり方 ……… 62
正しいヘアケアが元気な髪の毛をつくる ……… 64
正しいシャンプーをしていますか？ ……… 65
正しくリンスしていますか？ ……… 67
正しいドライヤーのかけ方 ……… 68
パーマ、ヘアカラーは信頼できる美容師にまかせる ……… 70

3章 軽く見ない、こわがらない 肌と髪のトラブル

かゆい！ ……… 73
肌荒れ　アカギレ／主婦湿疹／サカムケ／唇の荒れ ……… 74
ニキビ ……… 80
……… 82

4章 肌と髪の気になる悩み ウソ・ホント

アトピー性皮膚炎 ……84
シミ・シワ・タルミ ……86
水虫（白癬）……88
かぶれ ……90
ヘルペス 帯状疱疹／単純性疱疹 ……92
薄毛・脱毛 ……94
フケ症 ……102
じんましん ……104
かみそり負け ……105
あせも ……106
足がくさい！ ……107

毛深い男性は頭部の脱毛症になりやすい ……109
枝毛・切れ毛は、その部分の2〜3cm上で直角にカットする ……110
「朝シャン」よりシャンプーは夜にしたほうが効果的 ……111
白髪を抜くと白髪がふえる ……112
……113

6

- 顔のオデキ、面疔は死の病である ・・・ 114
- 突然、あらわれた目の下のくまは、ゆっくり寝れば治る ・・・ 115
- ニキビあとは一生消えないことがある ・・・ 117
- コラーゲンを肌にぬると肌の張りが得られる ・・・ 119
- 体毛は、そるとよけいに濃くなる ・・・ 120
- 日本人はわきがを気にしすぎ ・・・ 121
- 加齢臭は「オヤジ臭」、女性にはない ・・・ 122
- やけどをしたらすぐアロエをぬれば治る ・・・ 123
- 使い捨てカイロなどでおこる低温やけどは治りにくいことが多い ・・・ 124
- 寝返りが床ずれを防ぐ ・・・ 125
- 皮膚がんにかかりやすい日焼けタイプがある ・・・ 126
- 日焼けサロンで焼けば紫外線の害を心配しないでよい ・・・ 127
- 精神性発汗は顔、わきの下、手のひらなど部分的に汗が出るのが特徴 ・・・ 128
- 爪半月がないのはからだの変調のきざし ・・・ 129
- 爪の色・形は健康のバロメーター ・・・ 130
- アトピー性皮膚炎にかかるのは子ども。成人はかからない ・・・ 131
- ステロイド外用剤は百害あって一利なし ・・・ 132
- ステロイド外用剤はやめて非ステロイド抗炎症剤にしたほうがいい ・・・ 133
- 水疱瘡は子どもの病気でおとなはかからない ・・・ 134
- 足の裏のホクロ・シミは皮膚がんかもしれない！ ・・・ 135

ウオノメだと思ったらナイフで削るとよい

水虫だと思ったら医者にかかったほうがいい

5章 皮膚科に行こう！

Column コラム

皮膚の免疫システムが暴走する！

化粧品は、つける前に簡易パッチテストをしよう

これ、皮膚がん？と思ったら、すぐ専門医へ

温冷交代浴で自律神経の機能を鍛えよう

ふえ続ける病名。皮膚科の世界は奥が深い

シミ・シワが消えるかもしれない！

石鹸を選ぶ

保湿剤を選ぶ

マッサージをしよう！

化粧水を選ぶ

リンスとトリートメント どう違う？

136 137 139 46 72 108 116 118 138 50 53 100 51 66

8

1章

肌と髪を育てる
よい習慣・悪い習慣

よい生活習慣を積み重ねれば、心もからだも健康。
肌も髪も元気になります。毎日の生活習慣を振り返ってみましょう。
なにげなく行っている生活習慣が
不健康を積み重ねているかもしれません。

こんな生活習慣が肌の**トラブル**をまねく

タオルなどで肌を**ゴシゴシ**こするのが習慣になっている

　表皮のいちばん外側を角質層がとりまいています。古くなると垢になってはがれ落ちますが、ゴシゴシこすると、この垢ばかりでなく角質層を傷つけることになります。角質層にはバリア機能といって、水分や脂肪分を保持して肌にうるおいを与え、細菌や異物の侵入を阻止する大切な働きがあります。皮膚を強くこすりすぎると、このバリア機能が破壊され、肌がカサカサになってひび割れることや、あるいはこすった箇所がシミになることがあります。

　一時流行した「アカスリ」は、毛穴が皮脂でつまりがちな脂性の人や、ニキビができやすい若い人にはある程度有効かもしれませんが、乾燥肌の人や五十歳を過ぎた壮年・老年の人たちにはおすすめできません。

　肌は石鹸をつけて手でなで洗いすれば十分。それでも気になるよ

うなら、一度洗い流してからもう一度洗うか、石鹸をつけたまま少しおいて、なで洗いすればいいのです。

夜更かしをすることが多く睡眠不足だなぁと思う

肌の新陳代謝がとくに活発になるのは、夜の10時ころから夜中の2時ころだといわれています。このころに寝ないで起きていたり、睡眠が不足がたまると、肌の新陳代謝がうまくいかず、肌荒れをおこしたり、ニキビをつくる原因になります。夜12時くらいには就寝し、7〜8時間は睡眠をとるようにしたいものです。

嫌いなものは食べず食事時間が不規則なときが多い

食事は、好き嫌いをいわず、「1日30品目」を目標にバランスよく、しかも規則正しく食べましょう。なかでも現代の日本人は、一般的に野菜不足なので、野菜を積極的にとるようにしたいものです。また、最近は肉食中心の洋風料理にかたむきがちですが、日本の伝統食にもっと目を向けるべきです。日本が世界に誇る長寿国であることから、日本食は世界の注目を集めています。

生活習慣チェック！

☐エアコンをこまめに調節、室内を乾燥させない。

☐こたつや電気毛布のなかに長時間入らない。

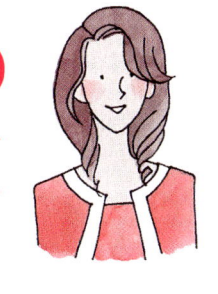

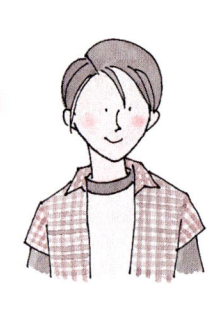

生活習慣チェック！

□熱い風呂に入らない。
□唐辛子やコショウなどの刺激物が入った食べ物をたくさんとらない。

しかし、体質は個人個人違います。体質に合わせた栄養バランスを考えましょう。「自分にとってよかったから」は、他の人に通用するとは限りません。

たとえばニキビのできやすい脂性肌の人は、脂質の摂取をひかえめにしなければいけません。また動物性脂肪よりは植物性脂肪を摂取したほうがいいのです。また、赤ら顔の人、顔がほてりやすい人、汗をかきやすい人は、辛いものやアルコールをひかえたほうが無難です。

また、自分が大丈夫でも、他の人にはアレルギー症状が出る可能性のある食べ物もあります。

毎日お酒を飲み飲みすぎてしまうこともある

お酒には、気持ちをリラックスさせ、疲れをいやして、ストレスを解消する効果があります。自分の体質にあわせて適量いただくのならば、肌にも悪いわけはないのですが、毎日飲むのは肝臓にも負担をかけ、からだにもよくありません。

また、お酒を飲むと血行がよくなり、皮脂の分泌が活発になるため、肌のあちこちがかゆくなったり、翌日にニキビができたりする

ことがあるので、あくまで各人の適量に合わせて「ほどほどに」とどめることがたいせつです。

酔っ払って顔も洗わずにそのまま寝込んだりしていませんか。とくに女性がメークを落とさずに寝込むのは、厳禁。残った脂分やほこりなどが毛穴をふさぎ、ニキビや吹き出物の原因に。

太りすぎを気にして極端な**ダイエット**をしている

たんぱく質や脂質は太るもとだからといって、まったくとらないといった極端なダイエットをするのはよくありません。私たちの健康な肌は、たんぱく質や脂質で成り立っています。たんぱく質や脂質が不足すると、肌のみずみずしさを失ってシワがふえ、またバリア機能が弱くなって、トラブルをまねきやすくなります。

極端なダイエットをする若い女性にときどき見られる「色素性痒疹(しん)」という一風変った疾患は、その例です。かゆみのある小さな発疹が上半身にできることが多く、発疹が引いた後、色素が沈着し、再発を繰り返して、肌に網目状の文様を残すことがあります。何事も適度に行うことが大切。無理なダイエットはやめましょう。

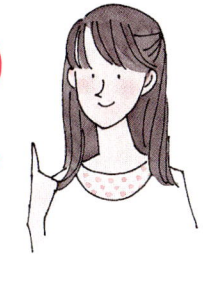

生活習慣チェック!

☐ お酒は、ほどほどに。
☐ 肌を刺激する着衣は避ける。

生活習慣チェック！

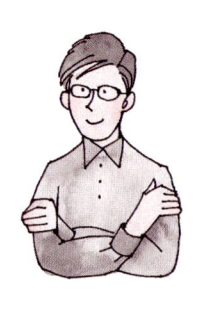

□ 皮膚を強くこすらない、かかない。

□ 洗濯は石鹸分を残さないように、よくすすぐ。

タバコをずっと習慣的に吸い続けている

男性の喫煙率は激減していますが、若い女性の喫煙率は上昇しています。タバコは、肺ガンなど臓器のガン化の確率を高めるほか、肌にも悪い影響を与えます。

タバコを吸うと、血管が収縮して血行が悪くなり、またタバコの煙に含まれる一酸化炭素は血液が酸素を運ぶ働きを妨げます。その結果、皮膚の新陳代謝がとどこおり、肌はうるおいを失って、肌荒れなどのトラブルをおこしやすくなります。

タバコの煙に含まれるニコチンも、肌の大敵です。ニコチンは血流中に含まれると、体内に蓄えられたビタミンCを破壊します。成人が1日に必要とするビタミンCの量は50mgといわれています。ところが、タバコを1本吸うと、ニコチンによって25～100mgものビタミンCが破壊されるといわれています。

ビタミンCには、メラニン色素の代謝をおさえる働きがあり、シミやソバカスの発症を抑制します。また、真皮の線維の形成をうながす作用もあって、シワができるのをおさえるといわれています。

ニコチンによるビタミンCの破壊が、肌の健康をいかにそこなう

運動をするよりも
どうしても他の時間を優先してしまう

運動をすると、血行がよくなり、肌の新陳代謝も活発になります。

運動が苦手、忙しいという人は、どうしても他の時間を優先させて、運動をしなくなります。自分のからだは、死ぬまで使い続けなければなりません。適度な運動は、からだをできるだけ長く、正常に働かすための潤滑油といえます。

ただし運動も「適度に」が大切。ウォーキングやストレッチ体操のようなやや汗ばむ程度のもので十分です。「スポーツ障害」ということばがあるように、過激な運動は、日常生活に支障をきたす障害を与えるばかりでなく、疲れをあとに残して肌のトラブルの原因をつくります。

また運動をする場合、注意したいことがあります。水泳をしたあとは、必ずプールの水を皮膚から流しとる、運動で汗をかいたら必ずシャワーを浴びるなどです。プールの水には塩素が含まれているかが、おわかりいただけたと思います。

タバコは肌にとっても百害あって一利なし。健康な肌、元気な肌をのぞむなら、いますぐ、タバコを吸うのをやめましょう。

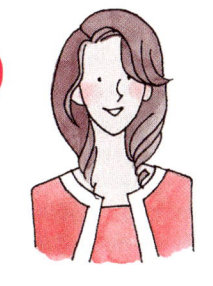

生活習慣チェック！

☐午前10時から午後2時までの外出は紫外線に注意。
☐睡眠を十分にとる。

生活習慣チェック！

☐ タバコは吸わない。
☐ 足を毎晩、ていねいに洗う。

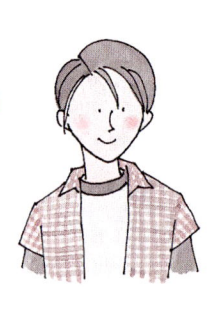

午前10時から午後2時ころまでの間 外ですごすことが多い

色白は不健康と見られ、夏には肌を小麦色に焼くことが奨励された時代がありました。つとめて日光にあたるようにしないと、脊柱の変形で知られるくる病になるといわれた人もあると思います。しかし今日ではむしろ、日光にあたることはよくない、肌にとって色白はむしろ健康のしるしとまでいわれるようになっています。

日光が肌によくないのは、そのなかに含まれる紫外線のせいです。紫外線は皮膚の老化を早め、若い頃から蓄積された障害が、のちになって皮膚がんに結びつくことも少なくありません。午前10時ころから午後2時頃までは、紫外線がもっとも強いときなので、この時間帯にはなるべく外に出ないほうがいいのです。

仕事がら、そうもいかないという場合は、紫外線と上手につきあ

16

ストレス解消ができず よくイライラ、カリカリしている

同じようなストレスを受けても、その感じ方は人によって違います。障害の出方もいろいろで、肌の新陳代謝、バリア機能に変調をきたし、肌荒れを起こしたり、ニキビや吹き出物をつくることもあります。アトピー性皮膚炎の患者のなかには、ストレスで自傷行為に走り、皮膚をかきむしって皮膚炎をいっそう悪化させる例もあります。

現代生活にストレスはつきものですから、ストレスを感じない方法はないかもしれませんが、少なくとも健康をそこなうことのない方策はあるはずです。

ストレスのもとになっている事態に正面から向き合い、その問題点をとり除くようにつとめましょう。ストレスから逃げようとすると、いっそうストレスをかかえることになりかねません。正面から向き合っても解決できない場合は、今の時点では解決できない、あるいは自分では解決できないとして「あきらめる」ことが肝心です。

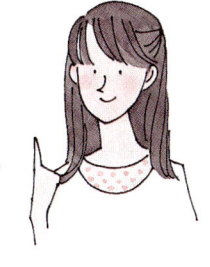

っていくしかありません。紫外線にあたるのをつとめて避けるようにして皮膚に強い炎症を起こさないようにします。

生活習慣チェック！

☐ 汗をかいたままにしておかない。
☐ 顔に髪の毛先があたらないようにする。
☐ 靴は、つとめて脱ぐように心がける。

自分の肌のタイプを知ろう

水分と皮脂量によってタイプが分かれる

私たちの肌は、皮膚のいちばん外側にある角質層に保たれている水分と皮脂量によって大きく左右され、それぞれの量とバランスによって、「ふつう肌」「脂性肌」「乾燥肌」「脂性乾燥肌」の4つのタイプに分かれます。

自分の肌がどのタイプに属するのかを知ることは、とても大切。自分の肌のタイプにあわせたケアをすることによって、それぞれの肌タイプがまねきやすい悩みやトラブルを最小限にくいとめることができます。

ただし、それぞれのタイプも、季節や環境、年齢、また女性では月経周期などによって変化します。「己を知れば百戦危うからず」。自分の皮膚の状態について、正しい知識をもちましょう。

ふつう肌 水分と皮脂が適量、またバランスよく含まれていると、うるおいのある健康な肌になりますが、「ふつう肌」はそれに近い肌といえます。

脂性肌 皮脂の分泌が過剰なため、ベタついた感じで、ニキビに悩まされやすい肌です。Tゾーンのカサつきと頭のフケもこの肌タイプの人によく見られる特徴ですから、乾燥肌と勘違いしないように注意しましょう。

乾燥肌 水分も皮脂も不足がちで、Tゾーン以外の部分が広範囲にカサつきやすい肌。バリア機能が低下するとくに冬にかゆみを生じたり、ちょっとした刺激で皮膚炎ができたりします。一般に高齢になると乾燥肌になりますが、幼少のころから同様の特徴を示す場合は「敏感肌」あるいは「アトピー性肌」などといいます。

脂性乾燥肌 べたついたところとカサカサしたところが混在しているタイプ。「脂性肌」と「乾燥肌」の両方の悩みやトラブルを生じることがあります。

あなたの肌はどのタイプ？

水分量 多

Tゾーンとは額・鼻・あごのこと。顔のなかで皮脂の分泌が活発な部分です。

少 ← → 多　皮脂量

少

ふつう肌
肌のきめが細かく、うるおいがあり、ふっくらとして、弾力があります。毛穴も目立ちません。

脂性肌
肌がべたついた感じで、毛穴が目立ちます。とくに起きがけはTゾーンがテカテカ光ります。洗顔後もほとんど肌がつっぱりません。思春期に多くみられます。

乾燥肌
紫外線を多めに浴びた夏、また乾燥した冬になると、肌がカサつきます。洗顔後に肌がつっぱる感じがするのも特徴で、高齢者に多くみられます。

脂性乾燥肌
顔のTゾーンなどが脂っぽくべたついた感じなのに、目のまわりや、その他の部分がカサついた感じの肌です。中年期に多くみられます

肌のトラブルはなぜおこるのだろう

肌の「バリア機能」が低下する！

皮膚は、大きく三つの層から成り立っています。外側から順に表皮、真皮、皮下組織です。

私たちが肌といっているのは、最も外側の表皮のことで、厚さわずか0・2㎜しかありませんが、私たちのからだにとって、きわめて重要な働きをしています。

そのひとつが「バリア機能」です。

バリア機能とは、皮膚の水分の蒸発をおさえて、しっとりとした柔らかさを保ったり、外からの異物の侵入や刺激を防いで、からだを守る働きのことです。肌のトラブルは、その低下からおこります。バリア機能をになっているのが、表皮のいちばん外側にある角質層。私たちが皮膚あるいは肌とよんでいる部分です。

乾燥肌の人は、この角質層の水分や皮脂量が不足しているため、外気が乾燥する冬になるととくに、肌の表面が硬く、カサカサになります。また肌のタイプにかかわらず、角質層表面に微生物がふえたり、皮膚が炎症をおこしたりすると肌がカサついてきます。この場合、角質層にすき間ができて、外から異物が侵入しやすくなり、皮膚炎やトビヒ、イボ、ミズイボなどの感染症をおこすことも多くなります。

ただし、同じ角質層でも手のひらと足の裏は、角質層がきわめて厚く、皮脂腺がありません。とくにかかとは大人になると角質層が100層以上にもなり、内部からの水分補給が間に合わず、空気が乾燥しがちな冬の気候では、コチコチになってひび割れることもあります。

「もち肌」であるためには

健康な肌では、皮脂、天然保湿因子（NMF）を含む

表皮の構造

角質層

強い結合をもつたんぱく質、ケラチンがよろいの役割を果たすとともに、間にセラミドという脂肪膜をはさんで天然保湿因子（NMF）を保ち、うるおいを与えています。表面は汗と皮脂による皮脂膜におおわれ、弱酸性を保って細菌の繁殖をおさえ、水分の蒸発を防いでいます。

基底層

表皮のいちばん内側にあり、基底細胞がたえず細胞分裂を繰り返して新しい皮膚をつくり、上部層へ押し出す働きがあります（皮膚のターンオーバー）。紫外線の刺激によって生まれるメラニンが上部層へ送られるのもこの働きによります。

メルケル細胞

基底層にあり、神経の最終末端装置のような役割をになう触覚受容細胞ではないかと考えられています。

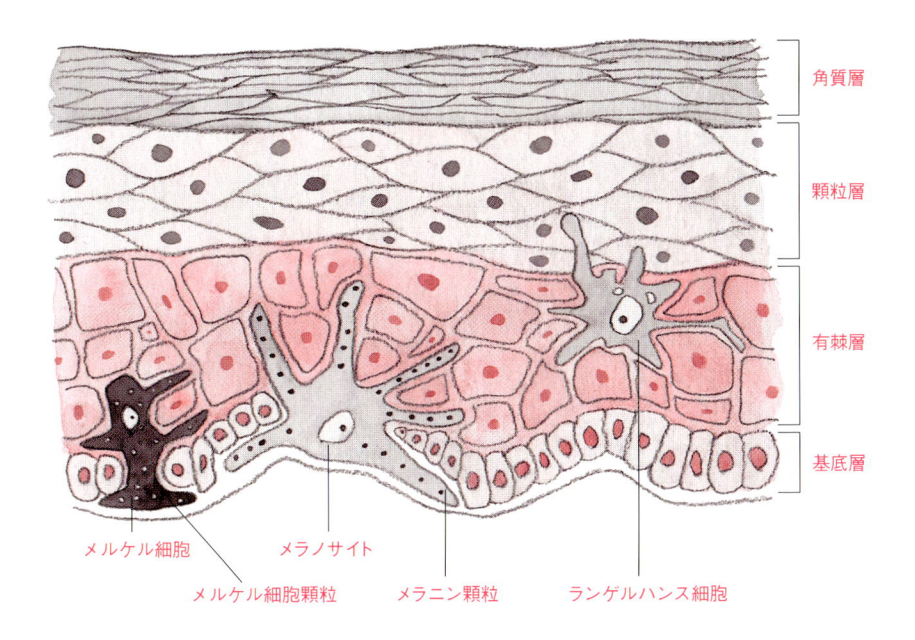

（図：表皮の構造）

角質層 / 顆粒層 / 有棘層 / 基底層

メルケル細胞　メラノサイト
メルケル細胞顆粒　メラニン顆粒　ランゲルハンス細胞

メラノサイト

紫外線を受けるとメラニン色素を増やしてメラニンを形成、肌を黒くし、紫外線の害からからだを守る働きをします。太陽の光を浴びると肌が黒くなるのは、その後、紫外線に強い肌をつくるためなのです。

ランゲルハンス細胞

角質層と基底層の間にあって、外部から侵入してきた物質の情報をリンパ球に伝え、皮膚の免疫システムの主役をになっています。

角質細胞が何層にも重なり、その間を、セラミドを主成分とする細胞間脂質がきっちり埋めています。この緊密な構造によって、皮膚は異物の通り抜けるのを妨げ、水分をほどよく保つことができるのです。

また、健康な人の肌の表面は適度な皮脂と汗の分泌によって弱酸性状態になっており、細菌の繁殖をおさえるようになっています。

健康な人の肌がきれいで、うるおいがあるのは、肌の角質層のバリア機能が十分に働いているからです。昔の人は、このような肌を「もち肌」といいました。

肌はターンオーバーを繰り返す

健康な肌では、バリア機能を十分に発揮するために、角質層が、つねに新陳代謝を繰り返しています。これを皮膚のターンオーバーといい、表皮のいちばん内側で基底細胞として生まれた角質細胞は、分化しながらしだいに外側に移動して角質層となり、ついに垢となってはがれ落ちます。この間約6週間といわれています。

古い角質層が垢となってはがれ落ちる一方で、表皮のいちばん内側では、また新しい基底細胞が生まれ、角質細胞に育っていきます。

こうして角質層は絶えず世代交代をしています。

角質層は、何でできているのでしょうか。おもにケラチンというたんぱく質からできています。ケラチンは通常のたんぱく質とくらべ、SS結合という強い結合もっているために、安定した硬い物質になります。私たちが、紀元前につくられたエジプトのミイラを、今日になってなお見ることができるのも、人間のからだが、ケラチンによっておおわれているからです。

少し意外な感じがしますが、爪や毛もケラチンでできています。硬くて、耐久性があるので、肌をおおう角質層の主成分をソフトケラチンとよぶのに対して、ハードケラチンとよんでいます。

表皮の下には真皮があります。真皮は、コラーゲンとエラスチンという弾力性にとんだたんぱく質線維で成り立ち、健康な皮膚の「張り」の源になっています。毛包と皮脂腺・汗腺、さらには血管、リンパ管、神経なども真皮のなかを通っています。

皮膚のターンオーバー

表皮はからだを守るために表面の角質層を新しいものに作り変えます。基底層で新しい細胞が生まれ、角質層の古い角質細胞がはがれ落ちるまで6週間程度といわれています。

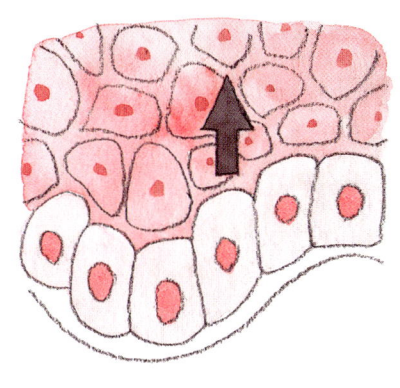

1 表皮の最下層、基底層にある基底細胞が分裂し、新たな細胞が上層へ押し上げられます。

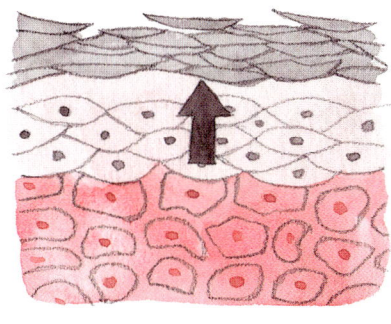

2 さらに分裂を繰り返し、有棘細胞、顆粒細胞、角質細胞へと変化しながら上昇します。

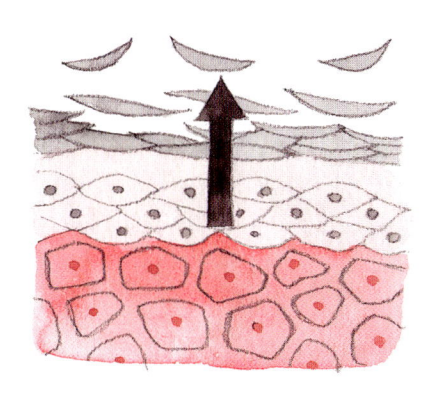

3 角質層の表層は、新しい角質層にとって変り、古い角質は垢となってはがれ落ちます。

自分の肌の「元気」をいつもチェック

肌のタイプは遺伝的形質が大きく関与していますが、その状態は、年齢、部位、季節や体調によって変わります。季節による影響が大きいのは気温・湿度、紫外線の強さや量です。

春から夏は肌が不安定。紫外線対策を万全に

春から夏にかけては気温・湿度が高くなるため、皮脂の分泌が活発になり、「脂性肌」の人は、ニキビや吹き出物で悩むことが多くなります。

また日中、紫外線を浴びる機会が多くなり、シミやシワの原因をつくります。真夏ではないからと安心せず、外出するときばかりでなく、ベランダに出るときなども、紫外線防止ケアを怠りなく。

真夏は、なんといっても紫外線から肌を守ることに注

春
気温の変動に肌の機能が対応しきれない場合があります。皮脂の分泌が過剰になったり、水分が失われてカサつくことも。気づかないうちの日焼けにも注意。

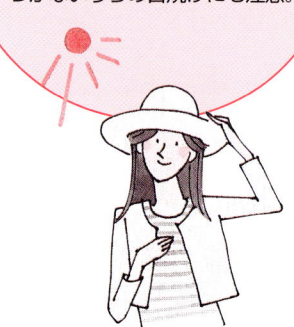

夏
汗をかくことが多く、不潔になって細菌やカビが繁殖しやすい時期。暑さでかゆみを感じやすくなるのでアトピー性皮膚炎やじんましんが悪化することも。日焼け、虫刺されにも注意しましょう。

意を払うこと。直接、日にあたらないようにする、あるいは日焼け止めのケアをして、日焼けをしないようにするにこしたことはありませんが、もし日焼けをしたらすぐに、症状が軽くなるようにつとめること。日焼けの程度は、肌の体質によってことなります。ひどい場合は、皮膚科専門医をたずねましょう。

紫外線は、化粧品の脂分や皮脂を活性酸素と結びつけ、過酸化脂質に変える働きもあります。過酸化脂質は皮膚のターンオーバーに悪影響をおよぼし、真皮の弾性線維（エラスチン）を老化させ、シワのもとをつくったり、皮膚がんに結びつけるこわい物質です。

秋から冬は、肌の乾燥に備えて

秋は夏に受けた肌のダメージをケアし、冬に備える時期です。

冬は寒く、外気が乾燥していますから、肌の水分が蒸発しがちです。「ふつう肌」の人でもカサつくことがあり、「乾燥肌」の人は、いっそう水分・皮脂が不足し、

秋
春から夏にかけての紫外線によって皮膚が傷んでいます。また、気温の低下によって皮脂量が低下し、乾燥肌の人は、肌のカサつきが始まります。

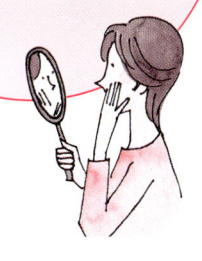

冬
気温が低く、空気が乾燥しているため、角質層に十分な皮脂膜が形成されず、角質層も水分・皮脂量が不足気味。乾燥肌の人はかゆみ、肌荒れ、アカギレなどが生じやすくなります。

25

かゆみや手荒れ、湿疹などをおこしやすくなります。また、肌ばかりでなく唇も荒れることが多く、ガサガサしたり、皮がむけたりします。唇は粘膜で、他の皮膚と違って、角質層はあっても毛や皮脂腺がありません。そのためバリア機能が弱く、外からの刺激に対して肌よりも、はるかに繊細です。

肌の状態は性ホルモンによって大きく変わる

女性は月経周期に応じて女性ホルモンのエストロゲン（卵胞ホルモン）とプロゲステロン（黄体ホルモン）の分泌量が変化します。エストロゲンの分泌が多いと、肌の皮脂量がおさえられ、プロゲステロンの分泌が多いと、肌の皮脂量がふえます。

基礎体温の高温期にあたる排卵後から次の月経までの約2週間（黄体期ともいいます）で、ニキビや吹き出物ができやすく、肌が荒れる人もいます。

またこの時期の女性の肌は、紫外線にも弱くなってい

ます。紫外線に対する予防対策につとめ、肌に化粧品の脂分や余分な皮脂を残して、紫外線がもたらす悪い影響を受けないように気をつけたいものです。

閉経後の女性の場合は、女性ホルモンが減少して、男性ホルモンの影響を受けるようになるため、皮脂量が多くなって肌がベタついたり、荒れたり、体毛が濃くなることもあります。

男性では、思春期から男性ホルモンが急に活発に分泌、肌に皮脂量がまして、ニキビをつくる原因になります。

加齢、食生活によっても肌の状態は変る

加齢による肌の老化は男女ともにしだいに進み、天然保湿因子や細胞間脂質が減少して、皮膚が乾燥しやすくなり、肌のトラブルがおこりやすくなります。

食生活も肌に大きな影響を与えます。油っぽいものや乳製品を好んで食べる人は、皮脂の分泌が活発になって、ニキビができやすくなります。栄養バランスが悪くても、肌がカサついたり、出来物ができたりします。

女性ホルモンと肌の状態

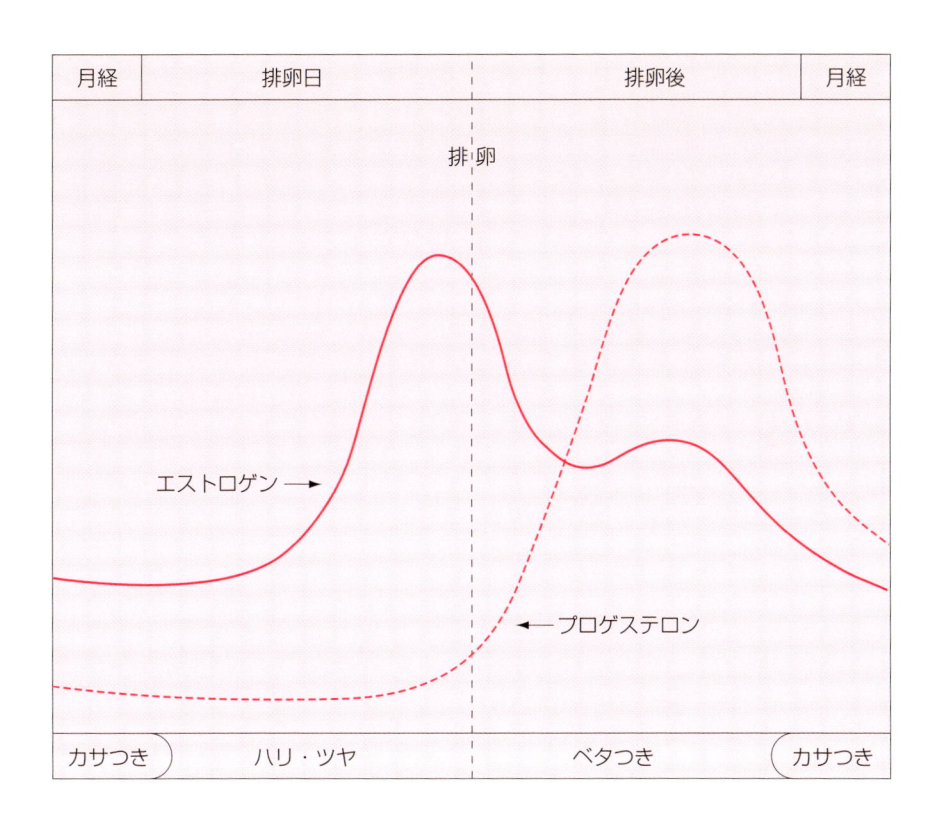

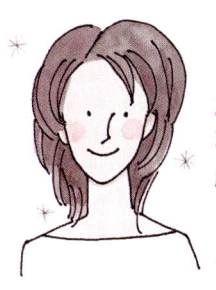

| 月経 | 排卵日 | 排卵後 | 月経 |

排卵

エストロゲン →

← プロゲステロン

カサつき　ハリ・ツヤ　ベタつき　カサつき

エストロゲン が多いと

肌にツヤが出ます。とくに分泌がピークになる排卵直前は、ハリ・ツヤとも最高。

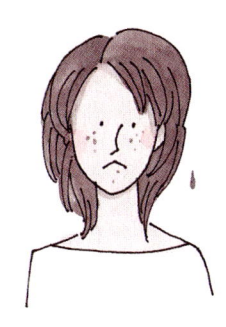

プロゲステロン が多いと

排卵後から月経前は皮脂分泌が活発に。ニキビなどの肌トラブルが多くなります。

紫外線にもっと敏感になろう

紫外線にはUVA・UVB・UVCがある

太陽は、さまざまな電磁波を地球に向けて放射しています。そのなかには赤外線、可視光線とともに紫外線（UV）が含まれています。

紫外線は、波長の長いものから順にA波・B波・C波があります。

A波は曇りの日でも地上に届いていて、これを浴びると皮膚内部にメラニンがつくられ、皮膚の色を黒くします。日焼けサロンで皮膚の色を黒くさせるのは、このUVA波です。

B波は春から夏の強い陽射しのなかに多く含まれ、強烈なエネルギーをもっていて、皮膚を赤くほてらせ、日焼けをおこさせます。

紫外線はオゾン層を突き抜ける

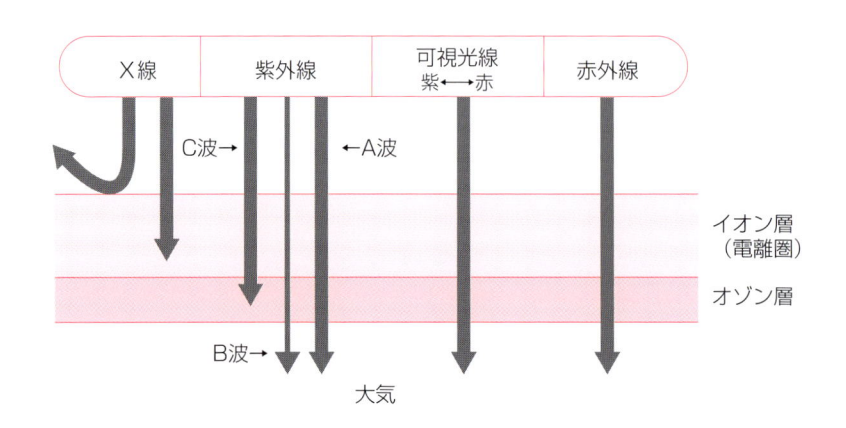

| X線 | 紫外線 | 可視光線 紫←→赤 | 赤外線 |

C波→　←A波

イオン層（電離圏）

オゾン層

B波→　大気

28

日焼けといっても軽視できません。紫外線にあたる時間が長ければ、やけどと同じ状態になり、発熱し、からだがだるくなり、ときには死に至ることもあります。C波は殺菌作用の強い紫外線で、地球をとり巻くオゾン層に吸収されて、地上には届いていないといわれてきました。ところが近年、スプレー缶などから発するフロンガスの増加によって、オゾン層の一部が破壊されていることがわかり、C波による人体への悪影響も心配されています。

紫外線がこわいのは、障害が蓄積すること

日焼けは、赤くほてったような状態や火ぶくれになっても、やがて黒ずみ、皮がむけて、快方に向かいます。また焼けて黒くなった肌も、やがてもとの色にもどるのがふつうです。

しかし、紫外線がこわいのは、こうした急性の障害が回復しても、小さな影響が蓄積していき、慢性的な皮膚障害に結びつくことです。

紫外線が最も強いのは6月

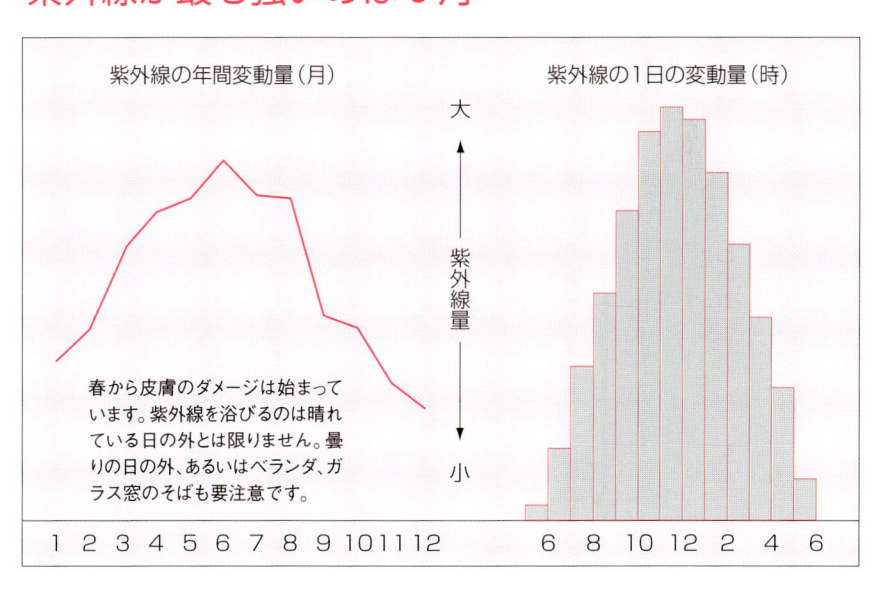

紫外線の年間変動量（月）

春から皮膚のダメージは始まっています。紫外線を浴びるのは晴れている日の外とは限りません。曇りの日の外、あるいはベランダ、ガラス窓のそばも要注意です。

1 2 3 4 5 6 7 8 9 10 11 12

紫外線の1日の変動量（時）

大 ← 紫外線量 → 小

6 8 10 12 2 4 6

日焼けが皮膚がんの原因になることも

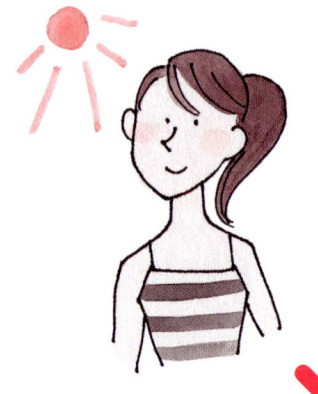

日に焼ける
UVカットをせずに強い紫外線を浴びるのは絶対にやめましょう。

赤くなる
日に焼けると肌は赤くなり、ヒリヒリします。その程度には個人差があります。

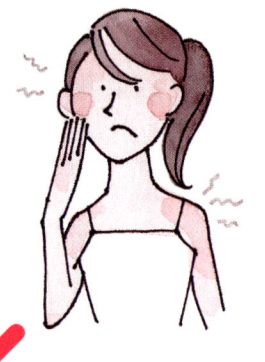

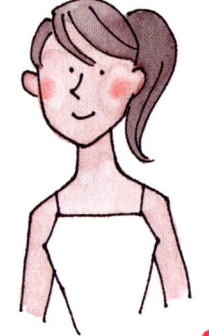

黒くなる
焼けたところが褐色あるいは黒っぽくなります。これは真皮を守る防御反応です。

シミ・シワができる
黒くなった皮膚はむけてはがれますが、シミ・シワになり、皮膚がんに発展することも。

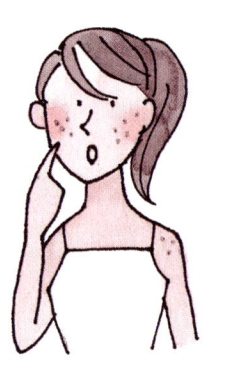

紫外線は物質を通過するとき、物質にエネルギーを与えます。エネルギーを受けとった物質は化学的に不安定な状態になり、他の物質と結びつきやすくなります。よく知られているのが活性酸素です。活性酸素は無差別に酸化反応をおこし、核酸やたんぱく質を切断、過酸化脂質を生んで、皮膚組織にさまざまな障害を残します。シミ・シワばかりでなく、腫瘍、皮膚がんも、その主要な原因のひとつは紫外線であることがわかってきました。症状は、かなりの年月が経過してからでも現れるので、高齢になってから思い知らされることが多いのです。その現れ方は人種および個人差も大きく、同じ素質ならば幼少時から成人になるまでに、紫外線をどのぐらい浴びたかが、大きくかかわっています。

今でも、子どもは表で元気に遊ぶ子がよい子で、家の中にばかりいるモヤシっ子はよくない子だと思っているおとながいます。外で遊ぶのが悪いわけではありませんが、日中、表で長時間遊ぶのはおすすめできません。いつまでも若々しい肌を保ちたいならば、小さい頃からあまり外に出ないか、つねに紫外線防御対策を怠らないこと、これしかないようです。

紫外線による障害には個人差がある

紫外線を浴びて肌が黒くなるのは、表皮の下層にあるメラノサイト（色素細胞）がつくるメラニンという物質のせいです。このメラニンは、紫外線を透過しない性質があり、紫外線をそれ以上、深部に届かせないように、真皮を守る働きをしています。

生じたメラニンは、健康な皮膚ならば、ターンオーバーによって角質層に押し上げられ、垢となって消え去ります。しかし、なかには色素沈着をおこして消えず、シミになるものがあり、それが問題です。

このメラノサイトがメラニンを生成する能力の高さは黒色人種、黄色人種、白色人種の順で、皮膚がん発現頻度の高さはその逆です。ところが、同じ黄色人種が海辺で同じ陽射しを浴びても、肌がすぐ真っ赤になる人もいれば、多少茶色くなる程度の人もいます。これはメラニン生成能力に遺伝的な個人差があるためで、日焼けが皮膚がんに結びつく度合いにも、個人差があります。

こんな生活習慣が髪のトラブルをまねく

食べ物に好き嫌いがあり食事時間がまちまち

髪の毛は、ほとんどがケラチンというたんぱく質で成り立っています。たんぱく質を十分に摂取していないと、つやがあって、丈夫な髪は育たないし、ダメージに対する頭皮の修復力も弱くなります。

また、たんぱく質だけをとればいいというわけではなく、いっしょにビタミンやミネラルをバランスよくとってはじめて、摂取したたんぱく質は、髪の毛に必要なたんぱく質に分解されます。

肉や魚、大豆製品などのたんぱく質は野菜や海藻などビタミン、ミネラルを多く含む食品といっしょにとるようにしましょう。

肉類や油物は、とりすぎてもよくありません。血中コレステロールが増えて動脈硬化をおこしやすくなるため、頭皮への血の流れが悪くなり、薄毛・脱毛などの原因をつくります。

食べ物に好き嫌いがあり、食事時間がまちまちだと、どうしても

たんぱく質やミネラルの摂取を極端に減らすダイエットをしている

栄養不足、あるいは栄養バランスが悪くなります。毛髪が細くなる、毛髪がなかなか伸びない、毛髪の色が薄くなる、つやがなくなる、抜け毛・切れ毛が多くなる、といったさまざまなトラブルは、栄養の問題に起因することが多いのです。

カロリーのないコンニャクなどで満腹感を得て、肉や魚、大豆製品など、たんぱく質を多く含む食品の摂取量を大幅に減らす極端なダイエットがあります。

これでは、からだをつくるのに必要なたんぱく質をとっていないことになりますから、元気な髪が育つわけはありません。毛包（42ページ参照）が小さくなり、ヘアサイクルが短縮されて、薄毛・抜け毛をまねくことになります。

また、ミネラル、とくに血液中の亜鉛の量を激減させると、体内でのたんぱく質の合成がうまくいかず、たんぱく質摂取が少ないのと同じことになります。

最近は女性でも、極端なダイエットが原因で薄毛になる人が見られるので注意しましょう。

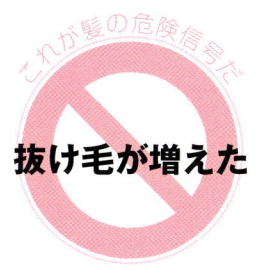

これが髪の危険信号だ　抜け毛が増えた

1日に50〜100本ぐらいなら正常。本数ばかりでなく、抜けた髪の状態も調べましょう。部分的に抜ける、細い毛が混じる、などは要注意。

これが髪の危険信号だ

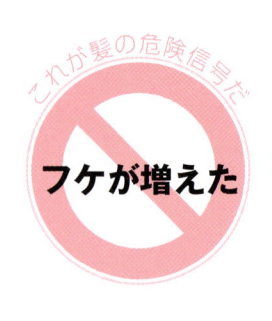

フケが増えた

毎日ていねいに洗髪をしているのに、それでもフケが、目だってふえてきたら、洗浄力が強すぎるシャンプーで頭皮の脂分をとりすぎているのかも。

ついつい夜更かしをしたり睡眠不足の日が多い

髪の毛は、頭が眠っているあいだに成長・再生します。夜更かし、睡眠不足をすると、その間、血液によって運ばれる栄養が別の組織にまわされ、毛根部にあって、成長・再生の源になっている毛母細胞（42ページ参照）にまでいきわたりません。昼に髪の毛や頭皮に受けたダメージが回復しないことになります。

忙しい、面倒くさいといって洗髪を怠りがち

頭皮には、つねに皮脂が分泌されています。これは頭皮のバリア機能のひとつで、表面を弱酸性に保つことによって、細菌の繁殖をおさえているのです。

清潔にしておかないと、皮脂量が多くなりすぎて毛穴をふさぎ、髪の生育をおさえるほか、皮脂をえさにするマラセチアという微生物や細菌を過剰に繁殖させることになります。頭皮にはびっしり髪が生えていて、汗が蒸発しにくいということも大きな要因です。

細菌や微生物が皮脂を分解すると、それが刺激物質になって頭皮

34

昼間外でスポーツをしたり日中、外出することが多い

肌の日焼けは気にする人も、毛髪の日焼けについては、目に見えにくいだけに、あんがい気にとめない人が多いようですが、じつは、毛髪は肌の3倍の紫外線を浴びているといわれています。

過度の紫外線を浴びると、毛髪は脱色して傷み、頭皮が日焼けして炎症を起こし、脱毛の原因になります。

昼間、外でスポーツをするときは帽子を、日中外出するときは、帽子や日傘を忘れずに。

シャンプーを使いすぎていたり1日に何度も洗髪する

清潔好きも度を超すと問題になります。

汚れを落としたい、脂っぽい気がする、フケが出るというので、

にかゆみや炎症が起こり、髪のターンオーバーの速度が早まってフケ症になります。

フケ症はひどくなると毛穴をふさぐばかりでなく、フケ症脱毛をもたらすことがあります。

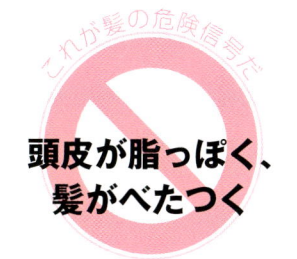

これが髪の危険信号だ
頭皮が脂っぽく、髪がべたつく

脂っぽいフケが出て、かゆいようなら、脂漏性皮膚炎になっているおそれも。

髪が細くなってきた

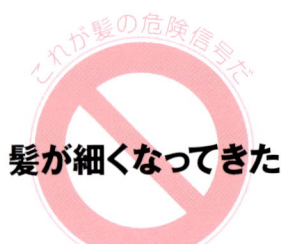

これが髪の危険信号だ

まとまって産毛のような毛になっていたら、薄毛や脱毛の前兆ということも。

1日に何度も洗髪する人、洗髪のさいにシャンプーを大量に使う人がいますが、過ぎたるは及ばざるがごとし、です。

頭皮の角質を傷つけ、天然保湿成分（NMF）を失い、バリア機能を弱めてしまいます。その結果、かえってフケが出たり、頭皮に微生物を繁殖させたり、皮膚炎を発症することもあります。皮膚炎は、抜け毛の原因になります。

シャンプーを使ったら、十分にすすぎ、よく落とすことも忘れてはいけません、シャンプー液を頭皮に残すと、毛根を痛めます。

一時「朝シャン」ということばがはやりましたが、シャンプーは1日に1回、夜にするのが理想。その日の汚れを落とすためです。

最近、ずっと強いストレスを感じ続けている

髪の毛は一定の「ヘアサイクル」によって生まれ変わります。その新陳代謝を支配しているのが、毛根の下部にある毛乳頭（42ページ参照）といわれる部分です。

強いストレスを受けると、交感神経と副交感神経がアンバランスになって、毛細血管が収縮し、毛乳頭への栄養補給が不十分になります。その結果、ヘアサイクルが阻害され、薄毛・抜け毛の原因に

なるのです。

円形脱毛症は、自己免疫という特殊な病態でおこるといわれていますが、ストレスが誘因となることは昔からよく知られています。

ドライヤーを髪の毛の近くで長時間かける

強い熱と乾燥を与えると、髪の毛の表面をおおって、外からの刺激を防いでいるキューティクル（毛小皮 43ページ参照）がはがれやすくなり、枝毛など、髪の毛のトラブルの原因になります。

ドライヤーは髪の毛から10cm以上は離し、短時間で乾かすようにしましょう。

ただし、ドライヤーで熱風をあてると髪の毛を傷めるといって、濡れたまま寝る人がいますが、髪の毛は水分を含むと膨張し、摩擦に弱くなります。ドライヤーで乾かして寝るほうがいいのです。

タオルで濡れた髪をゴシゴシ拭いたり強く、何度もブラッシングする

濡れた髪は水分を含んで膨張し、摩擦に弱くなっています。タオルでゴシゴシこすると、切れ毛や枝毛にしてしまう危険があります。

これが髪の危険信号だ
枝毛や切れ毛が多い

無理なブラッシングや熱いドライヤー、パーマやヘアダイなどによる損傷が考えられ、広い範囲におよんでいるかもしれません。

水分をこすり落とすのではなく、吸いとるようなつもりで髪の毛にタオルをあてます。

ブラシやくしも、髪が濡れているときにはなるべく使わないようにしましょう。またブラシやくしを使うときは、強い力で引っ張らないこと。髪の毛のキューティクルを傷めて、枝毛をふやすことになり、さらには毛根や頭皮までそこなうことになりかねません。

パーマをすること ヘアカラーをすることが好き

髪の毛は、無数のたんぱく質の線維が結び合って、強さを保っています。

パーマは、髪の毛の表面を包んでいるキューティクル（毛小皮）のすき間から、還元剤をしみこませて繊維の一部を切り、カールした後に酸化剤で再び結合させてウェーブをつくります。

ところが、再結合させた髪の線維の結びつきは、完全に復元しません。キューティクルが浮き上がって、切れやすくなったり、枝毛になったりすることがあります。パーマを頻繁にかけないように、強くかけすぎないように気をつけましょう。

カラーリングもヘアダイなどは、着色を長く保たせるため、色素

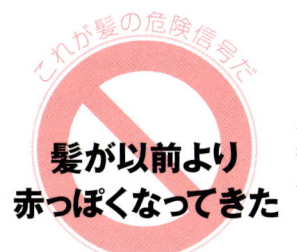

これが髪の危険信号だ
髪が以前より赤っぽくなってきた

毛髪の「元気」が失われている証拠。過度の紫外線、プールの水、潮風などを疑ってみましょう。

液をキューティクルのすき間から毛髪の内部にしみ込ませます。パーマと同じように、髪の毛を傷ませ、弱くします。ヘアダイのなかには頭皮にアレルギー症状をおこさせるものもあり、注意が必要です。

カラーリングは、明るい色調に染めようとすると、脱色を強くするので、髪が傷みやすいということも覚えておきましょう。

パーマとカラーリングは同時に行わないこと。髪の毛は倍傷みます。1週間は間隔をあけましょう。

タバコをずっと習慣的に吸い続けている

たばこを吸うと、吸いこんだ一酸化炭素が血液中のヘモグロビンと結びついてしまいます。ヘモグロビンは本来、血液中の酸素と結合して、酸素をからだじゅうに運ぶのが役割です。一酸化炭素によって、ヘモグロビンの働きが阻害されると、毛細血管に酸素がいきわたらなくなり、ヘアサイクルの活動を衰弱させます。

タバコに含まれるニコチンも髪の毛に悪影響を与えます。ニコチンには毛細血管を収縮させる働きがあり、髪の成長をつかさどる毛根部の毛乳頭を栄養不足にしてしまうのです。

自分の髪の
タイプを知ろう

頭皮には脂性タイプと乾燥タイプがある

自分の髪質について、ご存じですか。

髪のトラブルを防ぎ、適切なケアをするためには、自分の髪と頭皮の性質について、知っておくことがたいせつです。何もしない状態で、あなたの髪や頭皮は脂っぽいですか、それともパサパサした感じでしょうか。

わかりにくければ、髪の毛を洗ってもまだベタベタした感じが残るなら脂性タイプです。脂っぽいフケが出るのも特徴といえます。一方、乾燥タイプは、リンスをしてもなおパサパサして乾燥した感じ。フケもカサカサして、吹くとふわっと舞い落ちる感じです。

細いから弱い、傷みやすいとは限らない

髪の太さは人それぞれです。細いといわれる髪で0・05mm、太いといわれる髪で0・18mmほど。毛の強度は、引っ張ったとき、どのぐらいの力を加えたら切れるかであらわしますが、一般的に1本につき150〜180g程度。太い細いは必ずしも強い弱いには結びつきません。パーマやブリーチをすると、強度が落ちるということは、わかっています。

問題は、このごろ細くなったという印象がある人。髪に十分栄養がいきわたっていないおそれがあり、薄毛・脱毛につながることがあります。また年をとると、髪の毛は細くなります。

くせ毛は直毛よりパーマに弱い

髪の毛が頭皮から外に出ている部分を毛幹といい、その形は、ほとんど遺伝によって決まるといわれています。

欧米人は波状毛、黒人は縮毛、アジア系は直毛が多く、

40

日本人のほとんどは直毛ですが、なかには波状毛（ウェーブ）、縮毛の人もいます。

直毛は毛幹の断面図が丸に近く、毛包は直線的。波状毛は断面図がやや楕円で、毛包は弓状。縮毛は扁平な楕円で、毛包が上部にそりあがった形をしています。

くせ毛・直毛が問題になるのは、くせ毛の人が直毛を好み、直毛の人がウェーブや、縮れた髪を好んでパーマネント加工をするからです。

断面が楕円状のくせ毛は直毛にくらべて摩擦に弱く、パーマをかけると髪を傷めやすく、直毛であっても繰り返しパーマをかけたり、何度も漂白や染色するのはよくありません。

ストレートパーマをかけると、くせ毛は直毛になりますが、毛包が改まるわけではありません。新たにはえてくる髪はくせ毛なので、またパーマをかけることになります。頻繁にかけすぎないように注意しましょう。

現在の髪の状態を知っておく

髪のタイプは、あくまでも原則です。髪の状態は季節や天候、外気の湿度、また体調によって変わります。見た目のつや、さわったときの手ざわり、フケなどに注意してみましょう。髪のケアは、タイプによって、さらには現在の状態によって、こまめに変える、それがトラブルを未然に防ぐコツになります。

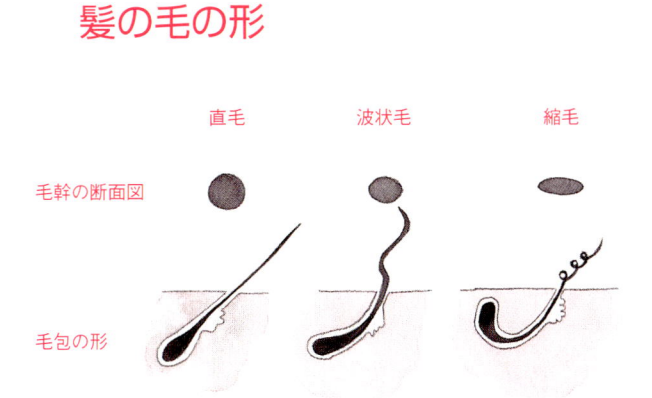

髪の毛の形

　　　　　直毛　　　波状毛　　　縮毛

毛幹の断面図

毛包の形

41

なぜ髪のトラブルがおこるのか

十分な栄養が元気な髪をつくる

髪の毛は、皮膚の角質層が変化したもので、成分はケラチンとよばれるたんぱく質が90％近くを占め、あとはほとんど水です。

一つの毛孔からはえてくる毛は3本、ふつうは1本だけが強い太い毛に育ちます。それぞれの毛は十数万本の細いたんぱく質の繊維から成り立ち、それをおおって束ねているのがキューティクル（毛小皮）です。

こうした構造をしっかり形づくるには、髪の主要成分であるたんぱく質はもちろん、体内にある合成酵素とエネルギー、ビタミン、ミネラルの助けや、さらには自律神経の活動を必要とします。

これらのどれが欠けても、力が弱くても、サラサラと

毛根部の組織

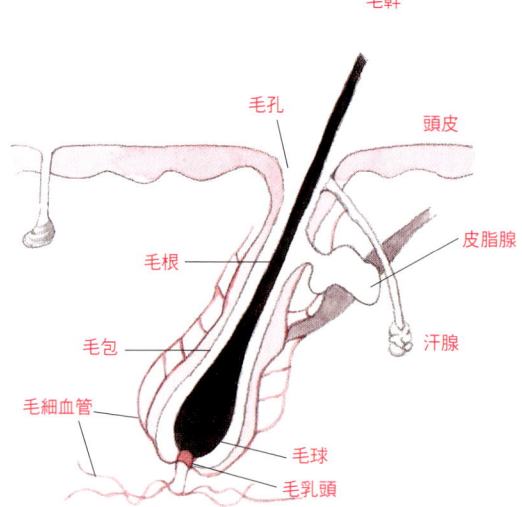

毛包 毛穴より下の部分で、髪の毛を刀とすると、ちょうど鞘の形をして毛根をとりかこんでいます。

毛球 毛根下部の球状にふくれた部分。このなかに毛母細胞があり、毛根・毛包をつくります。また毛包色素細胞といわれるものもあり、メラニンをつくり、髪の毛の色を決定づけます。

毛乳頭 網の目のように張りめぐらされた毛細血管から酸素や栄養素を受けとって、毛母細胞に細胞分裂をうながし、その活動をコントロールする役割をにないます。

してコシがあり、つややかで元気な髪は育ちません。

キューティクルは傷つきやすい

　私たちが毛髪といっている頭皮から表に出ている部分、つまり毛幹は、縦に走るたんぱく質の細い線維をキューティクルが束ねるような形で成り立っています。
　キューティクルは根元から毛先に向かって、屋根瓦のように重なり合って連なった薄い膜で、外部の刺激から髪を保護し、たんぱく質と水分の流出を防いでいます。
　その形から、キューティクルは、毛先から根元へ向かって行うブラッシングには、きわめて弱く、傷みやすいほか、紫外線や熱にも弱く、パーマやヘアダイでそこなわれることも多いことが知られています。
　キューティクルが傷つくと、さまざまなトラブルが生じます。線維を束ねている帯が切れるわけですから、枝毛になります。水分が流れ出して髪の毛がパサパサになることや、逆に水分を吸いすぎて、べったりした髪になることもあります。

毛幹の組織

キューティクル　毛皮質と毛髄質を保護。瓦屋根のように細胞が重なりあっていて、強い紫外線、誤った洗髪・ブラッシング、パーマなどでダメージを受けます。
毛髄質　メデュラといい、毛髪の中心部。毛の太さはこのメデュラの量によって決まるといわれます。
毛皮質　コルテックスといい、キューティクルで束ねられたたんぱく質線維。髪の強度に関係。またメラニン色素をもち、その量が髪の色を決定づけます。

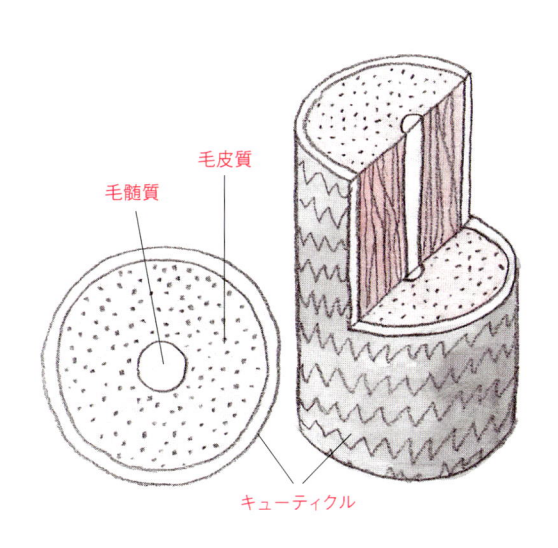

ヘアサイクルは2年から6年

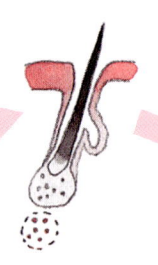

早期成長期
毛乳頭が毛母細胞に細胞分裂をうながします。

成長期
毛母細胞がさかんに分裂。毛根は皮下組織に達します。

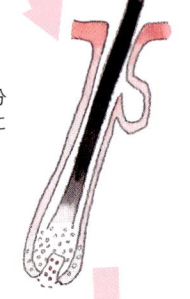

退行期（約2〜3週間）
髪の毛の成長が止まり、毛根が萎縮・角化し始めます。

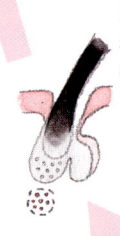

休止期（約3か月）
毛根が完全に角化。毛包が浅くなります。

脱毛期
古い髪が抜け、新しい髪が育ち始めます。

健康なキューティクルは、線維の密度が高く、「紋理小皮」といわれる瓦状の模様がきれいで、厚さも硬さもすぐれています。硬さの個人差は3倍ぐらいあるといわれています。

規則正しいヘアサイクルを維持しよう

毛髪は、成長期→退行期→休止期→成長期というサイクルを繰り返しており、これをヘアサイクル（毛周期）と呼んでいます。

細く軟らかい毛が育ち、しだいに硬く太く長くなり、成長が鈍くなって、ついに休止し、やがて抜け落ち、また新しい髪の毛が生えてくる——このヘアサイクルの長さは、成長期が数年、退行期が2〜3週間、休止期が数か月といわれています。

一つひとつの毛球が独立したばらばらのサイクルをもっているため、いっぺんに毛髪が失われることはなく、健康な人ではつねに10万本前後を保っています。

ところが、偏食や無理なダイエットをすると、毛髪を生む毛母細胞に栄養が十分いきわたらず、脱毛と発毛がアンバランスになって薄毛になったり、元気な髪の毛が育たなくなります。脱毛は1日に50〜70本ぐらいであれば心配ありません。

頭皮は元気な髪を育てる大地

頭皮は、皮脂腺・汗腺から分泌される皮脂と汗によってつくられた皮脂膜によって、角質層の適度な保湿性と弱酸性を維持しています。これが肌と同じように頭の皮膚のバリア機能となっており、うるおいのある髪を育て、頭皮に病原細菌が繁殖するのをおさえているのです。

ところが洗髪をしないで不潔にしておくと、毛孔に皮脂がたまって、ふだんは皮脂膜の形成に寄与している皮膚常在菌が異常にふえ、毛孔に炎症を起こし、頭皮のターンオーバーを早めて、フケ症をつくります。

逆に洗いすぎて地肌を傷つけるとかえって微生物がふえ、フケがたくさん出るようになります。

45

Column 1
皮膚の免疫システムが暴走する!

　表皮にはバリア機能があり、肌にうるおいを与え、微生物の侵入を防いでいます。しかし、肌荒れや傷を負っている場合は、水際の防衛システムをかいくぐって病原菌が侵入してくるときがあります。

　そのようなときに、第2の防衛システムの中心になるのが表皮の基底層と角質層の中間層にあるランゲルハンス細胞。敵を識別する能力があり、敵が侵入してきたら、T細胞と手をたずさえてサイトカインなどの物質を出し、炎症をおこさせます。

　ところが、何かをきっかけにこのシステムがくるい、自分のからだの構造を敵とみなして攻撃することがあり、過剰な防衛反応によって、組織をそこなうほどの病変をおこすことがあります。これを「自己免疫反応」といい、天疱瘡(てんぽうそう)という特異な病気や強皮症、エリテマトーデスなどの膠原病(こうげん)が代表的な例です。

　また、HIVは、エイズ・ウイルスが免疫を担当する細胞の遺伝子構造を変異させて「指名手配」の網の目をかいくぐり、ほとんどの免疫機構を麻痺・破壊してしまうあなどりがたい病気です。

2 章

元気をつくる！ヘアケア＆スキンケア

いつまでも若々しい肌と髪が保てたら！と誰もが願っています。
その願いに近づくには、こまめなケアが大切です。
正しいケア、自分に合ったケアで、「元気」をつくりましょう。

肌質に合ったスキンケアがある

人にはそれぞれに肌質があるということを1章で記しました。大まかに「ふつう肌」「乾燥肌」「脂性肌」「脂性乾燥肌」の4タイプです。

スキンケアは肌質に合わせて行わなければ効果がありません。肌質に合わない誤ったケアをすると、かえってその肌質がもっている欠点を強め、トラブルをまねきかねません。

肌質は終生変わらない遺伝的な性質が基調になっています。ただし、シーズンや年齢、性別、ときどきの精神的・身体的状況、また体の部位によってもけっこう差があります。自分の肌質の変化を細かくチェックしながら、適切なケアをするようにしましょう。

乾燥肌タイプは洗いすぎに注意

乾燥肌タイプの人は肌の水分、皮脂量とも少なめです。冬になるとカサカサになり、かゆくなる人が多く、女性では日にあたる夏に紫外線の影響で肌がカサついたり、化粧ののりが悪くなることもあります。

洗顔・ボディケア 石鹸などの洗浄剤はマイルドなタイプを少なめに、十分泡立ててから使いましょう。もともと皮脂が少なく、肌のバリア機能が弱いタイプですから、洗いすぎて必要な皮脂をとってしまうことのないようにしたいものです。

洗顔後に肌がつっぱった感じがするようなら、洗いすぎか、石鹸の洗浄力や刺激が強すぎ。石鹸の洗い残しにも注意しましょう。それが刺激になって肌がかゆくなることがあります。

化粧水（ローション） 洗顔後の肌を整え、うるおいを補うために使います。アルコールの入ったものは使わないように。皮脂を溶かす効果があるので逆効果です。乾

48

正しい洗顔をしていますか？

クレンジング剤による上手な洗顔

メイクした場合の脂分や汚れは、石鹸では落ちません。クレンジング剤を使いましょう。ジェルタイプは洗い流すのが簡単です。

石鹸による上手な洗顔

石鹸には水と油を混ぜ合わせる界面活性剤が入っています。油汚れがきれいになる点ではすぐれた洗浄剤といえますが、その特性を生かした使い方をしないと、かえって肌トラブルをまねくことになりかねません。正しい石鹸の使い方を覚えましょう。

1
クレンジング剤を額・両頬・あごに適量つけ、額から順に内側から外側へ指先でらせんを描くようになでます。鼻・小鼻はとくにていねいに。

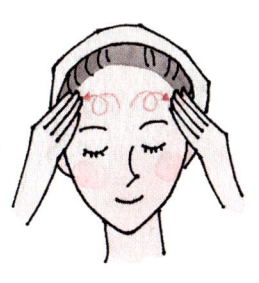

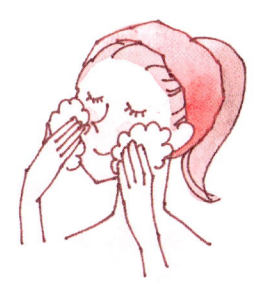

1
石鹸をよく泡立て、肌になじませて顔の内側から外側へ、指先でなでるように洗います。

2
目元はやさしく。強くこすったり、引っ張ったりしないように。フェイスライン、あごもお忘れなく。

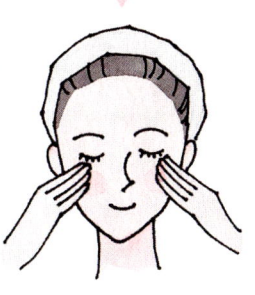

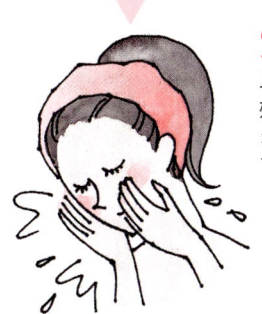

2
界面活性剤が肌に残らないように、しっかりすすぎ落とします。

3
ぬるま湯でていねいにすすぎ、タオルを押し当てて、水気をとります。

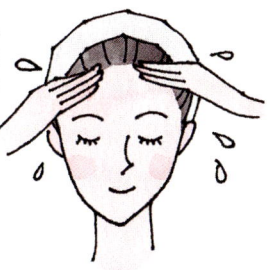

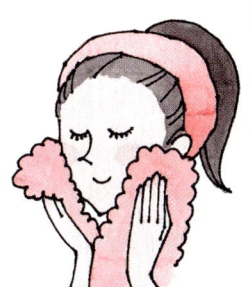

3
タオルを顔に軽く押しあてて水気をとります。ゴシゴシこすりはやめましょう。

燥肌には刺激のない、しっとりとしたタイプがおすすめです。ピリピリ、チクチクするようなら、あなたの肌に合っていません。ぬりつけるのではなく、指先でやさしくパッティングするようにして使います。

保湿剤 洗顔後、あるいは洗顔後に化粧水を使った後、あるいは入浴後のうるおった肌に水分が蒸発しないうちに使います。乾燥肌で失われがちな表皮の角質層の保湿成分（NMF）を補い、カサつきを改善しバリア機能を回復させて、うるおいのある肌にするのが目的です。

脂性肌タイプはていねいに洗う

脂性肌は皮脂分泌が活発なのが特徴。とくに顔のTゾーンが脂っぽく、ニキビや吹出物ができたり、女性では化粧くずれしやすく、肌のくすみの原因になります。また角質層の皮脂は紫外線を通しやすいことが知られています。紫外線の影響を受けやすい肌ですから、そのケアも心がけましょう。

洗顔・ボディーケア 皮脂量が多いので、ホコリや細菌がたまりがち。石鹸などの洗浄剤は洗浄力のあるクリ

石鹸を選ぶ
すすいだ後、つっぱり感のないもの

　石鹸は、牛脂やヤシ油などからとった脂肪酸と水酸化ナトリウムなどのアルカリ成分を反応させることなどによって得られた界面活性剤を基本として、各種香料などを加えてつくられます。石鹸を使うと、多くはアルカリ成分が弱酸性の肌の皮脂膜を中和させて、汚れを落ちやすくし、また界面活性剤が脂分を溶かします。

　洗浄力を重視したもの、肌にマイルドなもの、保湿性を保つもの、弱酸性をうたっているものなどさまざまなタイプがあり、肌タイプ別に製品を用意しているメーカーも。固形、ペースト状、スクラブ入りペースト状、ジェル、泡状（フォーム）、液状など形状もさまざまです。

　ぬるま湯でよく泡立てて、泡ぎれがよく、使い心地がよい、すすいだ後につっぱり感がない、などのものが、あなたに合った石鹸です。

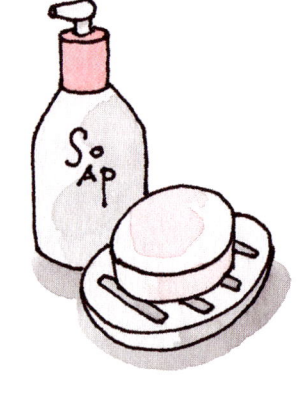

ム状のものを用い、ていねいに洗い、洗い残しのないようによくすすぎます。

化粧水 よく洗った肌は、うるおいも失われます。さっぱりした肌合いの化粧水を使って補いましょう。
洗顔料や化粧水には、ニキビや吹出物ができやすい人に向けて開発されたものがあります。

保湿剤 脂性肌に保湿は必要ないと思っている人がいますが、洗顔後にうるおいが失われることは、どのタイプの肌も同じです。ただし脂性肌タイプの人は、とくにTゾーンの皮脂分泌が活発なので、この部分は少なく、目のまわり、口元、頬にはていねいにというように、保湿剤をぬり分けるようにします。

脂性乾燥肌タイプは合わせ技で

脂性乾燥肌は、皮脂分泌が活発な一方で、肌の水分量は少ないというアンバランスなタイプ。脂性肌と同じように顔のTゾーンは脂っぽくなって、ニキビや吹出物ができやすいのに、目のまわりや口元、頬はうるおいがなく、カサカサした感じになりやすいのです。

化粧水を選ぶ
さっぱりタイプかしっとりタイプか

　石鹸を使った後、弱アルカリ性に傾いた肌を、もとの状態にもどす必要があります。肌は弱酸性であることによって、細菌の繁殖をおさえているからです。洗顔後に弱酸性の化粧水を用いる意味がおわかりでしょう。これを整肌といいます。

　化粧水には、肌を整える効果のある有機塩類のほか、肌のうるおいのもとである水分、保湿成分（NMF）、さらには肌を引きしめる収斂（しゅうれん）成分などが含まれているものもあります。

　肌を引きしめ、キメをととのえたいのならば、少し刺激性のあるさっぱりした使い心地の収斂化粧水、肌にうるおいを与えたいのならば、保湿成分の配合されたしっとりタイプの化粧水を選びましょう。

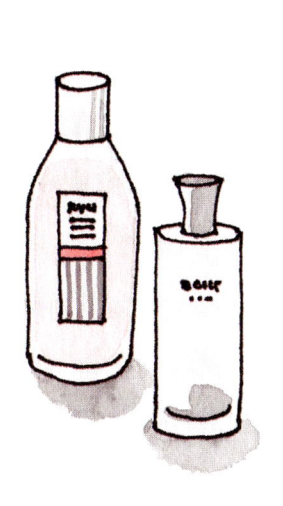

51

洗顔・ボディーケア 脂性肌と同様、洗浄剤のある洗剤を十分に泡立てて使います。とくに小鼻のあたりをていねいに、すすぎ残しのないようにします。洗顔料を使って、肌がつっぱるような感じがしたら、乾性肌用のしっとりタイプのものに替えましょう。

化粧水 脂っぽいときはさっぱりタイプ、カサつくときはしっとりタイプというように使い分けてケアをするようにします。

保湿剤 洗ったあとの肌に保湿成分を補うのは他の肌タイプと同じですが、保湿剤も、自分の肌が脂っぽく感じるときはさっぱりタイプ、カサつく感じがするときはしっとりタイプというように使い分けます。

ふつう肌は季節に合わせて

ふつう肌は、水分と皮脂量のバランスがよく、バリア機能もスムーズに働きますから、ケアにそれほど神経質になる必要はありません。

しかし、春から夏にかけてはやや脂っぽくなり、冬にはカサつくこともあり、季節に合わせてケアを怠らないほうが無難です。

洗顔・ボディーケア 石鹸などのふつうの洗浄剤をよく泡立てて使います。顔のTゾーンはややていねいに。洗顔料を使って、肌がつっぱった感じがしたら、しっとりタイプの石鹸に替えましょう。

化粧水 肌がやや脂っぽくなる春から夏にかけてはさっぱりタイプを、カサつきやすい秋から冬にかけてはしっとりタイプの化粧水を使うようにします。

保湿剤 秋から冬にかけてのケアを中心に、保湿効果を高めるしっとりタイプの保湿剤を使いましょう。

春夏秋冬それぞれケアを変えよう

春は皮脂の分泌が活発になる時期です。またからだや肌の機能に変調をきたしやすい季節でもあるので、肌質にあまりとらわれずにケアをしましょう。乾性肌タイプだからといって、カサつきを防ぐ冬のケアをいつまでも続けていると、皮脂が過剰になり、ニキビや吹出物をつくることになりかねません。また、紫外線が急に強くなるので、紫外線を防ぐケアも忘れてはいけません。

52

正しい入浴をしていますか？

入浴には、いくつか注意点があります。これを守らないと、せっかくの効果がだいなしです。

湯気をたてておく
バスルームのなかに十分湯気をたてておきましょう。裸になった肌がお風呂の温度になじみ、毛穴が開きやすくなります。

少しぬるめの温度に
お湯の温度は38～40℃が適温。少しぬるめかなという温度がからだを芯から温め、副交感神経を刺激します。熱い湯は皮脂を奪いすぎるのです。

入浴剤を入れる
湯が肌になじみ、入浴後の湯冷め、肌の乾燥を防ぐ効果があります。皮膚炎がある人、皮膚が敏感な人は入浴剤の成分・注意書きに注意しましょう。

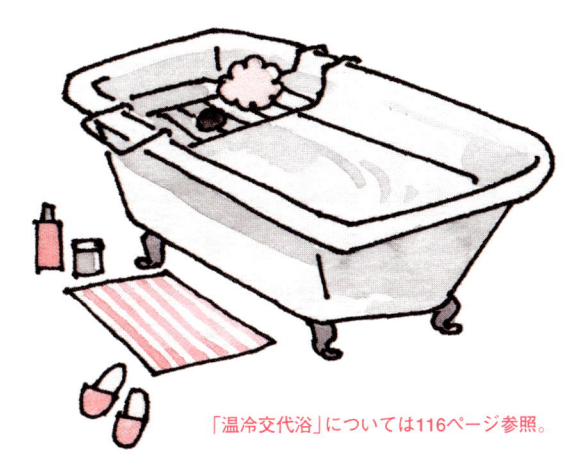

お湯の深さは心臓の下あたりに
肩までつかると、心臓や肺に負担がかかりすぎ、また足が温まるころに上半身が温まってのぼせてしまいます。腕もつけないで出しておきましょう。

浴槽につかるのは10分以内に
長くつかりすぎると、肌の皮脂が必要以上に奪われ、角質層のうるおいも逃げていきます。ゆっくり入浴したいときは、一度あがって再入浴するのがよいでしょう。

「温冷交代浴」については116ページ参照。

保湿剤を選ぶ
肌の角質層の水分を逃がさない

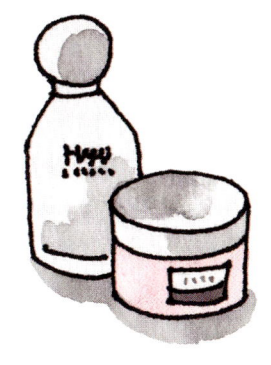

乾燥しがちな肌は、角質層の水分を補い、保持させる必要があります。そのためにつくられたのが保湿剤。ローション、乳液、クリームなどのタイプがあり、成分もいろいろ。使用感、肌の性質・状態に合わせて選びましょう。成分のおもなものは次のとおり。いずれも入浴後、肌がうるおっているうちに使うのがコツです。

尿素製剤 尿素は角質層天然保湿因子（NMF）の成分。水分保有力を高めます。

ヘパリン類似物質製剤 血行促進効果があり、また肌に水分を集める働きがあります。

細胞間脂質類似物質製剤 角質層にあるセラミドなど天然の角質細胞間脂質と同様に保湿機能を果たします。

ヒアルロン酸製剤 角質層の水分量を高めます。吸収性がよく、外気の湿度に影響されない特性があります。

夏は紫外線を防ぐケアと日焼けをしたあとのケアがたいせつです。UVカットを目的にした日焼け止めクリームを塗り、日に焼けたら冷やしてほてりをしずめ、化粧水や保湿剤で肌にうるおいを与えます。汗をかく機会が多く、肌の皮脂や汚れがきっかけとなって、ニキビ、あせも、水虫などの肌トラブルをまねくことが多いのも夏です。毎日、シャワーを浴び、汗や汚れを長時間肌にとどめないように。

秋の肌は、夏に紫外線のダメージを受け、また過剰な汗をかいて疲れています。やさしい洗浄と保湿によって、肌の活性化をはかり、肌がカサつきやすい冬に向けてバリア機能を回復させましょう。

太平洋側の冬は、外気がいちばん乾燥するシーズン。また暖房によって室内が乾燥。乾燥肌の人はもちろん、ふつう肌・脂性肌の人も保湿に十分気をつけること。

30代以降は肌に刺激を与えないように

30～40歳以降になると、皮膚の老化が進行してきます。肌のバリア機能が弱くなり、乾燥肌に悩む人がふえてき

ます。スキンケアは肌を刺激しない洗浄剤でやさしく。刺激の強い石鹸を使ったり、タオルなどで強くこすると、皮膚の細胞を傷つけ、皮脂をとりすぎて、肌をいっそう乾燥させ、こすったところがシミになることもあります。入浴は38～40℃くらいの少しぬるめのお湯にしましょう。熱い湯に長時間入ると、かえって肌を乾燥させます。入浴後にすぐ保湿剤をぬって、皮膚が含んだ水分を逃がさないようにするのも大切です。

女性は肌の状態に合わせてこまめに

生理中の肌は乾燥がち。ぬるめの湯にゆっくり入り、入浴後は保湿につとめましょう。洗顔も刺激の少ない洗浄剤を用い、保湿効果のある化粧水、保湿剤でケアをしておくようにします。

生理後、肌は落ち着き、うるおい、ハリが戻ってきます。しかし、排卵日を境に皮脂の分泌量がふえ、ニキビなどの肌トラブルにみまわれることが多くなります。洗顔はとくにていねいに、Tゾーンがベタつくような場合は、洗浄力のある石鹸を使ってみましょう。

54

正しい入浴後のケアをしていますか？

「正しい入浴」後の肌は、適度な水分を含んでしっとりとうるおっています。このしっとり感が失われないうちにケアを始めることが大事です。

とくにカサついていない肌にも

肌は入浴によって水分を吸収し、うるおいますが、5〜15分くらい経つと、その1.5倍の水分が蒸発するともいわれます。乾燥やカサつきが気にならない肌も、保湿をしておきましょう。さらっとした感覚のローションタイプが、さわやかです。

カサついた肌は忘れずに保湿を

ひじから手首、ひざから下、わき腹あたりは乾燥しやすい箇所。入浴後まだ肌がうるおいを保っているうちに、保湿剤をぬっておきましょう。

ひじとひざには脂分の多い保湿剤

ひじやひざは角質層が厚くなり、乾いて皮がむけた状態や粉を吹いたような状態になりがち。水分を含んでいる肌に脂分の多い保湿剤をぬっておきます。

かかとも保湿クリームできれいに

年齢とともに厚く硬くなるのがかかとの角質層。とくに冬は乾燥していっそう硬くなるので、軽石などでこすって薄くし、尿素入りの保湿クリームをぬり、水分の蒸発を防ぎます。

紫外線の害から肌を守る

紫外線は、どこでもいつでも降りそそぐ

紫外線が降り注ぐ量は、地域・場所、季節・時間、天候などによって違います。

地域では当然、南に行くほどその量は多く、沖縄の那覇では北海道の札幌の2倍近く、東京は那覇の3分の2程度になります。季節は4〜9月が圧倒的に多く、全照射量の7〜8割を占めます。時間では午前10時ころから午後2時くらいまでが多く、夏では5〜6割、冬では7割以上がその時間に照射されます。

問題は人体に有害な紫外線B波（UVB）が、薄曇り程度でも晴天時の8割近くも地上に降り注ぎ、完全に雨雲におおわれた雨の日でも2〜3割は地上に到達していること。また太陽から地上に直接届く量と同じ量の紫外線が空中に散乱していることでしょう。

つまり、屋外では曇り日でも、木陰でも安心ということはないのです。また、夏の通勤・通学時の紫外線は、冬の昼と同じくらい強いことを知っておいてください。

地上に降り注いだ紫外線は、地表面にあたって反射します。その反射率は（それぞれ％）新雪で80、砂浜で10〜25、コンクリートやアスファルトで10〜20、芝生・土では10以下といわれます。

建物のなかの紫外線は、屋外の1割以下といわれていますが、屋内や車のなかでもガラス越しに日は射します。カーテンやブラインドなどがつけられない場合は、紫外線カットガラスにするか、紫外線防止フィルムをはるなどの予防策をとるのが無難です。

紫外線をカットするには

有害な紫外線を浴びないためには、屋外に出ないのが

56

紫外線対策は万全ですか？

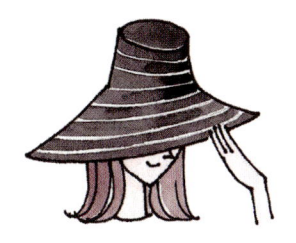

日傘をさす
最近は紫外線をさえぎる素材をコーティングしたり、織りこんだ「UVカット」日傘が売り出されています。

帽子をかぶる
幅広のつばのある帽子が顔、首を陰にしてくれるので効果的。わが国で古くから使われている麦わら帽子はつばの幅が広く、しかも蒸れず、先人の知恵を感じさせます。

サングラスをかける
UVカットのレンズを使ったものにしましょう。色レンズだけのサングラスは、瞳孔が大きく開き、紫外線を侵入させやすいのでかえって危険です。

日陰を歩く
外出したときは、つとめて日陰を歩きましょう。ただし、紫外線は空中にも散乱、地表からも反射します。日陰だからと安心してはいけません。

日焼け止めクリームを使う
紫外線に対する防御効果を指数で表しています。日常生活ではSPF10～20、PA+、屋外スポーツ、ハイキングではSPF20～30以上、PA++かPA+++と覚えておきましょう。

長袖のシャツ、長ズボンを着る
直接肌に紫外線をあてない工夫です。しっかりした織り目や編み目の生地で、白や淡い色調のものでなく、濃く暗い色合いのもの、生地は木綿がいいようです。

いちばんですが、仕事をし、遊び、家事をし、という私たちの暮らしを考えると、そういうわけにはいきません。ベランダに出て洗濯物を取り込むだけでも紫外線は容赦なく、私たちに降りかかってきます。

屋外に出る場合は、しっかり紫外線を防ぐ対策をすることが不可欠です。日傘、麦わら帽子など首まで陰になる帽子、UVカットサングラス、長そでのシャツに長ズボン、それに手袋、外を歩くときには必ず日陰を歩くなどを心がけましょう。

でも、これだけでは足りません。紫外線は上から降ってくるばかりでなく、空中に散乱し、地表で反射します。そこで日焼け止めクリーム（紫外線防止剤）をこまめにぬることが推奨されます。

日焼け止めクリームにはSPF、PAの指数が記されており、それが選択の目安になります。

SPFとは、紫外線防御効果のことで、数字が大きいほどUVBに対する防御効果が高いことを表しています。一方、PAはUVAに対する防御効果を示し、PA＋は「防御効果あり」、PA＋＋は「かなりあり」、PA

もし日焼けをしたらすること！

水分を補給し保湿

日焼け後の肌は乾燥します。低刺激性の化粧水をたっぷりつけて水分を補い、乳液・美容液などでうるおいを与えます。それでも足りなければ保湿クリームをぬります。

冷やす

シャワーの水や水道の流水を十分にかけ、冷やしたぬれタオルをあてます。ほてり、ひりひりした感じがしずまるまで冷やし続けましょう。

＋＋＋は「非常にあり」ということを示しています。

これらの「指数」は、とにかく高ければいいというわけではありません。どこで、いつ、なんのために使うかによって決めましょう。

日常生活で使うのであればSPF10〜20、PA＋程度、屋外でのスポーツ、ハイキングなどにはSPF20〜30、PA＋＋の効果が求められます。また汗をよくかくとき、水泳をするときなどには、適当にぬりなおすこと。

日焼けをしてしまったら

日焼けはやけどと同じです。真っ赤になってひりひりしているのに放置してはいけません。炎症を冷やし、水分補給と保湿を行って、乾燥を防ぎます。水ぶくれになっていたり、炎症が広範囲におよぶ場合や、痛みがひどいような場合は皮膚科専門医をたずねましょう。過度の日焼けを何度もしていると、皮膚の回復能力が衰え、皮膚がんが発生するおそれがあります。日焼けをしそうなときは、必ず紫外線防止対策をしましょう。

美白ケアをしておこう

日焼け後は、シミやソバカスができやすくなります。色素沈着をおさえ、肌のターンオーバーを促進するにはビタミンC誘導体を配合した美白クリームが効果的です。

皮をむりにむかない！

炎症がおさまって3、4日経つと、日焼けした表皮がむけはじめます。むりにはがさず、自然にむけるまで待ちましょう。むりにはがすと、ムラになることがあります。

冬の肌荒れ、かゆみを防ぐには

秋から始めたい乾燥肌対策

冬の肌荒れ、肌のかゆみは、早い人では9月中旬くらいから始まり、真冬にピークを迎えます。体質的に「乾燥肌」の人ばかりでなく、男性は50歳以上、女性は40歳以上になると、肌の乾燥傾向が進みがち。肌荒れ・かゆみに発展する「乾皮症」は加齢とともに増加します。

秋になったら、冬の乾燥肌を意識した日常のケアを始めましょう。

ケアの目標は肌の角質層のバリア機能を衰えさせないようにすること、できれば高めることです。

適度な運動をし、こまめに入浴すること。からだの血行をよくし、汗をかいて肌にうるおいを与えます。栄養バランスのよい食事をとり、十分な睡眠を。心やからだを富ませ、皮膚のターンオーバーを安定させます。

部屋の暖房は24～25℃程度にし、湿度が50％以下の場合は、花瓶の水を置く、加湿器を置くなど湿度アップをはかる工夫をします。

顔やからだを洗うとき熱いお湯を使っていませんか。熱いお湯を使うと、冬に必要な皮脂、うるおいの素になっている天然保湿成分（NMF）まで奪いとってしまいます。ふだんからぬるま湯を使うくせをつけましょう。

肌をタオルで強くこするのもよくありません。表皮を傷つけ、バリア機能をそこないます。水分は、柔らかいタオルで押さえてとります。肌にふれる衣類にも気づかいを。化繊でなく木綿などの天然繊維のものを。洗濯後の衣類は洗剤の洗い残しのないようにしましょう。

入浴や水仕事をした後は保湿をお忘れなく。ワセリンやオイル、あるいは保湿クリームをぬること。毎回、毎日すれば肌の状態は、びっくりするほど向上します。

60

冬の肌は、やさしく柔らかく

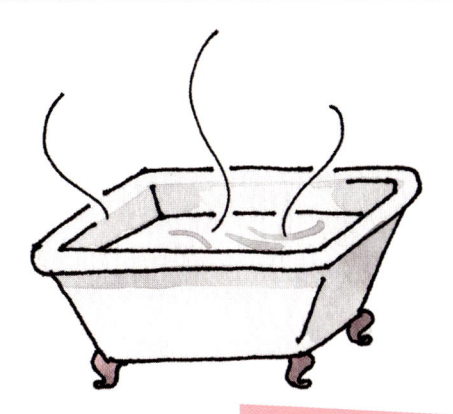

熱い風呂に入らない
肌のうるおいに必要な皮脂や天然保湿成分を奪うばかりか、皮膚の温度を高めて、かゆみを刺激します。

保湿クリームをぬる
入浴後や水仕事が終わったら、肌が水分でうるおっているうちに保湿クリームなどをぬっておきます。

ゴシゴシこすらない
肌をタオルで強くこすりすぎると、角質層をはがしすぎ、乾燥肌を促進します。

適度な運動をする
運動をすると、からだの機能が増進し肌のバリア機能も向上。汗をかくので肌もうるおいます。ただし、汗はすぐ拭きとりましょう。

下着は天然繊維のものに
肌にふれる衣類、とくに下着類は皮膚に刺激を与えないもの、木綿など天然繊維のものにしましょう。洗剤の洗い残しも肌に刺激を与えます。

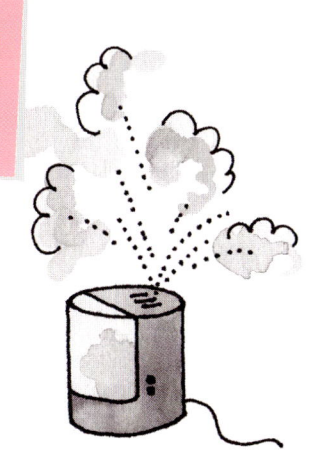

暖房した部屋には加湿器を置く
部屋は温めると乾燥します。加湿器を置くか、ぬれたタオルを干す、水を入れた花瓶などを置いておくというように湿度を上げる工夫をしましょう。

若々しい手を保つためのハンドケア

手の肌は、カサつきやすい

手は、心臓から遠いところにあるため、どうしても血行がわるくなりがち。また手のひらは、肌の他の部位にくらべ角質層が厚く、皮脂腺がないため、乾燥しやすいのです。ものを握ったり、こすったり、たたいたり、洗ったり、とても刺激が多いのも、手がカサつきやすい原因です。

誤った手の洗い方も問題。手を洗うときはぬるま湯で十分。石鹸は多少洗浄力が落ちても刺激の少ないものにしたいもの。食器を洗ったり、洗濯をしたりするときも熱いお湯を使うのをやめましょう。

食器洗いの洗剤には油汚れを落とすために強力な界面活性剤が入っています。当然、手の肌の皮脂も溶かす力

ハンドクリームの正しいぬり方

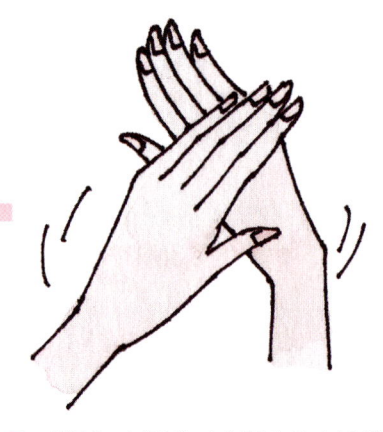

1 適量のハンドクリームを手にとり、よくのばして、手のひら、甲全体にぬります。

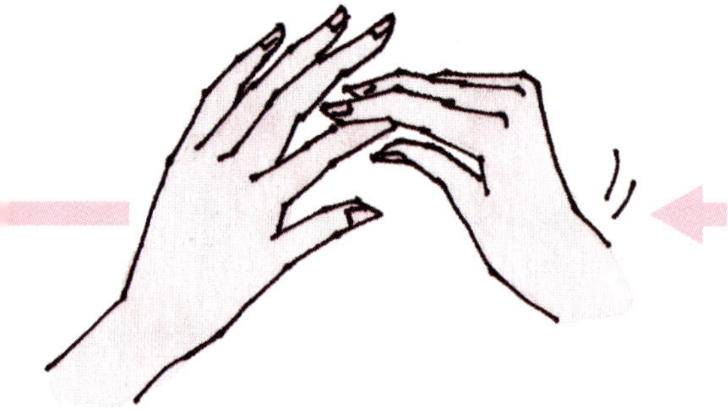

2 指先で反対の手の指、爪のまわりにもハンドクリームをのばします。

62

ハンドクリームをこまめにつける

があり、肌のうるおいを奪います。食器洗いのときは、ゴム手袋をするか洗剤を薄めて使うようにしましょう。炊事や洗濯時に手に刺激を与え続けると、肌のバリア機能が低下し、湿疹・アカギレなどの手荒れをおこすようになります。これを「主婦湿疹」といい、乾燥肌になりやすい冬期にとくに多くなります。

水を使った後は、こまめにハンドクリームか保湿剤をぬるようにします。手を拭いた後の、まだ肌の角質層が水分を含んでいるときに、ていねいに全体にぬること。

ハンドクリームにはさまざまなタイプがあります。肌質や肌の状態によって選びましょう。カサつき肌の予防にはビタミンA入りのもの、カサついた手には尿素やヒアルロン酸の入ったもの、しもやけができやすい手にはビタミンE入り、ヒビ、アカギレなどの保護には抗生剤入り軟膏かグリセリン入りのものを。ただし肌に合わない場合や、とくにかゆみや痛みをともなう場合は皮膚科専門医に相談しましょう。

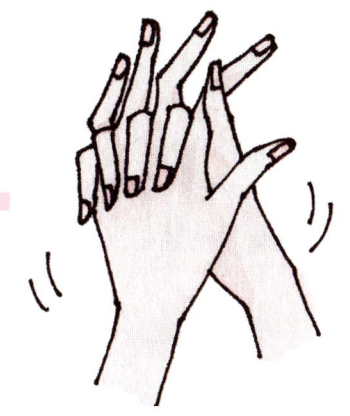

3 左右の指先を互いにはさみ、上下に動かして指の間にもぬりこみます。

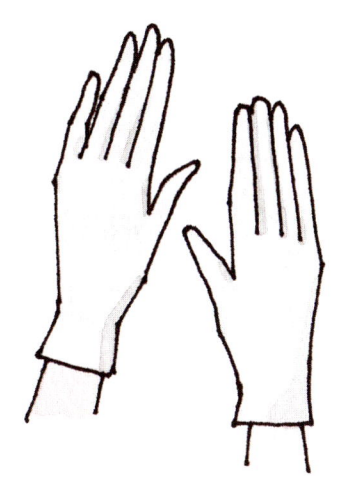

4 手荒れがひどいときは、ハンドクリームをたっぷりつけ、薄い手袋をして寝ます。

正しいヘアケアが元気な髪の毛をつくる

いつまでも健康な髪であるには

私たちが髪の毛といっているのは、頭皮から外に出ている毛幹といわれている部分で、生きている組織ではありません。したがって私たちがヘアケアで健康な髪を保とうとする場合は、健康な髪の毛を生み出すにはどのようにしたらよいかと同時に、髪の毛の健康を維持するにはどのようにしたらよいかという二つのことを同時にすることが大切になってきます。

まず健康な髪の毛を生み出すには、正しい洗髪を行い、頭をよくマッサージして、頭皮を活性化しておく必要があります。髪の毛の健康を維持するには、よくブラッシングし、ていねいにシャンプーし、洗髪で失われる水分・脂分を必ず補ってあげること。毛幹は傷ついたら自力で修復することはできないということを、しっかり覚えておきましょう。ブラッシングもシャンプーも柔らかく、ていねいに。

髪の毛にはさまざまな刺激が繰り返されます。誤ったブラッシングやシャンプー、適切に行われなかったパーマやヘアダイ、このほか、外に露出しているので紫外線の悪影響も受けます。いつも健康な髪を保つために、今までの習慣の誤りを改め、正しいヘアケアをするようにしましょう。

乱暴なブラッシングをしていませんか?

ブラッシングは、髪の毛を健康に保つために行う不可欠のケアといえます。髪の毛をブラシですくことによって、毛髪に付着した汚れをとり、また頭皮に適度な刺激を与え、血行を促進して、バリア機能を高め、育毛効果をアップします。

64

正しいシャンプーをしていますか？

2 シャンプー剤はお湯で5倍ぐらいに薄め、十分泡立て、指の腹や手のひらを使って下から上へまんべんなく洗います。

1 シャンプー前に髪の毛を軽くブラッシングし、お湯でさっと汚れを落とします。

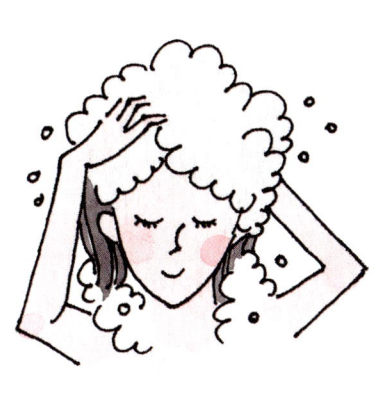

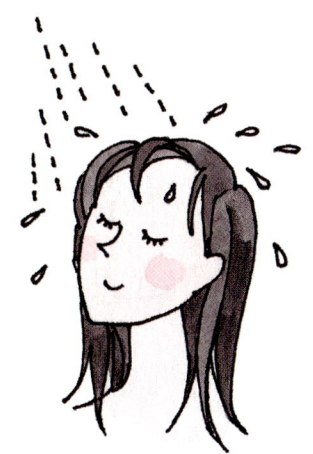

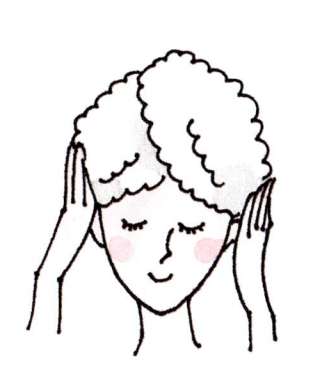

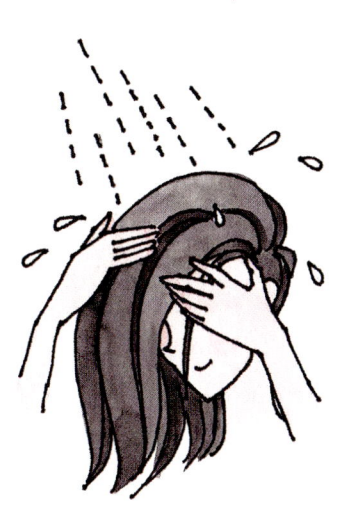

4 髪の毛を拭くのにゴシゴシこすってはいけません。タオルで押さえて、水分を吸いとるようにします。

3 シャンプー剤を残さないように、ていねいにすすぎます。とくに耳の後ろなどに注意しましょう。

しかし、途中で引っかかっているのに無理にブラッシングすることや、強力なブラッシング、ブラッシングのしすぎは、髪の毛を傷める大きな要因になるので、注意しなければなりません。

髪の毛をおおっているキューティクルは、ブラッシングによる強い物理的刺激によって、その瓦状の表皮が切れたり、浮き上がったりし、これが切れ毛や枝毛を引きおこします。

やさしいブラッシングをするために、ブラシは毛先が柔らかく、毛の部分のすき間が大きいものを選びましょう。すき間がせまく、しかも毛の硬いものはキューティクルを削り落としてしまうおそれがあります。

髪の毛は毎日、シャンプーしよう

洗髪した後、4〜12時間たつともう、毛穴に皮脂がたまり、さらには汗や不要になった皮脂、ホコリやチリにまみれた整髪剤などで、頭皮や髪の毛は汚れてしまいます。

毛穴に皮脂や汚れがたまると、ふだんは善玉の皮膚常在菌が異常にふえ、汚れを食べて脂肪酸に分解し、頭皮の炎症やいやなにおいをつくりだします。またふさがった毛穴は、抜け毛・細毛・薄毛・脱毛など、さまざまな毛髪のトラブルの原因になります。

こうしたトラブルを未然に防ぐには毎日1回寝る前に洗髪するようにすることです。1日の汚れを翌日に持ちこさないように、髪の毛、頭皮を清潔にしておくのです。

シャンプー剤は髪質に合わせて少なめに

洗髪には正しいやり方があります。

リンスとトリートメント どう違う？

　リンス剤は髪の毛の表面を膜のようにおおい、洗髪後の毛髪につやとなめらかさを与え、くしやブラシの通りをよくします。成分は界面活性剤、油性成分、保湿剤など。このリンスの髪を整える面を強調したのがコンディショニング剤です。

　トリートメント剤は、リンス剤と異なり、毛髪の内部にまで浸透し、切れ毛、枝毛など損傷した髪に水分、脂分、たんぱく質などを補うようにつくられています。

　使い方はメーカーの仕様書に従ってください。

正しくリンスしていますか？

1 シャンプー後、タオルで押さえ、水分を軽く拭きとっておきます。

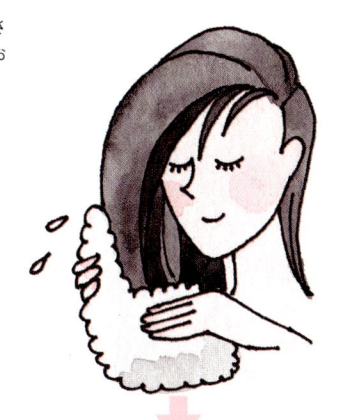

2 リンスを手のひらにとり、髪を持ち上げるようにして、毛先から生え際のほうへもみこんでいきます。

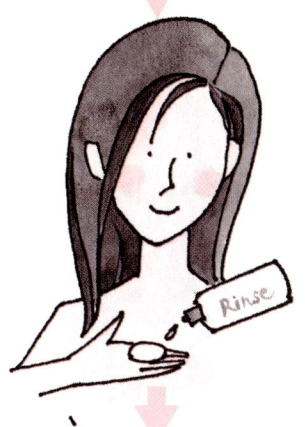

3 ぬめり感がとれるまでよくすすぎます。すすぎすぎると効果が失われます。

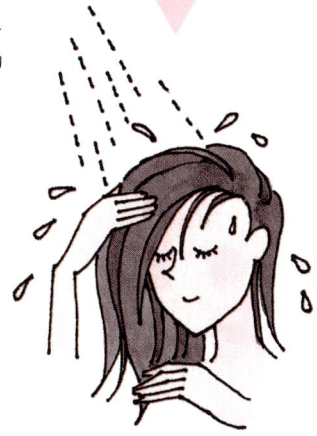

まず、髪の毛をブラッシングします。洗っているときにもつれないようにするためです。

湯をかけて、汚れをさっと落とし、それからシャンプーに移ります。シャンプー剤の使用量をできるだけ少なくし、その洗浄力で頭皮や髪の毛を傷めないようにするためです。

シャンプー剤は、自分の髪質に合ったものを選ぶことが大切です。

脂性タイプの人が乾燥タイプ用シャンプーを使うと、とり除きたい皮脂が除かれず、逆に乾燥タイプの人が脂性タイプ用のシャンプーを使うと、必要な皮脂膜までとり除いて頭皮のバリア機能を乱し、さまざまなトラブルを引きおこします。

シャンプー剤は5倍くらいに薄め、手のひらでよく泡立てて、一箇所に集中しないように分けて髪の毛につけ、指の腹や手のひらを使い、指をやさしく動かしながら、洗います。

洗髪には、くしやブラシを使わないこと。ぬれている髪の毛のキューティクルは簡単に傷みます。また髪の毛

正しいドライヤーのかけ方

まずタオルドライ
ドライヤーの熱風をあてるのをできるだけ短時間ですますため、髪の毛の水分をタオルでよく拭きとっておきます。

ブローローションを使う
ドライヤーの熱をやわらげ、必要な水分まで失うのをさけます。

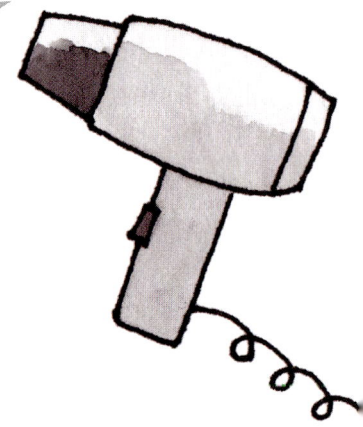

68

と髪の毛をこすりあわせるのも、キューティクルをはがすことがあるのでしてはいけないことです。

すすぎは、汚れが浮きあがる時間を待ち、シャンプー剤を残さないように念入りに行います。

リンスやトリートメントをお忘れなく！

シャンプーをすると、髪の毛は清潔になる一方で、必要な脂分が失われます。また、洗髪をすると、髪の毛に含まれる水分は、表面の水分の蒸発とともにかえって損なわれがちになるのです。

こうして洗髪で失われた脂分を補い、水分の蒸発を防ぐのがリンスやトリートメントです。これらに含まれている湿潤剤・脂分は、髪の毛の光沢と柔軟性をよみがえらせ、補強します。元気で美しい髪の毛を保つためには、リンス＆トリートメントは、欠かせません。

しかし、その後のドライヤーが問題。熱でキューティクルを傷つけないように、10センチ以上離し、短時間で終えるようにしましょう。

> **熱風の出口を10センチ以上離す**
> 早く乾かそうとして、至近距離から熱風をあてると、髪の毛が傷みます。10センチ以上離して使いましょう。

> **指ですくようにブローする**
> 指で少しずつすくって手早く乾かします。こうすると熱が指先にあたり、熱くなりすぎない利点もあります。

パーマ、ヘアカラーは信頼できる美容師にまかせる

パーマは髪の内部の結合を組み替える

髪の毛の内部で縦に並んでいる線維を横につなげているのがたんぱく質のシスチン結合。パーマは、還元作用の強いパーマ液でその結合を切断し、ロッドで巻くなどして形をつくり、酸化作用の強いパーマ液でふたたびもどして形を完成します。

問題はシスチン結合を切って、ふたたび結合したつもりでもゆがみをつけているので、復元しきれないこと。また、還元作用の強いパーマ液は、頭皮・毛髪に損傷を与えることがあります。美容師は、お客さんの毛髪の状態を見ながら適切な質・量のパーマ液を用います。

ヘアカラーはアレルギー反応に注意

ヘアカラーには、髪内部に染料を入れて染色するヘアダイと、髪内部に働きかけて脱色するヘアブリーチなどがあります。

ヘアダイは、酸化すると色素のもとになる成分を毛髪に浸透させてから、次に酸化剤を浸透させて発色させます。髪内部の化学処理は、毛髪や頭皮を傷めがち。また、激しいアレルギー症状を呈する人がいるので注意が必要です。

ヘアブリーチは毛髪中のメラニン色素に酸化剤を浸透させて脱色し、茶色、ブロンドなどの髪をつくりだします。酸化剤はヘアダイで使われる液と同じで、毛髪・頭皮にダメージを与えることがあります。

美容師はヘアダイやヘアブリーチの注意事項を理解し、薬液を慎重に使用するはず。ヘアダイの使用前にはアレルギー反応をみるパッチテストが不可欠になっています。

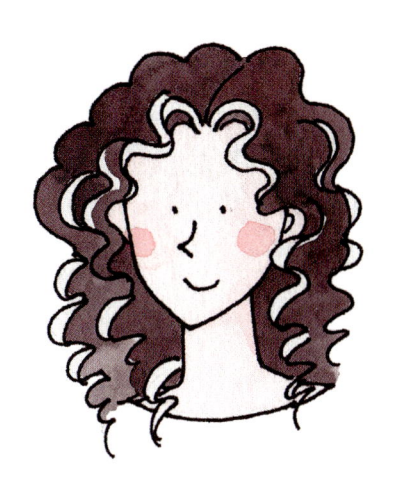

パーマの原理

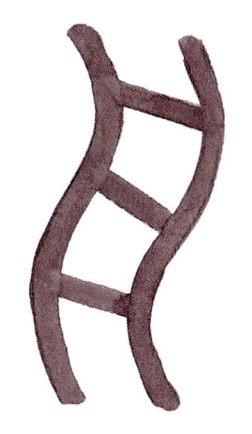

3 酸化剤(第2液)によって、切れたシスチン結合をくせがついたまま復元します。

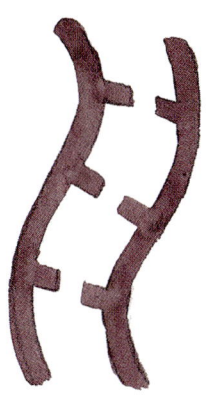

2 還元剤(第1液)でシスチン結合を切断し、ロッドに巻いてくせをつけます。

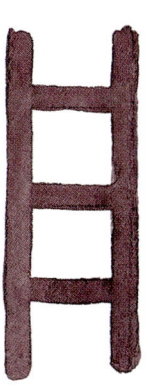

1 毛髪の縦の繊維はたんぱく質のシスチン結合で結び合わされています。

ヘアダイの仕組み

2 過酸化水素水などの酸化剤(第2液)を浸透させ、第1液を酸化させ、発色させます。

1 酸化されると色素になる成分を含んだ液(第1液)を髪に浸透させます。

Column 2

化粧品は、つける前に簡易パッチテストをしよう

化粧品が肌に合わないときがあります。テレビで宣伝しているから、友だちが使っているからというのは、肌に合うか合わないかの基準にはなりません。

化粧品が肌に合わないことによるトラブルは、そうめずらしいことではありません。

肌がひりひりしてしだいに赤くなってきた、カサカサしてかゆくなった、痛くなった、シミになった、など、いろいろ。

また、アレルギー反応をおこして、かぶれる場合もあります。

パッチテストは、こうしたトラブルが、とくに顔におこるのを防ぐために行います。

やり方は簡単です。使いたい化粧品を二の腕の内側にぬり、24時間そのままにしておきます。赤くなったり、はれたり、かゆみがでなければ使用可。さらにノドボトケの上あたりに少し塗って12時間試して何もなければ、まず大丈夫でしょう。

ただし、結果に疑問があるときは正式なパッチテストが実施できる皮膚科専門医に相談しましょう。

3章

軽く見ない、こわがらない肌と髪のトラブル

肌と髪のトラブルは、千差万別。ほうっておいて治るものもありますが、安易な素人判断は禁物です。正しい知識を得て、変だな、長びくなと思ったら、すぐにお医者さんに行きましょう。

かゆい！

— とにかく「かゆい！」——大切なのは、かかないこと。
原因がわかれば、対処の仕方はあります。
かけばいっそうかゆくなる悪循環におちいらないようにしましょう。

なぜ、かゆくなるのだろう？

人の皮膚には感覚受容器があり、そこで感じたさまざまな刺激が、知覚神経を経て脳に伝わり、「痛い」「熱い」などとして感覚されます。

「かゆい！」という感覚も同様に、皮膚にふれたものや感じられたものが「かきたい！」という気持ちをおこさせる皮膚感覚として脳に伝えられるものと考えられ、皮膚やからだに生じた何らかの異変（疾患）を知らせるサインであることが多いのです。

しかし、かゆみが起きるメカニズムは複雑で、まだすべてが解明されているわけではありません。その感覚を媒介するのは痛覚の特殊型ともいわれますが、かゆみには、皮膚に直接ふれる物や熱などだけでなく、体内でつくられる化学物質の刺激もあるといわれています。

その代表的なもので従来からよく知られているものが皮膚に存在する「肥満細胞」の分泌物ヒスタミンです。

たとえば蚊に刺され、蚊の唾液が皮膚に入ると、肥満細胞がヒスタミンを分泌、それが知覚神経に作用し、かゆいという感覚を脳に伝えます。

かけばかくほどかゆくなる

やっかいなのは、かゆいからかくと、その物理的刺激がまたかゆみとして知覚され、「かきたい！」という気持ちを起こさせること。一方、かゆみの刺激は神経の末端に伝わり、「神経ペプチド」を放出させます。これが肥満細胞を刺激し、かゆみを引きおこすヒスタミンの分泌をうながします。つまり、「かゆい！」、かく、いっそうかゆくなる、またかくというように、かゆみの悪循環におちいることがあるのです。

かゆみのメカニズムと悪循環

脳
伝えられた刺激を「かゆいからかく!」と認識。

知覚神経
「かゆみ」を脳に伝達。ヒスタミンの作用も受ける。

ヒスタミン
「かゆみ」を引きおこす代表的な化学物質。

肥満細胞
外部刺激に反応し、いろいろな生理活性物質を放出。

感覚器?
「かゆみ」をとらえる受容器。

神経ペプチド
神経伝達物質のひとつ。肥満細胞を刺激してヒスタミンを分泌させる。

刺激物
皮膚を通じて感知される「かゆみ」

かゆみの原因・疾患はいろいろ

「かゆい！」という感覚は、皮膚やからだになんらかの異常をきたしているサインであることが多いのですが、その原因・疾患はいろいろです。

まず、明らかに皮膚の疾患にともなっておこる、アトピー性皮膚炎、かぶれ（接触皮膚炎）、皮脂欠乏性湿疹、じんましん、水虫（白癬）、虫刺されなどがあります。

陰毛・わき毛などに寄生した毛ジラミの吸血によって猛烈なかゆみをおこす毛ジラミ症、寄生虫のギョウチュウが肛門周辺に卵を産みつけ、夜になるとそこがかゆくなるギョウチュウ症などもあります。

前立腺肥大症・慢性前立腺炎、トリコモナス腟炎などの性感染症も外陰部や肛門周辺にかゆみを覚えることがあり、肝臓病・糖尿病・腎臓病など内臓の病気が原因になっておこるかゆみ、ストレスが原因となっておこるかゆみもあります。また疾患が認められず、原因が特定できないものもあり、それらをひとまとめにして「皮膚掻痒症」といいます。

かゆみを悪化させない！

ホコリがたたないように
家具や電化製品のうしろなどのホコリも掃除機で吸いとっておきましょう。

つとめてリラックス
ストレスもヒスタミンの分泌をうながします。またかゆみを意識しすぎるとよけいにかゆくなります。

寝る直前に入浴しない
ほてった状態のままふとんに入ると、かゆみを強く感じることがあります。

これら「かゆい！」のなかで、比較的ありふれているものがじんましん（104ページ参照）や乾皮症です。

かゆい！の代表は、冬におこる「乾皮症」

「乾皮症」は、ドライスキンともいい、文字通り皮膚が乾いてうるおいを失った状態。皮膚が乾燥すると、角質層が果たしてきたバリア機能がうまく働かなくなり、外部からの刺激が直接、皮膚内部に伝わって、かゆみサインが発されるようになります。

空気が乾燥することの多い秋から冬にかけてかかることが多く、肌質が乾燥肌タイプの人ばかりでなく、男女とも年齢を加えるにしたがって増加、女性では30歳後半から40歳になったら要注意です。

かゆみはからだのあちこちで感じられますが、もともと角質層の皮脂量の比較的少ない手、足の膝から下、わき腹、顔では目や口のまわりに多く感じられます。

ケアは肌が乾燥する前の9月ごろから始めましょう。洗浄力の強い石鹸や乱暴な洗浄は乾皮症を悪化させ、皮脂欠乏性湿疹などに発展させかねません。化粧水などで

ふとんは手で払ってしまう

こまめに天日に干し、とりこむときは叩かず、ホコリ、ダニの死骸などを手で払います。

粉末洗剤はよく溶かす

洗濯後に衣類に残った洗剤が肌を刺激し、かゆみを悪化させることがあります。

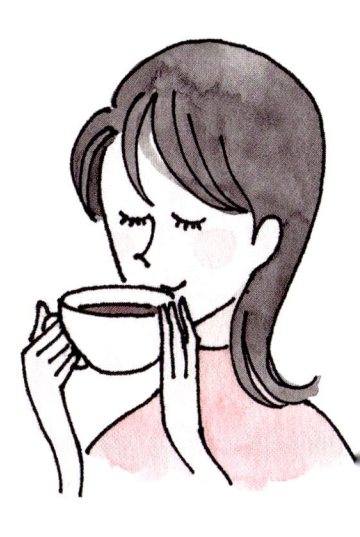

水分を補った後や、入浴後には必ず保湿剤を使って、皮膚からの水分蒸発をおさえること。

こうしたケアで快方に向かわない場合は、別の病気も考えられます。皮膚科専門医を訪ねましょう。

かゆみを悪化させない、ふやさない

身のまわりのものやふだんの生活習慣のなかにかゆみの原因となるもの、かゆみをさらに悪化させるようなものがありませんか？

汗をかいたら、こまめに洗い流しましょう。塩分濃度の高い汗は肌を刺激してかゆみの原因になります。でも洗いすぎ、こすりすぎは、かえって必要な皮脂まで洗い流すのでよくありません。熱いお風呂に入ること、お風呂に入ってすぐふとんのなかに入ることも、かゆみを強く感じさせてよくないのです。

飲み物や食べ物のなかにも、かゆみを誘うものがあります。お酒は血行をよくし、体温を上げるため刺激になります。魚介類や野菜のなかには、かゆみの伝達物質であるヒスタミンを含んだものがあります。

身につけるものでは、繊維、金属製品、化粧品などによるかぶれが要注意。日常生活のなかにもかゆみをもたらすものはたくさんあります。洗い残しの洗剤、ペットの毛などのほか、アトピー性皮膚炎の人には、ホコリ、ダニの死骸やふんも強いかゆみを誘います。

かかないための工夫をする

かゆいからかくといっそうかゆくなり、かいた皮膚を傷つけて二次感染をおこすことがあります。かゆいときはまず冷やすと覚えましょう。と同時に、かゆくてもかかない工夫をしましょう。

「かゆい！」ところがあると、意識がついそこに集中します。まず、その呪縛をときましょう。かきたいところに何げなく指先が向かわないような、手を動かす運動、仕事、趣味、家事などをせっせとします。

問題は寝ているとき。朝起きたら、かきむしっていたというようなことがよくあります。爪は短く切り、よくやすりをかけておきます。手袋をして寝たり、厚紙で筒をつくってひじを曲がらなくして寝ることも必要かも。

かゆみの原因は身近なところにも

頭皮
→整髪料が肌に合わない。
→パーマ液、ヘアダイなどによるかぶれ。
→脂を好む微生物がふえる。

ひたい・ほお
→髪の毛の先がふれる。

耳
→ピアス、イアリングによるかぶれ。
→メガネのフレームによるかぶれ。

目
→アイメイクの化粧品が肌に合わない。

口のまわり
→マンゴーなどの食べ物かすによるかぶれ。
→口紅、リップクリームが肌に合わない。

首
→衣類の繊維による刺激
→整髪料などが肌に合わない。
→髪の毛の先がふれている。

脇の下
→蒸れて細菌がふえる。

胸・背中
→締めつけたところにできるじんましん。
→フックなどによるかぶれ。

腰・股
→下着との摩擦。
→ファスナーやフックなどによるかぶれ。
→蒸れて微生物がふえる。

手・指
→指輪、洗剤など金属や化学薬品、ウルシ、イチョウ、サクラソウなどの植物によるかぶれ。

足
→靴やサンダルのゴム・接着剤などによるかぶれ。
→靴・靴下によって蒸れ、微生物がふえる。

肌荒れ

たかが「肌荒れ」と軽視できません。
皮膚のバリア機能の低下によって、症状はどんどん悪化、
「アカギレ」「主婦湿疹」は、軽症のうちに正しいケアを。

ひどくなると、割れ目が真皮にまで

表皮の角質層の水分や皮脂量が少なくなる冬に、肌がカサカサした状態になる症状を乾皮症（皮脂欠乏症）といいますが、冬に限らず、肌の乾燥がこうじて、吹き出物ができたり、ひび割れたり、ささくれだったりといった状態になることがあります。乾燥肌の人、中高年者のほか、水や化学物質などで繰り返し手に刺激を与えることの多い主婦によくみられます。「肌荒れ」は部位や状態によっていろいろな名称で呼ばれます。

アカギレ　乾燥した皮膚が割れ、ひどくなると割れ目が真皮まで達し、うずくような痛みをともないます。手のアカギレは乾燥する冬に水仕事をする人に多く、足のアカギレは厚くなったかかとなどに発症します。

主婦湿疹　水仕事の繰り返しで皮膚のバリア機能が落ちた手指に、洗剤によるかぶれが加わり、ひび割れ、湿疹ができ、手のひら全体に広がります。

アカギレ、主婦湿疹とも、症状が軽いうちに水仕事後や風呂上がりに必ず保湿剤をぬりましょう。主婦湿疹の予防には、洗剤を薄め、食器を洗うときはゴム手袋を。ゴムにかぶれる人は下に木綿の薄い手袋をします。

サカムケ　爪のまわりの皮膚の水分や皮脂が不足して角質層がめくれ上がった状態。むりに引きはがしたりしないように。爪切りやはさみで根元から切り落としておき、抗生剤軟膏（傷薬）か保湿効果のあるクリームをぬっておきましょう。ビタミンAやB₂、Dを積極的に摂取するのもよいでしょう。

唇の荒れ　唇には皮脂線も汗腺も角質層もなく、乾燥しやすいのが当たり前。カサカサした状態になる前に、ワセリンをぬって、乾燥をストップさせましょう。

なんで肌荒れになるのだろう？

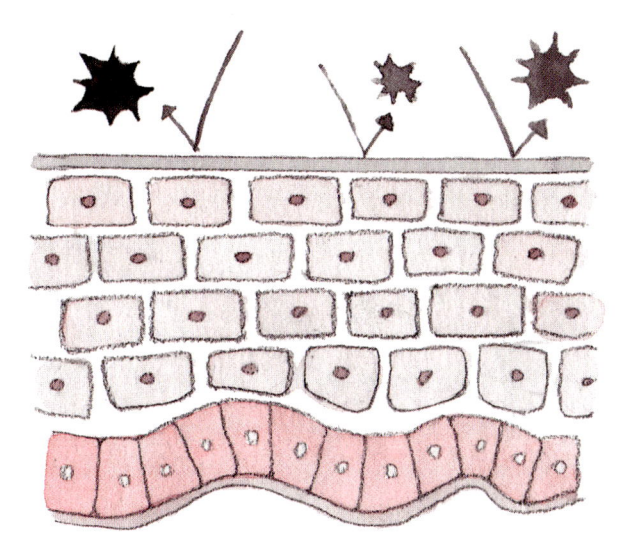

健康な肌
正常な肌では角質層を皮脂膜がおおい、角質細胞の間を水分と細胞間脂質（セラミド）がぴったりとうずめています。

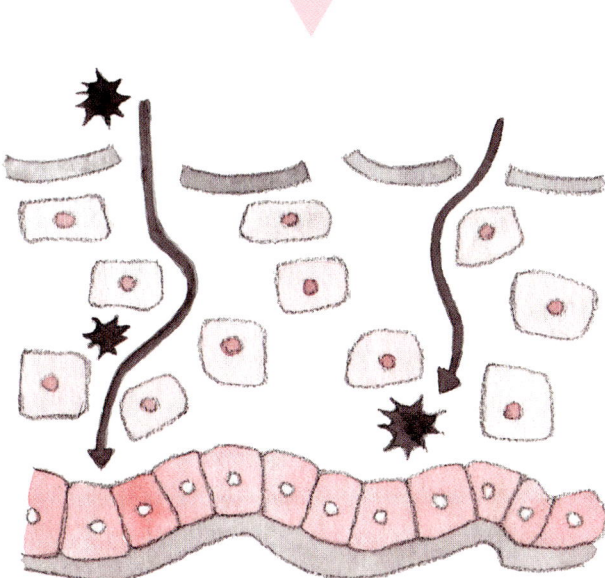

肌荒れ・皮膚炎
皮脂膜がうまくつくられず、スカスカの角質層に外部からの刺激が直接侵入。皮膚炎などを生じるようになります。

ニキビ
尋常性痤瘡 (じんじょうせいざそう)

- ニキビの大敵は肌の過剰な皮脂と不潔。
- 思春期だけでなく、ストレスや栄養のアンバランス、誤ったスキンケアなどによっては「大人ニキビ」も。

ニキビは「青春のシンボル」だけではない

ニキビは、皮脂や角質、ホコリ、油性の化粧品などが混ざったものが毛穴をふさぐところから発症します。ニキビの発症には皮脂が深くかかわっていて、思春期にできやすいのは、皮脂の分泌が活発になるためです。また顔の真ん中にニキビができやすいのも、いわゆるTゾーンに皮脂腺が集中しているから。

毛穴の出口がふさがると、皮脂腺から分泌される皮脂が外に出られずにたまり、それをえさにするさまざまな微生物が増殖し始めます。代表的なものがニキビ菌（アクネ菌）で、このほかにマラセチアというカビの仲間やニキビダニというダニの仲間も。

これらを退治するために白血球が集まってくると、患部に炎症が起こり、ニキビがしだいに悪化、外から見ると、赤くはれて膿（うみ）をもった状態になります。

ニキビは大人にもできます。間違ったスキンケアやストレスなどによるホルモンのアンバランス、食生活の乱れなどは大人のニキビの原因に。

誤ったケアが「ニキビあと」を残す

ニキビは進行します。早めにケアをし、治療をするようにしましょう。重症化させると、「ニキビあと」を残します。

ニキビ予防にはこまめな洗顔、清潔が大事。ニキビ用の洗顔剤もあります。女性の場合、油性の化粧品が毛穴をふさぐことがあります。髪の毛がTゾーンにふれることもニキビの原因に。ニキビができたら、絶対にマッサージをしたり、つぶしたりしないこと。炎症を広げ、化膿させることにもなりかねません。

82

ニキビはこうしてできる

1

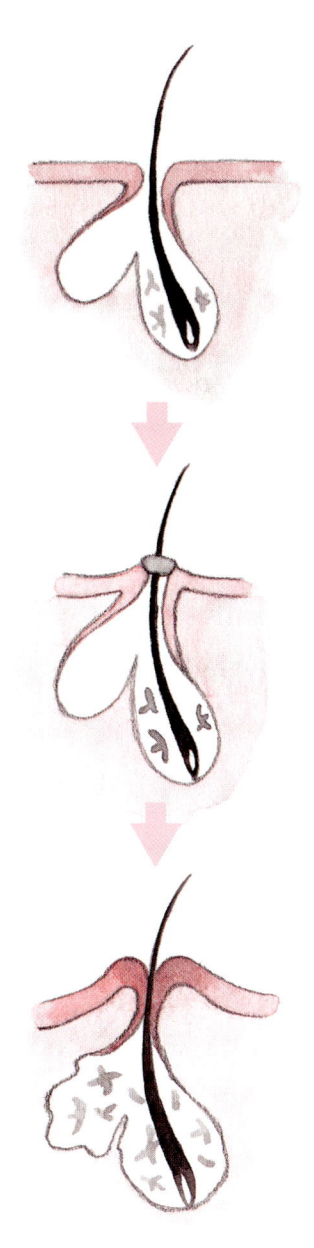

正常な肌では、皮脂腺から分泌された皮脂は毛穴から外へ出て行きます。

2

汚れや角質などによって毛穴がふさがると、皮脂が外へ出て行かずにたまります。

3

毛穴にたまった皮脂がえさとなってニキビ菌などが増殖、肌が炎症をおこして盛りあがります。

アトピー性皮膚炎

強いかゆみと治りにくい皮膚炎のため、やっかいな病気として知られています。しかし適切な治療を続ければ必ず改善する病気でもあります。

よい結果は、心がけと熱意しだい

アトピー性皮膚炎の原因は、なかなか一般論ではくくれず、さまざまな要因がからまっていますから、患者の体質、おかれている環境などに合わせて、治療プログラムを組まなければいけません。

そのため、こちらの人に有効な治療が、こちらの人には有効ではないということがありえます。アトピー性皮膚炎について、こうすれば治る！という治療法やこうして治したという体験談が、ある人に有効であっても、あなたに有効とは限らないのです。

病気を長引かせている人たちのなかには、いろいろな情報にまどわされ、医師の治療を途中でやめたり、アドバイスにしたがわない人が多くみられます。

この病気は治療に時間がかかります。しかし、病気を

アトピー性皮膚炎かも

年齢によって皮膚炎の分布が違う

乳児の皮膚炎は頭から顔に現れ、首、上半身に広がっていきます。幼児は皮膚全体が乾燥がち。皮膚炎がひじ・ひざの裏側に。思春期・成人は皮膚炎が全身におよぶことがあり、手が荒れやすく顔が赤みをおびてきます。

かゆみ・皮膚炎がいつまでも治らない

アトピー性皮膚炎の大きな特徴は強いかゆみと慢性の皮膚炎。かゆいので皮膚をかいて皮膚炎を悪化させ、いっそうかゆくなるという悪循環をおこします。

起こしているさまざまな因子をひとつずつつぶしていくという心がけと熱意があれば、必ずやよい結果に結びつく疾患です。根気よく治療に取り組みましょう。

なぜアトピー性皮膚炎になるの？

病気の原因を以前はアレルギー体質だけに求めてきました。しかし今日では、皮膚バリア機能の低下が大きくかかわっていることがわかってきました。

表皮の角質層は細胞間脂質（セラミド）によって、うるおいとバリア機能を保っています。アトピー性皮膚炎の人の皮膚は生まれつきこのセラミドに乏しく、乾燥した皮膚のスカスカの角質層を抜けて、さまざまな細菌やダニ、ハウスダストなどのアレルゲンの侵入を許してしまうのです。

症状の発症や軽重は、アレルゲンが引きおこすアレルギー反応の大きさだけで決まるわけではありません。ストレスや食生活、かゆみをかきむしる行為などが大きく関与していることが知られています。

「アトピー性疾患」を併発している

気管支喘息、アレルギー性鼻炎・結膜炎を「アトピー性疾患」といい、アレルギーに対する過剰な反応が原因。アトピー性皮膚炎の患者には、こうした「アトピー性疾患」を併発する人がいます。

家族にアトピー性皮膚炎を患う人がいる

皮膚のバリア機能の低下やアレルゲンに対する反応などアトピー性皮膚炎を引きおこす体質は遺伝すると考えられています。親や兄弟に同じ症状に覚えのある人はいませんか。

シミ・シワ・タルミ

原因の多くは老化と紫外線。
睡眠不足をさけ、適度な運動をして肌の元気を保ち、
こまめに紫外線対策をこうじることが、なにより大切です。

紫外線防止対策を徹底しよう

皮膚のターンオーバーが十分に働いている肌では、紫外線を浴びて表皮に生じたメラニンが、新陳代謝とともに上層に押し上げられ、垢となってはがれ落ちます。

ところが、メラニンが異常にたくさんつくられた場合や、老化によってターンオーバーが衰えると、メラニンが表皮にとどまって色素沈着をおこします。

その代表的なものが「老人性色素斑」です。35歳以上の人にごくふつうに見られ、顔や肩、手など長く日光にさらされてきた部位に褐色のシミをつくります。

シミをつくらないようにするには、ふだんから紫外線防止対策を徹底するしかありません。帽子や日傘を利用して肌を紫外線にさらさない、UVカットクリームを肌にこまめにぬること、などです。

シミを改善する外用薬・ぬり薬としてビタミンC誘導体やハイドロキノンという物質が知られています。個人差もありますが、シミが簡単に消えるほどの効果は期待できません。予防にまさるものはないようです。

深いシワやタルミは真皮へのダメージ

肌に張りや弾力性をもたらしているのは、整然と網目状に広がって真皮を構成する膠原線維（コラーゲン）とそれにからみあっている弾力線維（エラスチン）です。

真皮に紫外線があたって活性酸素が生じると、エラスチンが切れ、線維組織が損傷します。コラーゲンは再生されても、エラスチンは再生されず、表皮にシワやタルミができます。その予防は、シミ同様にしっかりした紫外線防止対策が大事。また肌のバリア機能を保つために保湿を十分にすること。

シワができる！

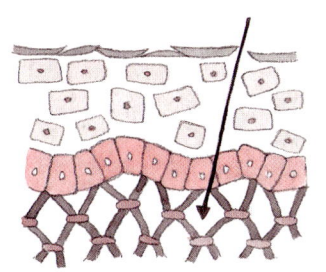

1 乾燥してバリア機能が衰えた肌は、紫外線を容易に真皮に到達させます。

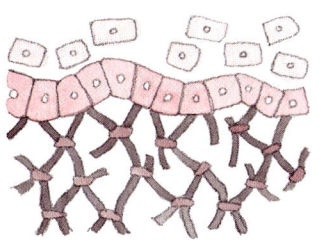

2 真皮に到達した紫外線は、肌の弾力を保っている線維組織を傷つけます。

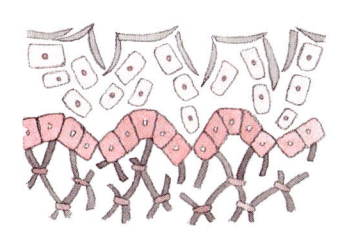

3 真皮が損傷して張りと弾力を失うと、表皮がくぼみ、深いシワをつくります。

シミができる！

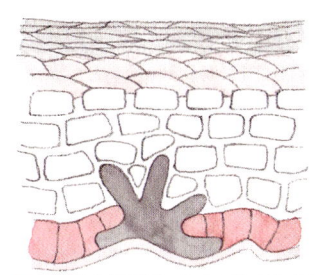

1 表皮の最下層にあるメラノサイトは、日焼けから皮膚を守るために待機。

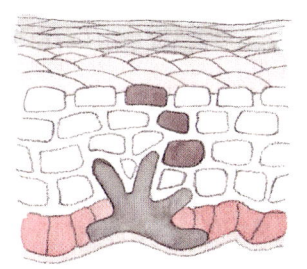

2 紫外線に対して、メラノサイトが褐色のメラニン色素を分泌、メラニンを形成して防御。

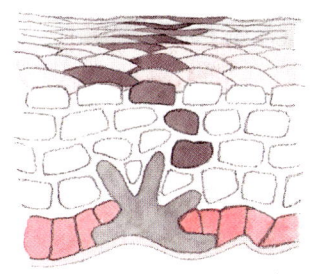

3 ターンオーバーが間に合わず、メラニンがどんどん蓄積。

※シミには炎症をおこして真皮にメラニンが蓄積するもの、皮膚の腫瘍が形成されてできるものもあります。

水虫
白癬（はくせん）

水虫は伝染しやすいことに注意しましょう。
かゆくないからなどといって放置している間に
確実に進行、菌を周囲にまき散らしています。

水虫は治る！

最近の水虫治療薬は外用薬も内服薬も格段に進歩しています。外用薬ではなかなか治せなかった、足の裏全体が厚く硬くなる「角質増殖型」の水虫や爪が変色・変形する「爪白癬」という水虫も内服薬によって治すことが可能になりました。

もはや「水虫は治らない」は過去のこと。それぞれの疾患に応じた治療をすればほぼ治る時代です。

水虫は再発しやすく、伝染しやすい

水虫をおこすのは、皮膚糸状菌（白癬菌）というカビ。菌が好む環境は湿度70％以上、温度15℃以上で、大好物のたんぱく質＝ケラチンのあるところ、つまり靴をはいた人間の足などです。

白癬菌は角質の奥深く入り込むので、なかなか全滅させることが難しく、見た目がきれいになって薬をやめると、ふたたび増殖することがあります。

また、白癬菌は、はがれ落ちた角質に付着してトイレのスリッパ、浴室のマット、サンダル、靴などに移って生存するので、家族から家族へ伝染していきます。

足を毎日洗う、よく天日に干す、スリッパを共用しない、バスマットを洗い、根気よく治療するといったことは、家族のためでもあるのです。

自己判断で治療しない

白癬は足だけでなく全身に拡大する感染症です。その種類や症状については左ページを見てください。水虫と間違えられやすい病気もあるので要注意です。専門医の診察を受け、正しい治療を受けるようにしましょう。

白癬は足以外にもうつる！

しらくも
頭皮に白癬菌がすみつくもので、「頭部白癬」といいます。患部にフケが生じ、髪が抜けます。柔道やレスリングをして人から人へ感染することも、ペットから感染することもあり、自分の足の水虫がうつることもあります。

たむし
からだにリング状の紅斑ができるのが特徴で、「体部白癬」といいます。菌が薄い角質層にすみついているので治癒しやすいのですが、ペットから感染したり、柔道やレスリングなどを通じて感染したものは治りにくいこともあります。

いんきんたむし
股やその周辺を患部とする「股部白癬」のこと。男性だけでなく女性も感染します。

爪水虫（爪白癬）
足の爪の水虫。爪の色が白色から黄褐色に変色、悪化すると爪が変形、もろくなることも。内服薬による治療が必要とされています。

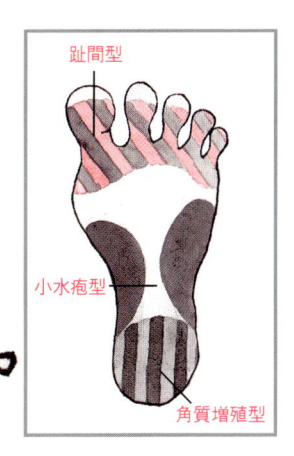

水虫（足白癬）
いちばんポピュラーな白癬。足の裏のさまざまな部位の角質層にすみつき、少しずつ患部を広げていきます。足の指のまたがむけたり、割れたりした状態になる「趾間型」、土踏まずなどに小さな水疱をつくる「小水疱型」、足の裏、とくにかかとなどの角質層を侵し、硬く、ときにはひび割れさせる「角質増殖型」など。角質増殖型は内服薬の治療が必要といわれます。

趾間型
小水疱型
角質増殖型

かぶれ
接触皮膚炎

原因になる刺激物がふれることによって皮膚が炎症をおこす病気で、接触皮膚炎といいます。原因を特定し、とり除くことが大切です。

「アレルギー性」は炎症・かゆみが拡大

「かぶれ」には強い酸やアルカリ、植物や動物の毒などにふれたためにおこる刺激性接触皮膚炎と、アレルゲン物質にふれたためにおこるアレルギー性接触皮膚炎があります。

症状はどちらも赤くはれ、かゆみを生じますが、大きな違いは、アレルギー性接触皮膚炎のほうは刺激物に接触したところ以外にも炎症やかゆみが広がることです。

原因になる刺激物は多種多様で、アレルギー性皮膚炎では、アレルゲン物質に一度ふれると、からだがそれに反応するようになり、同じ物質にふれると必ず皮膚炎をおこすようになります。

たとえばピアスによる金属アレルギーは、一度かぶれると、同じ金属を使った装身具や歯にかぶせる金属にも

原因物質はこんなにある！

金属

ピアスなどの装身具、時計のベルト、メガネのつるといったニッケル、コバルト、金製などのもの。敏感肌の人はさけたほうが無難です。

化粧品

香料、色素、パーマ液、ヘアカラー液など。すぐ患部を水洗いし、冷やします。使用した化粧品をもち、すぐ皮膚科専門医に行きましょう。

かぶれるようになります。ただしこうした反応には個人差があり、まったく炎症をおこさない人もいます。

原因物質をつきとめてとり除く

接触性皮膚炎は原因となる刺激物をつきとめてとり除けば必ずよくなります。ただし素人の当て推量は禁物。ウルシはさわるとかぶれる植物としてよく知られていますが、マンゴーでもかぶれることがあるのをご存じですか。じつはマンゴーもウルシ科なのです。

市販の化粧品ならば多くの人が使っているから安心と思いがちですが、かぶれをおこすものもあります。「ご使用前にパッチテストをしてからお使いください」という注意書きを読みましたか？ パッチテストは、テストしたい化粧品などを小さな布に塗り、2日ほど腕の裏側にはって反応を見ます。肌が赤くなっていたらその化粧品は自分に合わないのです。

皮膚のバリア機能が低下していると、かぶれることが多くなり、また症状が悪化するということもあります。詳しくは専門医でないと判別できません。

ゴム

ゴムひもを使った下着、靴下のゴム、ゴム手袋など。ゴムアレルギーはバナナ、クリ、アボカドなどにも同様の反応をおこすことがあります。

植物

ウルシが代表的ですが、ハゼ、ギンナンの果肉、キク、マーガレット、水仙、サクラソウ、セロリ、パイナップル、マンゴーなど。

衣服の素材や染料

化学繊維を天然素材の綿やシルクに変えましょう。また染料にかぶれることもあるので、色物をさけ、肌に合わない衣類は着ないこと。

ヘルペス

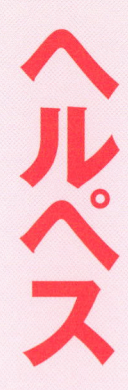

帯状疱疹と単純性疱疹があり、どちらも犯人はヘルペスウイルス。小さな水ぶくれができるのが特徴で、単純性疱疹の「口唇ヘルペス」「性器ヘルペス」とも、再発・再感染をくり返します。

帯状疱疹

帯状疱疹（たいじょうほうしん）は、子どもがよくかかる水疱瘡（みずぼうそう）と同じウイルスによっておこります。他人からうつされるのではなく、水疱瘡をわずらったあと、神経節にひそんでいたウイルスが、かぜや疲れなどでからだの抵抗力が落ちたときに活動を始めます。

最初、からだの左右どちらかに、チクチクするような痛みが生じ、その部分が赤くなり、小さな水ぶくれがブツブツとできます。

全身どこにでもできますが、ひとつの場所に集中して水ぶくれができ、神経に沿って帯状に広がるのが特徴。これが帯状疱疹の名の由来です。

症状が出たら、できるだけ早めに治療を。ふつうは2週間ほどで痛みはとれ、水ぶくれがかさぶたになって治

単純性疱疹は危険！

赤ちゃんにキスしない

とくに新生児は免疫機能が未発達。強い症状がでることがあるので、キスは避けましょう。

セックスを避ける

性器ヘルペスはセックスで感染します。1型であってもキス、オーラルセックスは避けましょう。

92

単純性疱疹

単純性疱疹を発症するウイルスには1型と2型があり、おもに1型は口・顔、2型は性器に発症します。
1型は乳幼児期に初感染し、症状を示さないことが多く、からだの抵抗力や免疫力のおとろえをきっかけに発病します。くちびるやその周囲に水ぶくれをつくる「口唇ヘルペス」が代表的です。2型は「性器ヘルペス」がおもなもので、性交渉による感染がほとんど。性器にかゆみが生じて赤くなり、小さな水ぶくれができます。
どちらも再発をくり返すことがあり、やっかいです。発症する前にムズムズ、チクチクといった違和感や皮膚が赤くなるような前兆があることが多く、できるだけ症状の出始めに治療を開始しましょう。

帯状疱疹は、まれに水疱瘡にかかったことのない人に、水疱瘡としてうつることがあります。症状が出ているときは乳幼児には接触しないようにしましょう。

ります。こじらせると、痛みだけがしつこく残ることがあります。

アトピー性皮膚炎の人に近づかない

皮膚のバリア機能がとても弱いので、簡単に感染し、しかも重症化します。

タオルの共有はしない

単純性疱疹のウイルスは感染力が強いので、共有をやめ、使用後はよく洗って、日干ししましょう。

目に指先で直接ふれたり、コンタクトレンズに唾液をつけて装着するのは厳禁。「角膜ヘルペス」は失明の危険があります。

目にふれない、感染させない

薄毛・脱毛

中高年男性特有の悩みと思われていた薄毛・脱毛。
ところが最近は若い男性ばかりか、
女性にも同じ悩みをもつ人がふえてきています。

悩んでいるのは、自分ばかりではない！

薄毛・脱毛の代表的なものは、壮年性脱毛症（男性型脱毛症）、いわゆる「若ハゲ」といわれるものです。多くの場合、額の生え際または頭頂部から抜け毛が始まり、しだいに範囲が広がっていきます。

男性では17〜18歳ですでに始まることもあり、30代後半になると急に増加します。30歳以下の男性の3割近く、50歳以上の男性の半数に何らかの形で、薄毛・脱毛は見られ、男性の3割ほどが気にしているといわれています。

女性にも同様の脱毛症があり、「女性型脱毛症（女性の男性型脱毛症）」とよばれています。遺伝的な素因をもち、ストレスで進行します。症状は男性のように頭皮がテカテカ光るほどに脱毛することはなく、ほとんどは前頭から頭頂部が薄くなる程度です。

また、男女ともに遺伝によらず老化現象による「老人性脱毛症」といわれる薄毛もあり、年齢とともに進行します。生え際が後退するのではなく、境界不明の薄毛が生じるのが特徴です。実際には脱毛症といっても多様で、また「老人性脱毛」と「男性型脱毛」は合併する場合もあるため、厳密な区別が困難なこともあります。

抜け毛が多いのは、薄毛・脱毛の前兆？

髪を洗ったとき、ブラッシングをしたとき、大量の抜け毛を見ておどろいた経験はありませんか？　人間の毛髪はぜんぶで約10万本。それが2〜6年のヘアサイクルでどんどん生え変わります。毎日50本から100本ぐらい抜けたからといって動揺することはないのですが、心のどこかで薄毛・脱毛を気にやんでいると、ついつい抜け毛の多さが気になってしまいます。

94

これは薄毛・脱毛の前兆？

ごそっと髪が抜ける。

数十本が1度に、あるいは1か所からごそっと抜ける。というようなときは要注意。円形脱毛症の前兆も疑われます。

抜けた髪が明らかに細い。

ヘアサイクルが短くなり、従来の大きさに成長する前に抜け落ちた証拠。薄毛・脱毛の進行が心配です。

フケが多い

フケの多い人には薄毛・脱毛の人が多いのは確かなようです。もし脂っぽいフケなら、脂漏性皮膚炎かも。放置しておくと、皮脂が毛穴に詰まって脱毛を引きおこします。

頭が猛烈にかゆい

脂漏性皮膚炎も強いかゆみが特徴のひとつ。またアトピー性皮膚炎やしらくも（頭部白癬）やシラミ症ということも。いずれも薄毛・脱毛の原因になります。

毛髪が茶色くつやがない。

毛根に栄養が行きわたっていない証拠。やがて薄毛・脱毛に至ることも。強いストレスや栄養不良、紫外線による影響などが考えられます。

抜け毛の多くは、洗髪やブラッシングのさいに抜け落ちます。そのさいの抜け毛は寿命を終え、抜けるべくして抜けた髪。ほとんどは心配することはありません。た␣また洗髪やブラッシングをしなかったとすると、次のときにどっさり抜ける髪です。むしろ抜け毛をいやがって、洗髪をさけるほうが心配。頭皮を不潔にし、必要以上に皮脂をためこむと、かえって抜け毛がふえ、発毛が阻害されます。

いたずらに心配するのではなく、「ふつうではない前兆」に注目！（95ページ参照）。急速に進行する場合は専門医の診断をあおぎましょう。

なぜ薄毛・脱毛になるのだろう？

薄毛・脱毛の原因は多様です。いくつかの原因が組み合わさっていることも考えられます。

男性ホルモン受容体と遺伝

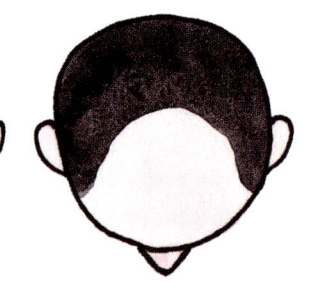

「男性型脱毛症」「女性型脱毛症」は、髪をつくる毛母細胞へ栄養が送られなくなることによっておこります。そのメカニズムは最近になってわかってきました。

男性型脱毛症のタイプ

O A型（Ⅵ型）　　U型（Ⅶ型）　　A型（Ⅳa型）

96

毛根にある毛母細胞は、毛乳頭といわれる部分から栄養をとりこみますが、前頭部や頭頂部の毛乳頭には男性ホルモンのテストステロンを受け入れる受容体があり、この受容体が強く働くと、毛母細胞へ送られるべき栄養が阻害され、毛髪の成長がおさえられてしまうのです。

受容体の感受性には、遺伝的要素がかかわっているといわれ、その強さは人によって、また部位によって違います。

感受性が強いと、ヘアサイクルが短縮し、3〜6か月後のまだ短い軟毛のうちに、髪が抜け落ちてしまいます。頭皮がすけて見える薄毛はこうして生じます。さらに進むと、毛母細胞は活動を停止し、発毛機能を失います。

皮脂の増加

頭皮は皮脂膜によってバリア機能を保っています。しかし、皮脂が過剰になると、常在菌の一種であるマラセチアが繁殖して炎症をおこし、異常にふえたフケと一体になって毛根を弱らせ、脱毛をふやします。これは脂漏性脱毛症といわれています。

無理なダイエット

細い毛が抜けるようになるとかなり進んでいて、そのうち頭皮が光って見え始めます。どのタイプも行きつく先はU型です。（　）内はノルウッド・高島の分類。

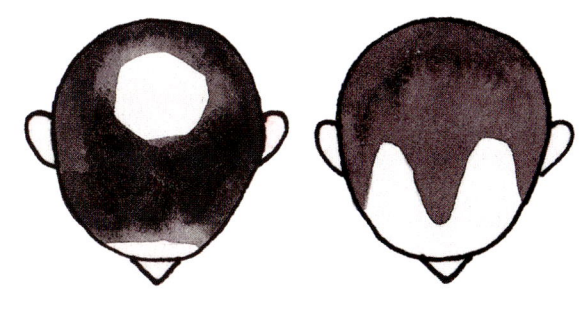

O型（Ⅲ Vertex型）　　M型（Ⅱ型）

カロリーを減らすために必要なたんぱく質をとらず、栄養バランスを無視した極端なダイエットがあります。髪のもととなるケラチンをつくるには、たんぱく質とミネラルが不可欠。ダイエットによる栄養不足が女性の薄毛・抜け毛をふやしています。

女性ホルモンの変化、ピルの服用

女性ホルモンにはヘアサイクルの寿命を長くする働きがあります。そのため、妊娠中の女性は、女性ホルモンの増加によって抜け毛が少なくなりますが、出産後、ホルモン分泌がもとにもどるとにわかに脱毛します。この脱毛は、ふつう1、2年で回復します。

避妊薬のピルは、からだを妊娠中と同じ状態にして妊娠しないようにする薬です。服用中は妊娠中と同じように抜け毛が減り、服用をやめると出産後の女性と同じように脱毛することがあります。

強い引っ張り

ポニーテールや三つ編みを強い力でまとめ、長時間そのままにしていると、毛根が弱り、ついには脱毛してしまうことがあります。

ストレス

望まない精神的緊張をしいられると、血の流れが悪くなり、頭皮へ十分な栄養がいきわたらなくなります。その結果、毛母細胞の働き悪くなり、薄毛・脱毛にいたるといわれています。

円形脱毛症はストレスが原因？

突然、円形のハゲができることで知られているのが円形脱毛症です。しかし実際は、それほど単純ではなく、脱毛が数か所におよび、あるいは頭全体に及ぶ場合もあります。また自然に消滅することもあれば、なかなか治癒せず、治っても再発を繰り返す場合もあります。

そのメカニズムのすべてが解明されているわけではありませんが、自分の毛母細胞を異物とみなして攻撃してしまう自己免疫反応によるものといわれており、成長期の段階にある毛髪が突然、脱毛します。

円形脱毛症は、遺伝的な素因をもつ人にできやすく、ストレスによって悪化しやすいことが知られています。

98

あなたは薄毛・脱毛予備軍か？

チェック項目

- [ ] あなたの父親が脱毛症である
- [ ] あなたの頭は、大きくて両サイドが張っている
- [ ] 頭皮がいつも脂っぽい
- [ ] 体毛が濃い
- [ ] 肉類をよく食べ、脂っこいものが好き
- [ ] 野菜をほとんど食べない
- [ ] 頭脳労働が多く、体をあまり動かさない
- [ ] イライラすることが多く、ストレスがたまりやすい
- [ ] たばこをよく吸う
- [ ] 酒をよく飲む
- [ ] よく肩がこる
- [ ] 家でくつろぐことが少ない
- [ ] 運動をほとんどしない
- [ ] 睡眠不足の日が多い
- [ ] 急激なダイエットをしている

髪の毛によいことをしよう

髪の毛がなくても命に別状はないのですが、多くの人たちが薄毛・脱毛をよしとは思っていません。それは髪の毛が人の風貌を決定する大きな要素だからでしょう。

また、最近の研究で「男性型脱毛症」の人は、心臓血管系の疾患にかかるリスクが高く、寿命も短くなるということがわかってきました。つまり薄毛・脱毛はリスク・ファクターのひとつというわけです。

薄毛・脱毛は、ある程度は予防することができます。その原因に誤った生活習慣が大きくかかわっているからです。

まずは栄養バランスに注意し、とくに肉や大豆などのたんぱく質、その合成に必要な海草などのミネラル類を摂取するようにします。

規則正しい生活をし、適度な運動をしましょう。ストレスを上手に解消できる心身ともに健全な状態が、やはり髪にもよいのです。

1日1回洗髪を。髪の毛は洗いすぎても洗わなくても

マッサージをしよう

1 マッサージする前に、まずリラックス。

2 髪に両方の指先をさしこみ、頭皮全体をマッサージ。

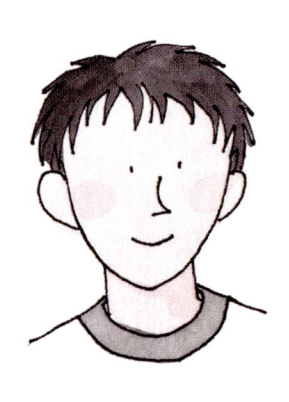

よくありません。頭皮の角質層を適度に皮脂膜がカバーしている状態が、「バリア機能」が健全に働き、元気な毛根をつくってくれます。

ふさふさ髪がよみがえる！

それでも薄毛、脱毛が始まったら——。

従来の養毛・育毛剤は、頭皮の血流を改善し、いまある毛髪を「養い」「育てる」もの。進行する薄毛・脱毛に関して、そのスピードを遅くするか、現状を維持するものでした。ところが最近、文字通りの発毛剤が誕生しつつあるのです。

ひとつは「ミノキシジル」。もともとは降圧剤として開発されましたが、副作用の多毛が注目され、患部にぬる発毛剤として世界各国で発売されました。その効果は症例に対して数十パーセント以下といわれます。

もうひとつは飲む発毛剤「プロペシア」です。こちらは前立腺肥大の治療薬として誕生、やはり副作用の発毛効果が着目されました。日本国内での1年間の臨床試験で58パーセントの人に改善が認められています。

3 指先で前頭部から頭頂部へ、後頭部から頭頂部へもみあげる。

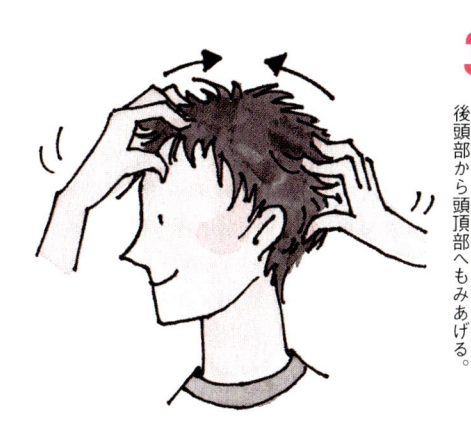

4 同様に左右の側頭部を頭頂部へもみあげる。

フケ症

フケは、頭皮の新陳代謝が活発な証拠。
でも急に目立ってふえたり、脂っぽいときは「フケ症」、
薄毛・脱毛になる前兆かもしれません。

健康なフケは目に見えない

からだの肌と同じように、頭皮も6週間サイクルでターンオーバーを繰り返しています。頭皮の基底細胞として生まれた細胞は上層に押し上げられ、角質層で角化し、肌でいう垢、ここではフケとなってはがれ落ちます。

つまり適度なフケは、新陳代謝の産物。むしろその頭皮の健康の象徴といってもいいものなのです。

成分は、頭皮と同じたんぱく質のケラチンと皮脂分解酸化物。健康な人のフケは目に見えません。

フケ症は薄毛・脱毛をまねく！

ところが、何らかの原因で目に見えるフケが多数落ちる場合があり、これをフケ症といいます。

一般的には、いわゆる思春期から青年期にかけての新陳代謝のさかんなころにふえ、冬季にふえる人が多く、これは肌が乾燥しやすいためと考えられています。

頭皮には毛髪が密生しており、フケが多くなると、皮脂や汗が付着して固まり、頭皮にたまるようになります。

これが細菌やカビ、シラミなどの微生物の温床となり、薄毛・脱毛の原因になることもあります。

髪は洗いすぎてもいけない

頭部を清潔にすることがフケ症の最大の予防です。ただし、自分の髪質に合わせて「正しい洗髪」をすること（65ページ参照）。強く何度も洗いすぎてもいけません。

バランスのとれた食事をし、睡眠を十分にとること、ストレス・コントロールも大事です。

それでも「いやにフケが多い」「変ったフケが出る」ときは、専門医の診察を受け、指示に従いましょう。

102

こんなフケ症は専門医へ行こう

脂漏性皮膚炎（しろうせい）
脂っぽいフケが多く、強いかゆみがあります。皮膚常在菌がふえて、頭皮が炎症をおこし、徐々にフケの多さが目立つようになります。

単純性粃糠疹（ひこうしん）
かゆみや炎症のないのが特徴。頭皮の角質層が乾燥する冬に多く、洗髪しすぎ、洗浄力の強すぎるシャンプーを使った場合などにもおこります。

尋常性乾癬（じんじょうせいかんせん）
脂漏性皮膚炎と似ていますが、頭部のほかに腕や足に左右非対称の発疹ができます。まれな慢性皮膚疾患です。

しらくも（頭部白癬）
水虫と同じ皮膚糸状菌というカビによっておこる感染症。ペットから感染したり、柔道・レスリングなどを通じて感染すると、強い炎症をおこすことも。

アトピー性皮膚炎
乳幼児の頭にフケが目立つようなら、アトピー性皮膚炎の初期症状かも。他の部位にも特徴的な皮膚炎がでるのがふつうです。

接触皮膚炎（かぶれ）
頭髪に用いる洗浄剤、整髪料、染毛剤、パーマ液などがおこす頭皮の炎症。程度が軽い場合にフケが生じることがあります。

アタマジラミ症
集団発生することも。成虫は体長1〜4ミリ。幼虫・成虫ともに血を吸い、猛烈なかゆみがあり、フケを生じます。卵の状態ではかゆくないことも。

じんましん

激しいかゆみと、みみずばれのような発赤が特徴。ちょっとおどろかされますが、じんましんは、ありふれた皮膚の病気。原因がはっきりせず、発疹が出没を繰り返す場合も。

食品、薬、ストレスなど原因はいろいろ

じんましんには「急性」と「慢性」があります。急性じんましんは、突然、猛烈な皮膚のかゆみを覚え、赤いポツポツができてみみずばれのようにはれあがりますが、大半は数日で跡形もなく消えうせます。慢性じんましんは、赤いポツポツがあちこちに出没を繰り返し、数か月から数年以上におよぶ場合もあります。

じんましんは、アレルギー反応によるものが代表的で、原因を特定できれば、それをとり除くことが治療・予防の早道ですが、原因はひとつとは限らず、また慢性じんましんの多くが原因不明です。

じんましんをおこしたり、悪化させるものには次のようなものが考えられています。ミルク、卵、大豆などの食物、食品添加物、解熱剤・鎮痛剤・抗生物質などの薬品、寄生虫病・虫歯などの慢性感染症、寒冷の変化、日光、ストレスや疲労、ダニやホコリ、動物の毛など。

じんましんが出やすい人は、熱いお風呂に入ったり、お酒を飲んだり、辛いものは避けるほうが無難。発症のきっかけになります。症状が出たら、かく、こするは厳禁。専門医に治療してもらいましょう。

温熱や圧迫でも生じます。

かみそり負け

かみそりを上手に使っていますか？
ひげそり負けを繰り返し、
傷口からばい菌が入ると、やっかいです。

やさしく、上手にひげをそろう

ひげそりは上手にしないと、ひげをそりながら肌の皮脂膜を削り、さらには角質層を傷つけることになります。これをかみそり負けといい、この段階では、軽い炎症をおこしてヒリヒリするだけですが、傷口から細菌が入って化膿すると、尋常性毛瘡といって、皮膚科専門医のお世話にならなくてはすまなくなります。

かみそり負けしやすい人は、皮膚が弱い、ひげが硬くて濃いというたちもありますが、いちばんの原因は、うまくひげをそっていないことです。

安全かみそりと電気シェーバーでそり方が違うということをご存じですか。

安全かみそりは、皮膚に対して斜めに構え、刃を素早くすべらせながらひげをそっていきます。電気シェーバーは、皮膚に対して垂直に構え、刃が高速に動いてくれるので、シェーバーはゆっくり動かします。

かみそり負けをする人は、シェーバーを早く動かしたり、不必要に深ぞりしていることが多いのです。

かみそり負けを繰り返し、尋常性毛瘡になると治りにくくなります。初期のうちに治し、またよいシェーバーやかみそりを使い、やさしく上手にひげをそりましょう。

あせも 汗疹（かんしん）

子どもの夏の皮膚病で日常的に見られるのが、あせも。
汗が汗腺をふさいでしまうのが原因ですから、
予防は、こまめに汗を拭きとることです。

引っかいて傷つけるとやっかい

大人でも汗をかく部位にあせもができることは、めずらしくありません。

あせもは、汗をかいて、かいた汗がたまって汗腺をふさぐことによっておこります。

炎症がない場合は、専門的には「水晶様汗疹」といい、透明で光沢のある発疹ができます。炎症をおこすと、赤い発疹となり「紅色汗疹」とよばれます。

大事なのは、汗をかいたら、早い段階でこまめに石鹸を使って汗を洗い流し、拭きとること。

あせもができると気になって、つい、引っかいて傷つけることが多いのですが、やっかいなことになる場合もあるので、注意が必要です。

傷口から黄色ブドウ球菌などが入って化膿し、二次感染の「あせものより」を引きおこすことがあるのです。こうなると、抗生物質を服用し、さらにひどいときは、おできのようになった患部をメスで切開し、うみを出さなければならなくなります。

夏、汗をかいているときにかゆくなる皮膚疾患には、アトピー性皮膚炎、じんましんなどもあります。あせもと勘違いすることがあるので、注意しましょう。

106

足がくさい！

汗かきの男性だけではありません。仕事でよく歩く女性、ブーツを履く女性も大いに気にし、悩んでいるのが「足がくさい！」こと。

足をよく洗い、靴を除菌する

訪問宅にうかがったとき、料亭や酒席で座敷に上がるとき、足のにおいが気になって靴を脱ぐのがゆうつという人は、けっこう多いのです。

ちょっと前までは圧倒的に男性の悩みでした。ところが、最近は女性も男性と同じように、長時間靴をはいて歩き回ることがめずらしくありません。足がくさいのを気にする女性がふえています。

なぜ、足がくさくなるのでしょうか。

原因は靴の中で足が多量の汗をかくことによって生じる湿気と熱。これをかっこうの温床として増殖する細菌です。汗そのものににおいはないのですが、細菌が汗を分解するときににおいを発するのです。

そのため、汗かき、同じ靴を長時間はかなければならない職業の人は、悩む率が高いのです。

予防には、次のことを実施しましょう。

外出前と帰宅後に薬用石鹸で足をよく洗う。長時間、靴をはき続けない。途中でサンダルなど通気のいい履き物にかえる。同じ靴を毎日はかない。靴をよく陰干しする。靴の中をドライヤーで乾かす。こまめに除菌・消臭スプレーを使用する、など。

Column 3
これ皮膚がん？
と思ったら、すぐ専門医へ

　皮膚がん（悪性腫瘍）は、シコリ、コブ、吹き出物、傷跡、イボ、タコ、ホクロ、アザ、シミなどのなかに隠れています。

　見分ける目安は「急に大きくなるもの」。疑わしいものがあったら、皮膚科専門医を訪ねること。早ければ早いほど簡単な手術ですみ、再発もしないですみます。

　じつは、皮膚の腫瘍は種類がたくさんあり、見た目だけで良性腫瘍か悪性腫瘍かを判断するのは、専門家でもむずかしいときがあります。

　素人がこれはイボだ、これは大きいホクロだ、脂肪塊だというように既成の知識で決めつけるのは、きわめて危険です。

　最終的に手術や病変の一部を切りとって検体とし、顕微鏡で調べる病理検査が決め手となることもあります。まれには生命にかかわるようなこともあるので、少しでも疑問に思ったら信頼できる専門医に相談しましょう。

4章

肌と髪の気になる悩み ウソ・ホント

肌と髪の「健康常識」のなかには、疑わしいものがたくさんあります。なかにはそのまま信じると、よけいにトラブルを悪化させ、死さえまねきかねないものも。その「健康常識」はウソ？ホント？

毛深い男性は頭部の脱毛症になりやすい

ホント

体毛が濃くなるのは、男性ホルモンの働きによります。ならば、毛深い男性は、髪の毛もふさふさになっていいはず。ところが逆に、毛深い男性の前頭部や頭頂部は脱毛しやすいのです。

かつては、体毛と前頭部・頭頂部の毛髪とでは男性ホルモンの働きが逆になるという説明がなされました。最近になって詳しいメカニズムがわかってきました。

前頭部や頭頂部の毛根には、髪の成長のために栄養を供給している毛乳頭という組織があります。ここに男性ホルモン受容体があり、男性ホルモンがとりこまれると、毛乳頭の働きが阻害されるのです。

つまり、男性ホルモンが旺盛な人がすべて脱毛症になるわけではなく、男性ホルモン受容体が敏感であることが脱毛をまねく要件になるのです。受容体の感度は遺伝によるといわれています。

110

枝毛・切れ毛は
その部分の2〜3cm上で直角にカットする

ホント

斜めにカットすると、切断面が広くなります。よく切れるハサミで直角にカット。また枝毛・切れ毛の被害を拡大しないため、2〜3cm上を切っておくのがコツです。

枝毛・切れ毛の原因には、乱暴なブラッシングやドライヤーの熱、パーマ、ブリーチやヘアカラーによる影響などが考えられます。

枝毛・切れ毛になった髪の毛は、回復することはなく、ひどくなる一方です。考えられる原因をとり除き、ダメージをふやさないように、洗髪後にトリートメントを使いましょう。

「朝シャン」より シャンプーは夜にしたほうが効果的

ホント

朝、髪の毛をシャンプーで洗う「朝シャン」がはやったときがありました。これから電車に乗り、人に会うと考えれば理にかなっているように思えます。

しかし、1日1回しか髪の毛を洗わないなら、朝よリ就寝前に洗うほうが効果的です。電車の中や学校・職場などで長時間すごし、汗と皮脂で汚れた頭髪を翌日に持ちこすのはよくありません。

髪の毛を長時間汚れたままにしておくと、フケが毛穴をふさいだり、常在菌が異常に繁殖して炎症がおこり、薄毛・脱毛の原因をつくります。

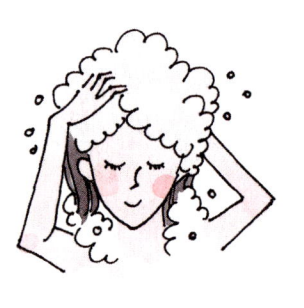

ウソ

白髪を見つけると、つい抜きたくなります。でもむりに引き抜いてはいけません。強引に抜くと毛根をいためて、毛母細胞の活動を停止させ、新しい毛髪が生えなくなることがあります。

白髪を抜くと白髪がふえるというのは、むりに抜くなという警告かも知れません。

白髪になるのは、ふつう老化によってメラニン色素をつくる能力がおとろえるからだといわれています。この場合はヘアサイクルによって白髪が抜けて、同じ毛根から次に生えてくる毛も白髪です。

原因が病気やストレスの場合は、病気が治癒し、ストレスがとり除かれると、メラニン色素がまた生成されるようになります。

いずれにせよ、白髪を抜いて白髪がふえることはないのですが、安易に抜かないほうが無難です。

白髪を抜くと白髪がふえる

顔のオデキ、面疔は死の病である

ウソ

からだの中枢に近いところにできるのかと、顔がみにくくなることから言い慣わされてきたことですが、栄養状態がよくなり、抗生剤が発達した今日では、死の病とおそれることはありません。ただし重症になると、あとが残ることもあるので、甘くみてはいけません。初期のうちに専門医に見せ、適切な処置をすることが大事です。

オデキは細菌感染によって生じる炎症や腫瘍によって皮膚がはれあがった状態をいいます。出物腫れ物ところきらわずという言い方があるように、オデキはからだのどこにでもでき、顔にできたものをとくに面疔（めんちょう）とよびます。

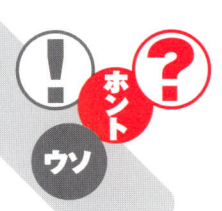

突然あらわれた目の下のくまは、ゆっくり寝れば治る

ホント

目のすぐ下の皮膚は、とても薄く、血行が悪くなってうっ血したり、メラニン色素が沈着すると、薄い皮膚をとおして透けて見えます。これがくま。

朝起きたら、突然あらわれた目の下のくまは、青みがかっているのが特徴で、明らかに睡眠不足や疲れが原因。リラックスしてゆっくり睡眠をとれば、一晩で治ることもあります。

あわてて自己流マッサージをするのはやめましょう。皮膚が薄いので、トラブルのもとになります。

気になるなら、蒸しタオルと氷水にひたして絞ったタオルを用意して、交互に2分間ずつ顔全体にあてる「タオルパック」が効果的。血行がよくなります。

かゆみをともなう場合や色が濃くなっていく場合はふつうのくまではないので、専門医に相談しましょう。

Column 4

温冷交代浴で自律神経の機能を鍛えよう

　入浴にはよく38～40℃くらいのぬるめのお湯がいいといいますが（53ページ参照）、これはぬるめのお湯にゆったりつかっていると、自律神経の副交感神経が刺激されて毛穴が開き、汗が出るからです。

　しかし、からだは温めてだけいればいいというわけではありません。「温冷交代浴」ということばがあるように、ときには水風呂（20～28℃）に入ることや露天風呂でからだを冷気にさらすなどして、肌をびしっと冷やすことも大切です。

　温感が副交感神経に働きかけるのに対して、冷感は自律神経の交感神経を刺激し、末梢血管を収縮させて毛穴を閉じます。「温冷交代浴」は、自律神経の副交感神経と交感神経を交互に刺激し、皮膚の新陳代謝を活発にする効果があるのです。

　自律神経がバランスよく働くと、皮膚に限らず全身が健康になり、またそれが皮膚の健康にかえってきます。自律神経のバランスがくずれると、さまざまな皮膚のトラブルをまねきます。

　よく見られる皮膚疾患の赤ら顔（酒皶）、しもやけ（凍瘡）は典型的な例でしょう。どちらも自律神経の機能がうまく働かないために、末梢血管の収縮と拡張がうまくいかず、ふつうの人にはごく日常的な寒冷の差が発症のきっかけになります。また、じんましんやアトピー性皮膚炎などかゆい疾患をもつ人も、温まるとかゆくなりやすいので、入浴後に冷水をかけることで、かゆみも出にくくなります。

　とはいえ、いきなり冷水につかるのは、おすすめできません。少しずつならしていくこと。とくに心臓病をはじめ各種疾患をもつ人、体調のすぐれない人は、無理をせず、医師の指示をあおぐようにしましょう。

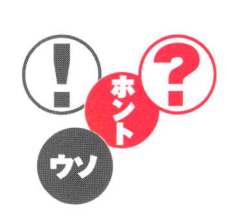

ニキビあとは
一生消えないことがある

ホント

ニキビができたら、絶対に引っかいたり、しぼったり、つぶしたりしないこと。化膿させたり、深く傷つけたりすると、治ってもあとが残り、一生消えないこともあります。

ニキビはつくらないにこしたことはありませんが、できてもあとが残らないようにすることが大切。薬用石鹸で1日3回は顔を洗い、そのたびに抗生物質入りのニキビ薬をぬります。これを毎日続ければ、ふつうは治癒するはずです。もし、それでも治らないようならば皮膚科専門医を訪ねましょう。

ニキビあとも年月を経れば目立たなくなりますし、ある程度改善させる方法がないわけではありません。ただ一度ニキビあとになってしまうと、完全にもとの皮膚にもどすことは難しいのです。重症化する前に早く治療するのがいちばんです。

Column 5

ふえ続ける病名。
皮膚科の世界は奥が深い

　日本に近代的皮膚科学を導入したのは東京帝国大学医学部教授の土肥慶蔵（1866～1931）で、明治末期でした。

　その後、疾患の原因が次々に解明され、また微生物との関係が明らかになるにつれ、皮膚疾患の数は増大。それは、適切な治療法の発見という朗報をもたらしました。

　今日、皮膚科医が日常的に診療する皮膚疾患は２００種類以上におよぶといわれ、皮膚科専門医のテキストには１０００種類以上もの皮膚疾患が掲載されています。

　その一方で皮膚疾患は、もはや一般常識ではとらえきれないほど奥の深いものになり、患者と専門医との認識に大きな溝が生じています。

　たとえば、私たちは「オデキができちゃって」などといい、それこそ「出物腫れ物ところきらわず」というくらい、皮膚が腫れたり、ふくれあがれば、どこにできてもみんなオデキといいかねません。

　ところが専門医は個別の疾患に合わせて、適切な治療をおこなわなければなりませんから、オデキとひとくくりにするわけにはいきません。

　あるものは明らかにニキビ（医学用語では尋常性痤瘡）であり、別のものは毛包炎、面疔、表皮嚢腫（粉瘤）、脂肪腫、各種皮膚腫瘍など、いろいろです。

　誤った知識を信じ込んだ患者が素人判断で治療して、疾患を悪化させたり、また患者の先入見に皮膚科医が振り回されることもめずらしいことではありません。皮膚のトラブルをまねいたら、信頼できる専門医と相談して治療をすすめましょう。

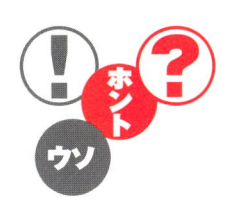

コラーゲンを肌にぬると肌の張りが得られる

ウソ

表皮の角質層を通過する物質の分子量はきわめて小さく、せいぜい500程度にすぎません。コラーゲンは分子量が30万もある高分子ですから、肌にぬっても表皮を通過することができません。

また肌の張りを支えているのは、真皮の弾力で、その乾燥重量の7割を占めているのがコラーゲン（膠原線維）ですが、じつは張りというのならば、重要なのは真皮を構成するもうひとつの線維、エラスチン（弾性線維）なのです。

エラスチンは、紫外線などによって障害を受けると線維が切れ、真皮の弾性が失われて、肌にシワやタルミをつくります。

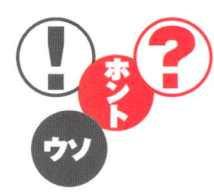

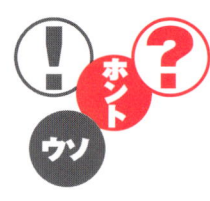

ウソ

濃く見えるのは、そった後の毛が根元から。自然な毛は、根元から先へ向かって、だんだん細くなっていきます。

毛はヘアサイクルを繰り返していて、本来はバラバラに抜け、それぞれに新しい細い毛がはえてきます。つまり、そるとよけいに濃くなるということではありません。

かみそりでそる場合に気にしてほしいのは、むしろかみそり負けをしないようにすることでしょう。切れるかみそりを使う、刃を素肌に直接あてないで、シェービングフォームなどを用いる、逆ぞり・深ぞりをしないように。

体毛は、そるとよけいに濃くなる

120

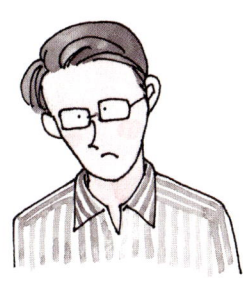

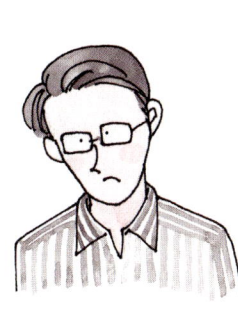

日本人はわきがを気にしすぎ

ホント

ドイツ人の9割が自分はわきがだと思っているそうです。わきがは、白人や黒人に多く、日本人では少数。そのため白人や黒人はわきがであってもそれほど気にしませんが、日本人は軽いわきがでも気にする人が多いのです。なかにはだれも気にしていないのに本人だけが気にしている、その精神状態のほうが問題になっている人たちがたくさんいます。

わきがの原因は、わきの下のアポクリン汗腺から出た汗に含まれる脂肪酸を、皮膚常在菌が分解したときに生じます。アポクリン汗腺はわきの下のほか、乳輪、陰部にもあり、性ホルモンと関係が深く、思春期になると発達します。もともとはフェロモンのようなものではなかったかといわれています。

わきがが気になる人は、出かける前に、スポンジに十分泡立てた殺菌剤入りの石鹸をつけ、わきの下をまんべんなく洗い、よく洗い流して、制汗ローションをつけます。これでかなり効果があるはずです。

加齢臭は「オヤジ臭」女性にはない

ウソ

文字通りの加齢臭ですから、男女にかかわらず生じます。ただし、男性が40歳ぐらいから顕著になってくるのに対して、女性は閉経以降の50歳代にあらわれるようになります。

加齢臭の原因は、皮脂腺から分泌される皮脂が酸化し、ノネラールなどの悪臭を放つ物質ができあがるためだということがわかってきました。男性のほうが女性より皮脂の分泌量が多いため、加齢臭が強くなりがちであるのは確かなようです。

皮脂は活性酸素によって酸化します。加齢とともに酸化を抑制しているホルモンの分泌量が低くなることによって、加齢臭は始まります。

では、加齢臭は防ぎようがないのでしょうか。そんなことはありません。防止対策のポイントは、生活習慣を改め、体内に活性酸素を生じさせないようにすること。動物性のたんぱく質・脂質をとりすぎないこと。抗酸化作用の高いビタミン・ミネラルを欠かさずとる。酒・タバコをひかえる。ストレスを上手にコントロールする。適度な運動をする。これだけでもずいぶん違います。

また、肌や髪は、いつも清潔に。汗をかいたらすぐ拭きとり、下着・衣服は洗いたてのものにこまめにかえましょう。最近はよい消臭石鹸、制汗剤が登場しています。また加齢臭をおさえる薬剤、目立たなくする香料もたくさん出ています。

やけどをしたら
すぐアロエをぬれば治る

ウソ

まずすることは、冷たい水で冷やすこと。原因・部位にかかわらず、やけどをしたら冷たい水と覚えましょう。時間は20〜30分。

手足には水道の流水、顔・頭・おなかなど流水をかけにくい部位の場合は、冷たい水にひたしたタオルやガーゼを患部にそっとあて、頻繁にかえながら冷やします。冷やすことにより痛みをやわらげ、やけどを悪化させないですみます。

アロエが炎症や痛みにきくという話はありますが、場合によってはひどい皮膚炎をきたすこともあります。応急処置をしたら、早急にお医者さんに行きましょう。重症のやけどあとは長い年月を経て、皮膚がんになる可能性があります。

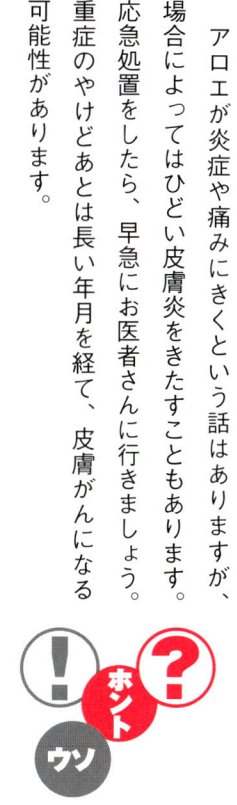

使い捨てカイロなどでおこる低温やけどは治りにくいことが多い

ホント

「低温やけど」は、使い捨てカイロや湯たんぽ、あんかなどを、皮膚に長時間あててておこるやけどです。60℃の温度のものを1分間皮膚に押しつけているとやけどしますが、50℃でも3分間あてていれば同様のやけどをします。つまり、やけどは温度×時間でその程度が変化し、温かいと感じる以上の温度なら、長時間皮膚につけていればやけどをするのです。

注意しなければいけないのは、低温やけどが、睡眠中におこることが多いので、気がついたときはやけどの程度が進み、真皮の深くにまで達して、高温のやけどよりも、かえって治りにくいものになることです。

124

ホント

「床ずれ」は、専門的には褥瘡（じょくそう）といい、長時間同じ姿勢で寝ている障害者や寝たきりのお年寄りなどにできます。原因は同じ姿勢で寝続けているため、からだの一部分に強い圧力がかかり、血流が悪くなるためです。まず炎症をおこし、ひどくなると潰瘍ができ、さらには組織が壊死（えし）することもあります。

健康な人が床ずれをおこさないのは、睡眠中でも同じ姿勢でいると、圧迫が強い、痛いということを無意識に感じて、よく寝返りを打つからです。

床ずれは、寝返りが最上の予防策。本人が動けない場合は、介助者に姿勢をかえてもらうことが大切です。

寝返りが床ずれを防ぐ

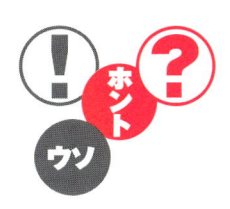

皮膚がんにかかりやすい
日焼けタイプがある

ホント

日焼けには、紫外線を受けて数時間後にあらわれ、2・3日で消える赤い日焼け、サンバーンと、その数日後にあらわれて、長い場合は数か月も黒い日焼けが続くサンタンがあります。

このサンバーンとサンタンのあらわれ方は人種や人によって違いますが、日本人では、ほぼ3つのタイプに分けられるとされています。

危険なのは、そのうちの「すぐに赤くなり、その後まったく黒くならないかわずかに着色する程度のタイプ」。前がん症状のひとつである日光角化症さらには各種皮膚がんが発生しやすくなることがわかっています。

日焼けサロンで焼けば
紫外線の害を
心配しないでよい

ウソ

皮膚がんをおこすのは、紫外線B波（UVB）の照射により、皮膚の遺伝情報をつかさどるDNAが傷つくためだといわれています。

日焼けサロンでは、人工的にUVBをカットして、紫外線A波（UVA）だけを照射するようにし、黒い日焼け（サンタン）をつくります。つまり、皮膚がんを引きおこす可能性を除去しているというわけです。

ところが、UVAは肌の色を黒くするだけではないのです。過剰に浴びることによって、肌に水疱やシミができることが報告されています。また、眼に受けると白内障などの原因になるともいわれています。

127

精神性発汗は顔、わきの下、手のひらなど部分的に汗が出るのが特徴

ホント

ふつう汗は、暑いときや運動したときに出ますが、緊張したときや、精神的不安を意識したときにも汗をかくことがあります。前者を「温熱性発汗」といい、後者を「精神性発汗」といいます。

どちらもエクリン汗腺から出ることに変わりはないのですが、温熱性発汗がほぼ全身から出るのに対して、精神性発汗は、からだの一部から出ます。

精神性発汗の悩みは、ときに深刻で、汗をかくことに対する不安感がよけいに発汗をよぶという悪循環をまねきます。そのため精神科治療が行われることもあります。

最近、わきの下に発汗するケースに対してボツリヌス毒素を皮下注射する試みも行われています。

ホント
ウソ

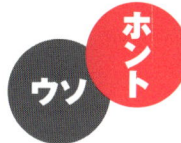

爪(そうはんげつ)の下の最下端に月が顔を出したような乳白色の部分があります。これを爪半月といい、これがないか、くっきり見えないのは、からだが疲れているか、どこかに異変がある証拠とよくいわれます。

確かに貧血、血行障害などがあると、爪の形成に支障をきたして爪半月がしっかり形成されない傾向があります。ただ爪半月がはっきり見えないことは、そうめずらしいものではなく、必ずしも重病や生命にかかわる病気のきざしとはいえません。

爪は皮膚の下に隠れた爪母でつくられ、手の指の爪でふつう1日に0・1mmほど伸びます。爪半月が白く見えるのは、まだ新しい爪が下の皮膚と結合しているためで、爪の成長が早い十代後半にもっとも目立ち、年をとるとしだいに目立たなくなります。

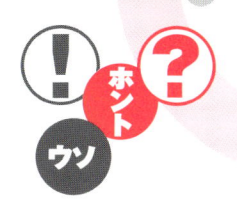

！ ホント ？
ウソ

爪半月がないのは
からだの変調のきざし

129

爪の色・形は健康のバロメーター

!ウソ ？ホント

ホント

爪はふつう明るいピンク色をしています。そのピンクがくすんだ感じになっていたら貧血、紫色の場合は心臓や血流の障害が疑われます。白く見えるのは、ネフローゼ症候群といい、慢性腎臓病によることがあります。爪半月（そうはんげつ）が黒っぽい、あるいは黄色っぽいときは、薬剤や重金属の中毒のことも。

同様のことが爪の形にもいえます。指先が太鼓ばちのように太くなり、それにともなって爪が肥大する「太鼓ばち指」は、心肺疾患の症状のひとつだし、爪がスプーンのようにそり返る「匙状爪（さじじょうづめ）」は貧血の重要な徴候として知られます。

爪の異常は内臓の疾患からくるばかりではありません。爪が水虫になる爪白癬、足に合っていない靴をはき続けたときに生じ、爪が変形して皮膚に食いこむ「陥入爪」などもあります。

ウソ

ア アトピー性皮膚炎は、まだ皮膚のバリア機能が確立していない乳児期から思春期ころまでに多い病気です。

アトピー性皮膚炎にかかった子どものほとんどは、成長して、皮膚が強くなり、刺激に対する抵抗力もつようになってくると、症状がしだいに快方に向かい、やがて治癒します。

ところが、なかにはいっこうに治らない人、あるいは成人になってからかかる人もいます。子どものときと違って、からだよりも顔や首に皮膚炎がでることが多く、症状が重いのが特徴です。

入社・入学直後や転勤などをきっかけに発病することが多いので、悪化させる原因のひとつとしてストレス性の掻破（そうは）行動が指摘されていますが、偏食や食事のファーストフード化による影響もあげられています。

アトピー性皮膚炎にかかるのは子ども。成人はかからない

131

ステロイド外用剤は百害あって一利なし

ウソ

　ステロイドは、もともとヒトの腎臓近くにある副腎から分泌されているホルモンで、副腎皮質ホルモンともいいます。体内の炎症を軽くするこのホルモンの働きが注目され、外用剤として利用されるようになりました。

　以来、アトピー性皮膚炎などでおこる湿疹・皮膚炎などに用いられ、著しい効果をあげてきました。

　確かに、ぬった部分に吹き出物ができやすくなるなどといった副作用はあります。また長期にステロイド外用剤を使い続けると、皮膚が萎縮したり、血管が拡張することがあります。副作用は顔にでやすいので、部位による使い分けも必要です。

　しかし、医師のコントロールのもとに適切に使用していれば、通常は外用剤の作用はぬった部分にほぼ限定され、全身におよぶことはないと考えられています。

132

ステロイド外用剤はやめて非ステロイド抗炎症剤にしたほうがいい

ウソ

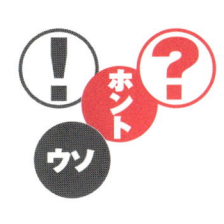

非ステロイド抗炎症剤は、文字通りステロイド系ではない外用剤で、ステロイド外用剤がもっている副作用はありません。ただし、炎症をおさえる効果が弱く、いたずらに治療を長くし、重い湿疹の場合は十分な治療効果をえられないことがあります。

また、非ステロイド抗炎症剤は、それ自体でかぶれをおこす危険もあります。

ステロイドか非ステロイドかの二者択一でなく、判断は医師にゆだね、疾患・症状や部位に合わせて、重い場合はステロイド外用剤、軽い場合は非ステロイド抗炎症剤というように使い分けるのがよいようです。

水疱瘡は子どもの病気でおとなはかからない

ウソ

！ホント ？ウソ

水疱瘡は、水痘ともいい、2歳から10歳くらいまでの子どもに多い伝染病です。37〜38℃ぐらいの熱が出て、全身に発疹ができ、強いかゆみを生じるのが特徴です。非常にうつりやすく、保育園や幼稚園で集団発生することがあります。

一度かかると免疫ができ、二度とかかりませんが、再活性化して帯状疱疹（92ページ参照）として発症することがあります。また、あらかじめ予防接種をしておくと、ほとんどかからないですみます。

ただし、感染したことがないおとなは、予防接種をしていないと、かかることがあります。その場合、高熱がでて、入院を要する重い症状を示すことがあるので注意が必要です。

足の裏のホクロ・シミは皮膚がんかもしれない！

ホント

とくにサイズが5mmを超えているもの、だんだん大きくなっているもの、色が濃くなっているものは要注意。「悪性黒色腫」という皮膚がんの一種であるおそれもあります。「悪性黒色腫」は、最初ホクロ・シミぐらいの大きさで始まり、しだいに大きくなり、こぶ状になったときはもう手遅れという恐ろしい病気です。

ホクロは一般的には良性のものが多いのですが、足の裏は毎日踏みつけている部位であるため、人種を問わず悪性黒色腫の発症率が高いのです。

いじったり、引っかいたりするなんてとんでもない！ 3mm以下ならしばらく観察するのもいいのですが、おかしい、よくわからないという場合は、すぐに皮膚科専門医に行きましょう。

135

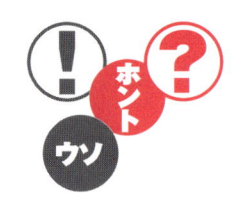

ウオノメだと思ったらナイフで削るとよい

ウソ

　まず、ほんとうにウオノメか、あるいはそれに似ているウイルス性のイボかを皮膚科専門医に相談したほうがいいでしょう。ほんとうのウオノメなら、うまく削ると痛みは軽減しますが、傷をつけるとそこから化膿することもあります。ウイルス性のイボなら安易に削ってはいけません。きちんと治療しないと、深く大きくなったり、数がふえてしまうこともあります。

　ウオノメは、靴やサンダルでこすれてたえず刺激を受ける足の縁や骨が出っぱった部分にできることが多く、硬くなって盛り上がった皮膚の真ん中に魚の目のような核があるのが特徴です。

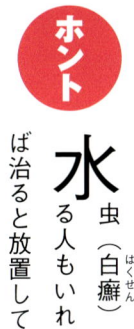

ホント

水虫（白癬）は治らないと悲観している人もいれば、水虫なんかほっとけば治ると放置している人もいます。しかし、放置しておいて治るものではありません。

水虫かなと思ったら、皮膚科専門医の診断をあおぎ、適切な治療を受けるのがいちばんです。

足がかゆいか皮が向けると水虫だと思い込んでいませんか？　かぶれ、多汗の人にできる汗疱、指の間が白くふやけたようになる皮膚カンジダ症、薄皮がむける紅色陰癬などは、よく水虫と間違われます。自己判断で水虫と決めつけて家庭で水虫薬を塗り、炎症を悪化させた例はたくさんあります。

水虫だと思ったら医者にかかったほうがいい

Column 6

シミ・シワが消えるかもしれない！

ビタミンC入りの化粧品がたくさん出回っています。ビタミンCの美白作用・抗老化作用に期待し、直接肌にぬって効果を確かなものにしようというもの。しかし期待される効果を得るのは、まだまだこれからです。

ビタミンCを肌から浸透させること、その効力を長もちさせることが壁になっていました。それを解決したのが、ビタミンC誘導体を微弱電流によって皮膚に浸透させるイオントフォレーシス技術。シミに対する有効性が報告されています。

シワに対しては、ビタミンA誘導体のレチノール入りの化粧品に注目が集まっています。

ただし、この2つの有効性が認められるのは、光老化をおもな原因とする浅いところのシミ（肝斑、ソバカス、老人性色素斑）とシワ。深いシミ、腫瘍にともなうシミや加齢にともなって生じる深いシワには効果を発揮していません。

レーザー治療も有効なシミとそうでないシミがあり、またシミは一度消えたようでも、しばらくすると再発することがあります。

5章

皮膚科に行こう！

急にひどくなった、いつまでも治らない、経験したことがない、
そんな皮膚疾患にみまわれたら、迷わず皮膚科に行こう！
いいお医者さんを見つける要領、「いい患者」になるポイントを伝授します。

いい医者、いい患者

変だなと思ったら、お医者さんに行く

肌と髪のトラブルは、生活習慣の見直しや、自分の肌と髪のタイプ・その状態、年齢、性別、季節などに合わせて正しいケアを行うことによって、改善されるものがたくさんあります。

しかし、これは絶対に医師の診断をあおぐべきというものもあるのです。

かゆみや発疹、湿疹などの症状がひどいとき、急にひどくなったとき、いつまでも治らないとき、いままでに見たことがない、経験したことがない症状になったときなどは、お医者さんに行きましょう。

初期にきちんとした治療をしなかったばかりに、あとが残るケースはよくあります。ときには悪性黒色腫のように、早期に治療しておかなければ死に至る疾患もある

素人判断はやめよう!

アトピー性皮膚炎かも?

心配しても素人では判断不能。かぶれ、急性痒疹、脂漏性皮膚炎、疥癬、あせも、鮫肌……?

ストップ!「水虫薬」

水虫に似た足の疾患はいろいろ。皮膚炎、汗疱、掌蹠膿疱症、趾間型紅色陰癬、掌蹠角化症など。

140

近くの皮膚科医は信頼できますか？

のです。

素人判断は禁物。かゆみは内臓の病気でおこることもあり、水虫に似た症状を示す別の足の皮膚病もあります。変だなと思ったら、お医者さんへ。

どんなお医者さんに行ったらいいのでしょう。「皮膚科医」を選ぶためのポイントをお教えしましょう。

「皮膚科専門医」である　皮膚科学の権威、日本皮膚科学会が専門医制度を設けています。専門医の認定を受けるためには定められた研修実績をあげ、認定試験に合格しなければなりません。しかも5年ごとに更新。「皮膚科専門医」は、お医者さん選びの大きな指標になります。

通いやすい　できれば家から近いか、職場から近いこと。とくに長く通院しなければいけない場合は、通いやすいということが大きな条件になります。

患者が多い　順番待ちはわずらわしいですが、患者が多いということは、信頼のしるしでもあります。

スタッフの表情が明るい　先生をはじめ受付・看護師の

あなたの脱毛は加齢？

脱毛のなかには円形脱毛症や脂漏性皮膚炎のような病気、ストレスなどの生活環境が原因の場合も。

肝臓が悪いんじゃない？

飲酒後に発疹が出ると、肝臓疾患を疑う人がいますが、じんましんのケースがほとんど。

「フケ症」ですませて大丈夫？

頭部単純性粃糠疹、脂漏性皮膚炎、尋常性乾癬、はたまたアトピー性皮膚炎かも。

話をよく聞いてくれる 患者は不安です。どういう病気なのか、どのぐらいで治るのか、人にうつらないか、あとは残らないのかなど、頭のなかは質問でいっぱい。ていねいに説明してくれる先生であってほしいものです。

薬の処方をきちんと説明してくれる 一つひとつについて、なぜ必要か、どんな効果があるかを簡潔に説明し、飲む量、飲む時間をきちんと指導してくれること。

日々のケアについて指導してくれる 皮膚病の原因が悪い生活習慣にあるものが、ずいぶんあります。今後の治療方針とともに、日々のケアについて、適切な指導をしてくれることが望まれます。

気になることは、要領よく聞く

お医者さんには、病気を治してもらいにきているのですから、そのために必要なことは、おくせず、恥ずかしがらずに聞きましょう。いいお医者さんなら、患者のどんな質問にも、ていねいに答えてくれるはず。

ただし、患者側も最低限のマナーは心得ておきましょ

う。質問は、お医者さんにぜひとも聞きたいものだけにしぼってください。あらかじめ、何を聞きたいかをよく考え、紙に箇条書きにしておくのはよい方法です。こうしておけば、肝心なことも逃さず聞くことができます。

お医者さんの指示に従う

お医者さんの指導・アドバイスは、患者の症状、発症している部位、肌質、患者のおかれている精神的・肉体的状況などを加味してくださるものですから、支障がない限りはしたがいましょう。

お医者さんは、治療計画をとおして効果を正確に把握し、次の治療に対する判断を下すのです。

医者の指示通りにして支障が生じた場合は、すぐに報告しましょう。

薬の多くが、効果が強すぎないように、少しずつ、継続的に使用するように処方されます。勝手に大量に使用したり、途中で使用をやめて、病気を悪化させるケースは少なくありません。

142